RÉUNIONS CLINIQUES

DE

L'HOPITAL SAINT-LOUIS

PENDANT L'ANNÉE SCOLAIRE

1888-1889

COMPTES RENDUS

PUBLIÉS PAR MM.

H. FEULARD, Secrétaire général

A. MATHIEU, MOREL-LAVALLÉE & G. THIBIERGE

Secrétaires des séances.

PARIS

G. MASSON, ÉDITEUR

LIBRAIRE DE L'ACADÉMIE DE MÉDECINE

120, BOULEVARD SAINT-GERMAIN, EN FACE DE L'ÉCOLE DE MÉDECINE

1889

RÉUNIONS CLINIQUES

DE

L'HOPITAL SAINT-LOUIS

PENDANT L'ANNÉE SCOLAIRE

1888-1889

Paris. — Société d'Imprimerie PAUL DUPONT 4, rue du Bouloi (Cl.) 159.3.90.

RÉUNIONS CLINIQUES

DE

L'HOPITAL SAINT-LOUIS

PENDANT L'ANNÉE SCOLAIRE

1888-1889

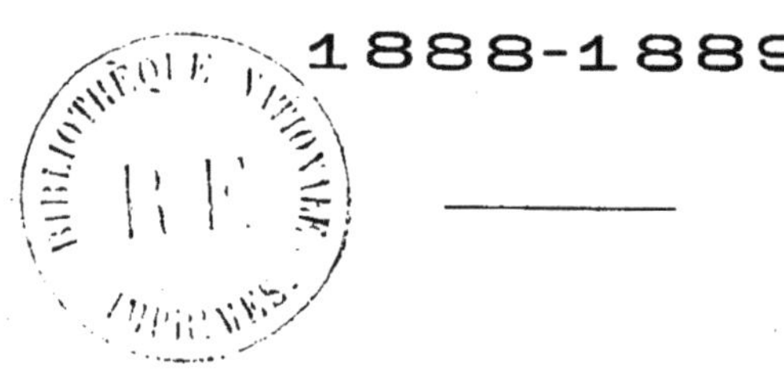

COMPTES RENDUS

PUBLIÉS PAR MM.

H. FEULARD, Secrétaire général
A. MATHIEU, MOREL-LAVALLÉE & G. THIBIERGE
Secrétaires des séances.

PARIS

G. MASSON, ÉDITEUR

LIBRAIRE DE L'ACADÉMIE DE MÉDECINE
120, BOULEVARD SAINT-GERMAIN, EN FACE DE L'ÉCOLE DE MÉDECINE

1889

RÉUNION CLINIQUE HEBDOMADAIRE

DES

MÉDECINS DE L'HOPITAL·SAINT-LOUIS

AVERTISSEMENT

Depuis longtemps les médecins de l'hôpital Saint-Louis se présentent réciproquement les cas d'affections cutanées ou syphilitiques importants, curieux, rares, litigieux ou difficiles qui affluent en si grand nombre dans cet établissement spécial. — Afin de donner à ces entretiens cliniques le développement nécessaire, et dans le but d'en faire bénéficier les élèves de l'hôpital ainsi que les médecins qui le fréquentent, il a été décidé que les présentations auraient lieu une fois par semaine, le jeudi, à neuf heures et demie pendant la durée de la période scolaire. Ce sont les résumés des séances consacrées à ces entretiens cliniques dont nous commençons la publication ; la rédaction en a été confiée à MM. les docteurs H. Feulard, A. Mathieu, A. Morel-Lavallée, G. Thibierge, secrétaires des séances.

1re SÉANCE. — LE JEUDI 29 NOVEMBRE 1888.

Président : M. LAILLER, médecin honoraire de l'hôpital Saint-Louis.

I. — Espéce particulière d'acné sébacée concrète avec hypertrophie.

M. Hallopeau présente une jeune femme atteinte d'une variété anormale d'acné qui lui paraît digne d'intérêt au point de vue de la clinique et de la physiologie pathologique des affections séborrhéiques.

L'affection paraît avoir débuté il y a trois ans par le cuir chevelu ; elle s'est étendue successivement à diverses parties du corps et a, depuis lors, constamment persisté. Elle est caractérisée par de petites saillies papuleuses que surmontent des concrétions brunâtres, consistantes, adhérentes, confluentes par places ; en les enlevant, on constate que ces concrétions sont en quelque sorte l'épanouissement d'un cône de couleur grisâtre et de consistance moins dure qui s'enfonce dans un orifice pilo-sébacé, comme le fait le prolongement d'un comédon dont il a tous les caractères ; beaucoup d'entre elles présentent un poil dans leur partie centrale ; en les comprimant, on parvient souvent à en faire sortir une fine concrétion sébacée sous la forme d'un filament flexueux. A côté de ces papules, on voit en grand nombre de simples comédons, et tous les intermédiaires entre ceux-ci et celles-là. L'analyse chimique des concrétions, pratiquée, sous la direction de M. Lutz, par M. Jacques Garesnier, notre très distingué interne en pharmacie, a montré qu'elles sont formées surtout de matières grasses : 50 centigrammes de ces matières, recueillies après plusieurs jours de lavage avec un alcoolat de térébenthine et de camphre, ont été étudiés à ce point de vue, et il a été constaté qu'ils contenaient encore 165 milligrammes de graisse à l'état libre, et 19 milligrammes de matières grasses saponifiées, soit 36,4 0/0.

L'examen microscopique montre que ces concrétions sont formées surtout de matières grasses et de cellules épidermiques.

On ne peut guère douter, en présence de ces faits, que ces éléments éruptifs ne siègent surtout dans les follicules pilo-sébacés. Si l'on examine quelle en est la distribution, on reconnaît qu'elle est identique à celle de l'eczéma séborrhéique, si bien décrit par Unna. Ils occupent, en effet, le cuir chevelu, le haut du front, les régions temporales, le pourtour des ailes du nez, les sillons naso-labiaux, le menton, les régions

presternale et interscapulaire, les aisselles, la ceinture et les plis inguinaux. L'identité de ces localisations multiples et si particulières indique
une relation étroite entre les deux affections et permet de tenir pour
très vraisemblable, sinon pour certain, qu'elles ont le même siège anatomique. Or, nous avons vu que, chez notre malade, l'éruption siégeait
surtout dans les follicules pilo-sébacés ; il en serait donc de même de
l'eczéma séborrhéique ; telle est, malgré la grande autorité d'Unna, notre
conviction. L'intégrité de ces organes (1) constatée par Unna dans son
eczéma ne prouve rien contre cette localisation : la pathologie nous montre incessamment des exemples de troubles sécrétoires qui se produisent en l'absence de toute lésion apparente des éléments glandulaires et
souvent à leur tour provoquent des lésions secondaires ; il en est ainsi,
par exemple, de la glycosurie. La production de l'eczéma séborrhéique et
celle de l'acné concrète de notre malade trouvent leur explication la plus
vraisemblable dans ces troubles de la sécrétion graisseuse.

Cette interprétation n'exclut pas une participation active des glandes
sudoripares à la genèse de ces éruptions : on sait, en effet, et Unna a
bien mis le fait en relief, que l'excrétion des matières grasses leur appartient en même temps qu'aux glandes sébacées. L'observation même
de notre malade offre, à cet égard, une particularité significative : en
examinant la paume de ses mains, on y voit un certain nombre d'éléments éruptifs que constituent des squames disposés autour d'orifices
glandulaires, ceux des glandes sudoripares. Nous avons vu de même
des papules surmontées de concrétions sur la peau du conduit auditif.
Cette généralisation de l'éruption à toutes les glandes chargées d'excréter
les graisses, alors que, d'après les recherches faites antérieurement par
M. Darier, ces organes ne sont pas modifiés dans leur structure, nous
conduisent à penser qu'il ne s'agit pas là d'une maladie localisée dans
les téguments externes, mais d'une maladie générale, *d'une dyscrasie
aboutissant à un trouble dans l'évolution des matières grasses qui deviennent irritantes donnent lieu le plus souvent à de l'eczéma séborrhéique et peuvent provoquer, chez un sujet d'une réaction différente,
l'acné concrète de notre malade* ; on peut, à propos de ces différences
de réaction, rappeler avantageusement la vieille idée de diathèse.

M. *E. Besnier.* Le véritable intérêt de la question réside dans la localisation anatomique de cette affection : cliniquement, cela semble être
une acné. Mais il faut changer un peu nos manières de voir à cet égard
et ne pas oublier les glandes de la sueur. Nous avons été élevés dans
cette idée que les conduits sudoraux donnaient issue seulement à la
sueur proprement dite ; mais on sait aujourd'hui que le pore sudoral
donne issue aussi à de la graisse, et que la fonction du glomérule se

(1) Et, comme nous l'avons su depuis, par M. Darier chez notre malade.

modifie suivant les régions, conduit auditif externe, aisselle, paume de la main, glande mammaire, orifices ano-génitaux, etc. Le secours de l'histologie est donc nécessaire pour préciser exactement la localisation anatomique de cette affection, laquelle ne mériterait réellement le nom d' « acné » à titre générique que si elle avait son siège exclusivement dans l'appareil sébacé.

M. *Darier* a fait l'examen histologique de plusieurs fragments de la peau de cette malade, excisés il y a quelques mois, pendant qu'elle se trouvait dans le service de M. Fournier. (Pièce du musée n° 1343.) Les lésions étaient exactement les mêmes que celles qu'il a constatées sur un malade de M. Besnier. (Pièce n° 879 et n° 1181.) Il s'agit de productions cornées sous forme de bouchons qui obstruent et dilatent les orifices des follicules pilo-sébacés et les orifices des canaux sudoripares. Les glandes restent saines dans leur portion sécrétoire ; mais les gaines épithéliales des follicules pileux présentent un bourgeonnement actif qui donne lieu, quand il a atteint un certain degré, à des saillies hémisphériques ayant l'aspect de véritables folliculites. C'est là probablement un processus secondaire et la lésion initiale paraît être une kératose folliculaire. Le nom d'acné cornée ne pourrait convenir qu'en partie à cette maladie, puisque les pores sudoripares sont également pris.

M. *Hallopeau* répète qu'en enlevant les concrétions on voit nettement les orifices glandulaires avec prolongement dans les glandes sébacées ; il lui paraît manifeste que ces glandes sont intéressées.

M. *E. Besnier.* Le cas de M. Hallopeau n'est pas le premier exemple de cette maladie qui soit connu. Dans la thèse, restée célèbre, de Lutz : (*Hypertrophie générale du système sébacé*, Paris, 1860), elle a été décrite comme on pouvait le faire à cette époque. J'ai observé, en outre, un cas exactement semblable à celui de Lutz (Voyez pièces du musée de Saint-Louis n°ˢ 879, 1181 et collection des dessins) ; et ce cas fera prochainement l'objet d'une publication complète cliniquement et histologiquement de la part de mon interne distingué, M. Thibault, et de M. Darier qui vient de vous donner un aperçu de ses recherches. J'en ai observé un troisième cas dans ma pratique particulière ; les lésions sont partielles.

II. — Verrues planes de la face, « verrues planes juvéniles ».

M. **Tenneson** présente une jeune femme atteinte d'une affection papuliforme de la joue droite et du dos de la main droite, qui revêt au premier abord l'apparence du lichen et qui, il y a vingt ans, aurait certainement été désignée sous ce nom. Il s'agit de verrues planes juvéniles.

M. *E. Besnier.* — On comprend qu'en présence de ce cas la confusion puisse s'établir avec le lichen, parce que les apparences sont véritablement celles d'une affection papuleuse. Cependant le développement abondant et maximum des lésions sur la face, l'existence sur chacune des saillies papuleuses de petites productions papillomatoïdes en miniature, ne permettent pas de douter qu'il s'agisse de l'affection que je désigne sous le nom de *verrues planes juvéniles*, qui ont été bien étudiées par Colcott Fox, et qui ont fait l'objet d'un travail très précis de M. Darier, publié dans les *Annales de dermatologie*, année 1888, 2ᵉ série, t. IX, p. 617; ces verrues sont de la même *espèce* que les verrues « séniles », mais cette variété plane, éruptive, faciale et de la région dorsale des mains est propre aux jeunes sujets des deux sexes depuis la seconde enfance jusqu'à l'âge adulte.

III. — Dermatite herpétiforme de Duhring.

M. Tenneson présente une femme de 62 ans, atteinte d'une forme rare de dermatose qu'il range dans la dermatite herpétiforme de Duhring.

Voici l'observation résumée par M. Lion, interne du service :

Rien à signaler dans les antécédents héréditaires ou personnels...

Début de la maladie actuelle vers le milieu de l'année 1887, à la suite de violentes émotions (mort d'un fils).

Les premières manifestations furent des poussées d'urticaire, accompagnées de démangeaisons intolérables; au bout de quinze jours, l'urticaire fut remplacée par une éruption *vésiculeuse* siégeant sur les membres; persistance de cette éruption avec des alternatives d'amélioration relative et d'aggravation jusqu'au mois de juin 1888, date de l'admission de la malade à l'hôpital.

A ce moment, celle-ci présentait une éruption encore limitée aux membres, mais qui ne tarda pas à se généraliser; cette éruption était caractérisée par des vésicules miliaires disposées en demi-cercles et accessoirement par des plaques purpuriques siégeant à la face dorsale des mains et aux membres inférieurs. Pas de bulles.

Comme phénomènes subjectifs, des démangeaisons, moins intenses qu'au début de l'affection, mais, en plus, des sensations de brûlure fort pénibles au niveau des mains, ainsi que des douleurs lancinantes aux talons.

Diagnostic. Dermatite herpétiforme de Duhring. (Variété vésiculeuse.)

A signaler une exacerbation de l'éruption, à la suite de l'administration de quelques grammes de salicylate de soude.

Rémission de courte durée au mois d'août.

Au mois d'octobre, pour la première fois éruption *pustuleuse* discrète (avant-bras, paupière inférieure droite), accompagnée de fièvre.

Du 1ᵉʳ au 15 novembre, rémission de quinze jours.

15 novembre. — Poussée *urticarienne*. — Quelques papules sont surmontées de vésicules, mais celles-ci ne sont plus groupées en demi-cercle, elles sont disposées irrégulièrement.

Traces d'albumine dans les urines.

Léger œdème des malléoles.

Les sensations de brûlure persistent avec la même intensité à la fin de novembre. Nouvelles pustules.

Du 7 au 20 décembre, rémission.

Du 7 décembre à l'époque actuelle, poussées urticariennes subintrantes avec quelques taches purpuriques.

Nous insistons sur les particularités suivantes :

1° La malade n'a présenté de bulles à aucun moment.

2° Des différents traitements institués, les uns ont déterminé de l'aggravation (salicylate de soude) ; les autres (ergotine, bromhydrate de quinine, arsenic, etc.) n'ont paru exercer aucune influence fâcheuse ou favorable sur l'évolution de la maladie.

3° Les urines contiennent des traces d'albumine.

4° L'éruption a été polymorphe, puisqu'elle s'est caractérisée successivement par des vésicules, des papules ortiées, des pustules, des taches purpuriques ; toutefois la polymorphie n'est évidente que pour ceux qui ont assisté à l'évolution de la maladie ; aussi a-t-elle pu en imposer successivement pour un eczéma, un herpès circiné, un érythème polymorphe, une urticaire chronique.

M. *Brocq* a soigné cette malade, alors qu'il remplaçait M. Tenneson ; il fait remarquer qu'à ce moment, elle ne présentait que des cercles rouges sur lesquels se voyaient de petites papules couronnées elles-mêmes de vésicules miliaires. Ces éléments éruptifs existaient surtout au dos et aux reins. — L'éruption était alors univoque et simulait la trichophytie au point que l'on fit faire à ce sujet des recherches micrographiques, restées d'ailleurs infructueuses. — Puis les cercles sont devenus moins nets, et l'éruption prit un caractère polymorphe... De temps en temps, il se fit même des poussées purpuriques. Le prurit était très vif. Devergie a signalé un cas de ce genre sous le nom de *Pemphigus pruriginosus à petites bulles hémorrhagiques.*

IV. — Urticaire trophique, urticaire persistante, variété bulleuse et pigmentaire.

M. E. Besnier présente un jeune enfant atteint, depuis plusieurs mois déjà, d'une affection ortiée, développée surtout sur les membres, et qui a déjà laissé un grand nombre de taches érythémato-maculeuses, persistantes. La peau est en état d'urticaire provocable à volonté.

Actuellement, les lésions prédominent aux membres inférieurs, sous forme de plaques multiformes, ortiées, bulleuses, excoriées, croûteuses, saignantes, le prurit étant, par poussées, assez vif.

Aucune cause connue. L'état général reste bon, pronostic favorable, guérison constante, mais durée indéterminée.

V. — Érythème noueux chronique des membres inférieurs.

M. E. Besnier présente une jeune femme chez qui l'on observe, aux deux jambes, des nodosités aphlegmasiques, naissant de l'hypoderme, et atteignant secondairement les couches superficielles de la peau en prenant une coloration livide, mais n'entrant pas en régression irritative, et ne s'ulcérant qu'accidentellement sous l'action des violences extérieures. Ces nodosités ont la plus grande analogie objective avec les gommes syphilitiques ou scrofulo-tuberculeuses, dont elles ne diffèrent grossièrement que par leur immobilité, par leur durée prolongée et le non-ramollissement. Elles diffèrent de l'érythème noueux commun par leur localisation exclusive aux jambes, leur développement à toute la périphérie du membre, leur longue durée et leur indolence. L'iodure de potassium est sans action sur elles; elles guérissent par le repos horizontal et la compression méthodique.

Ces nodosités ne sont qu'un épiphénomène dans l'affection décrite, imparfaitement il est vrai, par Bazin sous le nom d'érythème induré; on les observe à peu près exclusivement en même temps que de l'érythromélalgie de la jambe, de l'œdème pâteux hypertrophiant, chez des jeunes filles mal réglées et que leur profession oblige à stationner longtemps debout.

M. *Lailler* fait remarquer que la douleur de l'érythème noueux *classique*, très forte pendant les 24 ou 36 premières heures, ne persiste pas au delà de ce temps. Il a observé dans son service un malade semblable; ce sont là des cas difficiles à étudier, et dont on doit réserver le diagnostic.

VI. — Pityriasis rosé de Gibert, variété prolongée.

M. Fournier présente un malade atteint de pityriasis rosé de Gibert, remarquable par sa persistance et par la confluence des éléments éruptifs. L'affection date d'un mois; lors de son entrée à l'hôpital, le malade était en pleine éruption, portait des placards énormes sur le tronc et sur les membres; l'éruption a disparu sur les membres inférieurs, elle persiste encore sur le tronc qui est couvert de placards très étendus ayant les caractères ordinaires du pityriasis rosé. M. Fournier insiste sur la durée excessive de l'éruption et sur son type anormal.

M. *Hallopeau* a vu, dans un cas, le pityriasis rosé persister pendant 4 ans.

M. *E. Besnier* connaît des exemples assez nombreux de pityriasis rosé prolongé. Il voudrait voir poursuivre des recherches sur la nature de cette affection : jusqu'ici, malgré des tentatives répétées, on n'a pu parvenir à découvrir un parasite qui puisse en être *réellement* considéré comme l'agent producteur, et il est vraiment regrettable d'être réduit à avouer son ignorance sur la cause d'une affection aussi fréquente.

Malgré ses allures parasitaires, cette affection est tout à fait distincte du trichophyton, et c'est sans aucun fondement qu'elle est encore décrite à l'étranger sous le nom de *herpès tonsurans maculosus.* D'autre part, en dépit de ses analogies avec l'eczéma sébacéo-sudoral, elle en diffère nettement en ce que, bien qu'elle ne soit pas contagieuse, elle n'est absolument pas récidivante, ce qui appartient au contraire essentiellement à l'eczéma acnéique et idrosique circiné.

VII. — Blennorrhagie arthropathique déformante et amyotrophique.

M. Fournier présente un malade atteint de blennorrhagie et qui est à sa deuxième atteinte de rhumatisme blennorrhagique. Ce rhumatisme offre ceci de particulier qu'il se montre sous une forme déformante ; ce malade a des déformations des doigts et des orteils, véritables oignons, et le petit doigt de la main gauche a pris depuis deux jours l'aspect d'un radis.

De plus, il y a de l'atrophie musculaire, surtout à la main gauche, atrophie portant sur les interosseux et aussi sur les masses musculaires de l'avant-bras. Les réflexes rotuliens sont exagérés, il a de la trépidation épileptoïde du membre inférieur droit, et je pense que nous nous trouvons en présence d'un rhumatisme blennorrhagique de forme spinale. Ce cas doit donc venir se ranger à côté de ceux publiés récemment par M. Charcot et M. Hayem.

VIII. — Purpura iodopotassique et non iodique.

M. E. Besnier présente un malade atteint d'une syphilis ancienne qui actuellement ne se révèle par aucune manifestation importante. Cet homme a, pour l'iodure de potassium, une remarquable *intolérance* qui se traduit par une éruption de purpura occupant les membres inférieurs apparaissant toutes les fois qu'il fait usage de ce médicament.

M. Besnier lui a administré une potion contenant cinq gouttes de teinture d'iode : le malade a été pris d'accidents d'iodisme se traduisant par de la dyspnée, de l'anxiété, de l'accélération du pouls, tels qu'il a fallu suspendre de suite l'emploi de l'iode, mais il n'a pas eu de purpura. **M. Besnier** insiste sur ce fait que le purpura dit iodique ne se produit pas à la suite de l'emploi de l'iode en nature, mais seulement chez les malades qui font usage d'iodure de potassium.

2ᵉ SÉANCE. — LE JEUDI 6 DÉCEMBRE 1888.

Président : M. LAILLER.

I. — Favus généralisé. — Cicatrices postfaviques aux membres inférieurs.

M. Hallopeau présente un malade porteur, sur les jambes, de cicatrices arrondies, légèrement déprimées, avec pigmentation à leur périphérie, disposées en cercles et ayant absolument l'aspect de cicatrices de lésions syphilitiques. Cependant il s'agit de cicatrices de favus. Assez souvent on voit apparaître sur les différentes parties du corps de ce malade, au niveau ou au voisinage des cicatrices, des godets faviques absolument caractéristiques. En outre le malade présente des lésions très nettes de favus du cuir chevelu et des lésions faviques des ongles qui ont la forme hippocratique.

L'observation de ce malade a été publiée dans la thèse de M. Hennocque (30 décembre 1885). Depuis cette époque, le malade a eu plusieurs récidives de son favus. Il a été soumis au traitement par la vaseline iodée et les lésions de la peau ont disparu.

M. E. Besnier. J'ai vu un nombre relativement assez grand de cas de favus du corps et je n'ai jamais observé de cicatrices consécutives. Il y a donc dans ce cas quelque chose de particulier qui doit être mis sur le compte de l'état général du malade, atteint de tuberculose pulmonaire. Si le favus du cuir chevelu donne des cicatrices spéciales, c'est parce qu'il envahit profondément les follicules pileux et végète dans le derme ; il n'en est pas de même pour le favus des autres régions. Quant au favus des ongles, il est très rare, même quand on le recherche : son développement considérable chez ce malade tient sans doute aux mêmes conditions générales qui sont la cause de la production des cicatrices cutanées.

M. Lailler. J'ai vu des malades couverts de favus, je les ai revus au bout de plusieurs mois et j'ai constaté chez eux des macules, mais jamais de cicatrices. Il sera intéressant de savoir si, en suivant le malade, on verra ces lésions cutanées disparaître, si en un mot ce sont de véritables cicatrices.

M. *Hallopeau*. Je suis le malade depuis 2 ans et j'ai constaté depuis cette époque la persistance des cicatrices.

M. *Lailler*. La vitalité des germes faviques a une persistance extraordinaire. Pendant le siège de Paris, j'ai vu un homme d'une quarantaine d'années, favique dans son enfance, qui n'avait eu aucune manifestation depuis environ 25 ans ; sous l'influence de la malpropreté, de la fatigue du siège, le favus a reparu sans que le malade ait été exposé à une nouvelle cause d'infection.

Lorsque j'étais chargé du service des teigneux, j'y admettais rarement des faviques ; une femme atteinte de favus que j'avais reçue par exception y resta pendant un certain temps ; à sa sortie, on changea bien entendu les draps du lit, mais on ne prit peut-être pas pour le nettoyage des divers objets de literie qui lui avaient servi des précautions suffisantes ; quoi qu'il en soit, trois ou quatre mois plus tard, la malade qui lui avait succédé dans le même lit fut à son tour atteinte d'un favus, dont la cause était certainement la contagion médiate par l'intermédiaire des fers de lit, des parois de la salle, ou d'un objet quelconque ayant servi à la première malade.

M. *Hallopeau* présente en outre une malade qui, sortie complètement guérie de son service il y a quatre mois, rentre aujourd'hui avec un énorme « gâteau » favique étendu sur la calotte cranienne : il existe ici un favus discret des bras.

Quincke a décrit trois espèces de champignons dans le favus, et a dit que le parasite ne serait pas le même sur le corps qu'à la tête ; la coïncidence habituelle, sinon constante, des favus de la tête avec celui du corps, et l'identité des caractères si particuliers que présentent les godets dans l'une et l'autre localisation rendent cette hypothèse bien invraisemblable.

Cette malade présente en outre à la racine des bras une éruption qui rappelle l'eczéma séborrhéique : or, Pick a émis l'idée qu'il y aurait un « favus érythémateux » analogue à la période maculeuse du trichophyton ; le résultat négatif des recherches entreprises pour constater la présence des champignons a montré qu'il ne s'agissait pas, chez cette malade, d'une pareille affection.

M. *Lailler*. Il est bien connu que le favus est maculeux à son début.

II. — Taches bleues phthiriaques. — Un point du traitement de la pédiculose phthiriaque.

M. E. Besnier. Voici un malade, âgé de 26 ans, sur le point de se marier, et qui vient nous consulter pour des démangeaisons, d'ailleurs modérées, qu'il éprouve. C'est un sujet très velu, comme vous pouvez le voir, et présentant au premier aspect une éruption généralisée de taches, de macules, de couleur bleuâtre. Ce malade semble avoir une roséole, une roséole maculeuse. Si vous examinez les poils, vous trouverez que beaucoup d'entre eux sont garnis de lentes, surtout dans la région génitale, mais aussi dans les autres parties velues du corps les cils sont indemnes.

Le malade est atteint de *pediculi pubis* en grande abondance, et présente l'éruption caractéristique de *taches bleues* que provoquent ces parasites, surtout marquées sur l'abdomen, la région antérieure du thorax et la face postérieure des bras et des aisselles, ces taches apparaissent à l'éclairage oblique, déprimées à leur centre. Appelées jadis taches cyaniques, taches ombrées, vous savez, depuis les recherches de quelques observateurs, notamment celles de Moursou et de Duguet, la relation de cause à effet qui existe entre elles et le *phthirius inguinalis*.

Je ferai remarquer chez ce malade l'absence presque complète de démangeaisons malgré l'abondance des parasites. Il n'en est pas toujours ainsi, mais il n'y a pas de rapport à établir entre le prurit et le nombre des taches. Il y a déjà souvent fort longtemps que les parasites existent quand le prurit commence ; encore est-il parfois insignifiant, ou même nul, les malades ignorant la présence du phthirius.

M. *Lailler* fait observer que du jour, au contraire, où le malade se sait atteint de pediculi pubis il devient *pruritomane*.

M. *E Besnier*. Cette pruritomanie est d'autant plus facile à concevoir que souvent la maladie persiste malgré les traitements ordonnés. Voici celui que j'institue dans un cas semblable : Pour détruire les pediculi, je fais donner au malade deux bains de sublimé (10 gr. pour 200 litres d'eau). Pour détruire les lentes, deux moyens : L'un, mécanique, consiste à lotionner les poils avec du vinaigre, puis, au moyen d'un peigne fin, de peigner les poils de la base à la pointe. Le second est la friction avec l'onguent napolitain ou avec la pommade au calomel maintenue seulement une, deux, trois heures, puis enlevée à l'aide d'une lotion savonneuse chaude pour éviter l'absorption du mercure et ses inconvénients.

M. *Hallopeau* a vu survenir de la salivation après une seule friction sur une région pileuse, la région génitale, chez un sujet qui put, dans la suite, se faire impunément pendant des mois des frictions mercurielles sur les parties glabres. Il redoute en conséquence l'emploi de l'onguent mercuriel et s'est bien trouvé de l'emploi de l'alcool camphré dans un cas de phthiriase des cheveux, là où les lotions de sublimé avaient échoué ; il l'emploie depuis lors régulièrement.

M. *E. Besnier*. L'alcool camphré est insuffisant à détruire le *phthirius inguinalis*. Les applications d'onguent mercuriel même dans les régions pileuses ne sont dangereuses que si on les prolonge trop longtemps et si on omet de prendre les précautions que je viens d'indiquer. Je ferai, à propos de ce malade, une dernière remarque : Le phthirius inguinalis est beaucoup plus rare qu'on ne croit à l'hôpital ; c'est un parasite qui vit de préférence chez des gens d'une classe un peu supérieure à celle de nos clients habituels.

M. *Fournier* appuie la remarque de M. Besnier : On rencontre cette phthiriase chez des gens qui observent les lois de la plus grande propreté, et qui, le plus souvent, ne se doutent même pas qu'ils sont porteurs de pediculi pubis, ce qui vient confirmer ce que M. Besnier a dit tout à l'heure du manque habituel de démangeaisons, surtout au début de la maladie.

III. — Psoriasis ponctué.

M. **Fournier** présente un malade atteint depuis trois semaines, pour la première fois et sans aucune cause connue, de psoriasis ponctué : sur la totalité du corps, on trouve des éléments ayant un diamètre de 1 à 2 millimètres, qu'il serait difficile de reconnaître à distance pour des éléments psoriasiques ; mais, par le grattage, le diagnostic devient facile, parce que, après l'enlèvement de l'épiderme, on voit apparaître le fin piqueté hémorrhagique caractéristique du psoriasis. Le malade est à l'hôpital depuis trois jours seulement et déjà les dimensions des éléments ont augmenté, ce qui rend le diagnostic plus facile.

IV. — Herpès du gland sur un noyau de lymphantique et simulant un chancre syphilitique.

M. **Fournier** présente un malade entré dans son service avec une série d'érosions disséminées sur le prépuce et qui n'étaient autre que des érosions d'herpès. Mais une de ces érosions reposait sur un noyau induré, de sorte que l'on pouvait la prendre pour un chancre syphilitique. Le malade présentait de plus une double adénopathie inguinale qui n'était pas pour faciliter le diagnostic. Le noyau induré n'est autre pour lui que de la lymphangite nodulaire. Quant à l'adénopathie, il est beaucoup moins rare qu'on ne pense de voir l'herpès en être accompagné. Quand elle est douloureuse, phlegmasique, elle est facile à reconnaître ; mais quand elle est froide, indolente, comme chez un autre malade que je vais vous montrer, le cas est parfois embarrassant.

V. — Herpès simulant le chancre syphilitique, herpès génital récidivant.

M. Fournier présente un homme porteur d'une double lésion du prépuce qui offre des difficultés très considérables de diagnostic.

Les caractères objectifs sont ceux du chancre syphilitique : c'est la même absence de bords, c'est le même aspect lisse de la surface, c'est la même base parcheminée. L'adénopathie est également celle du chancre : on trouve de chaque côté *trois ganglions durs, indolents, constituant une véritable pléiade ganglionnaire de la syphilis.*

Les antécédents, d'autre part, sont contraires à ce diagnostic : les lésions sont apparues 5 jours après un coït et 8 jours avant l'entrée du malade à l'hôpital, et, avant ce coït, le malade n'avait pas eu de rapports sexuels depuis 13 mois. En présence de ces antécédents, et malgré les caractères objectifs des lésions, il ne pouvait être question de chancre syphilitique.

Ce qui, d'ailleurs, éclairait le diagnostic, c'était l'existence, de chaque côté de ces lésions, de petites ulcérations miliaires, évidemment herpétiques. Quoique le chancre syphilitique puisse être quelquefois la cause du développement de vésicules d'herpès, il n'y avait pas lieu de s'arrêter à cette idée, et on peut affirmer que ce malade est atteint d'herpès préputial avec induration et adénopathie considérable.

M. *Tenneson*. En présence d'une induration aussi typique, je poserais sans hésitation le diagnostic de chancre syphilitique ; je n'attache qu'une valeur très secondaire aux déclarations que les malades font sur l'époque des coïts auxquels ils se sont livrés, et l'induration a, pour moi, une importance diagnostique beaucoup plus considérable.

M. *Fournier*. On n'admet généralement pas que l'herpès produise des indurations ; cependant toutes les lésions de la rainure balano-préputiale s'indurent facilement, quelles qu'elles soient ; un chancre simple de la rainure est toujours plus ou moins dur, de même que le chancre de l'urèthre est toujours induré : c'est là ce qui faisait dire à Ricord que l'induration n'a pas, pour le diagnostic de la nature du chancre, la même importance que l'adénopathie.

Quant à la valeur des renseignements fournis par le malade, il est souvent difficile de savoir quand un homme a eu des rapports sexuels ; mais lorsqu'on interroge un malade en lui disant qu'il est de son intérêt de déclarer toute la vérité, quand on l'interroge à plusieurs reprises en l'adjurant de ne rien cacher, quand ses réponses sont invariablement concordantes, on a de la peine à ne pas croire à la véracité de son dire.

M. *E. Besnier*. Il faut, à la dénomination d'herpès, ajouter la qualification de génital ou de préputial, parce que c'est une affection différente de l'herpès labial vulgaire. Depuis que mon attention a été appelée sur ce point par les travaux de MM. Diday et Doyon, je n'ai trouvé qu'un petit nombre de malades porteurs d'herpès progénital qui n'aient aucun antécédent vénérien (chancre dur ou mou, blennorrhagie).

M. *Hallopeau*. La loi de MM. Diday et Doyon n'est pas absolue : j'ai connu un médecin qui, pendant ses études médicales, bien qu'il n'eût aucun antécédent pathologique vénérien, était pris d'herpès préputial toutes les fois qu'il dînait en ville, qu'il allait au bal, en un mot toutes les fois qu'il se fatiguait ou s'excitait.

M. *E. Besnier*. Il s'agissait probablement dans ce cas d'un herpès véritable, lequel peut se développer à la verge, comme sur toutes les régions du corps ; mais cela est distinct, quoique cette distinction soit peut-être un peu quintessentielle, de l'herpès progénital d'origine vénérienne.

M. *Lailler*. On rencontre souvent l'herpès préputial à la suite de rapports sexuels chez des arthritiques qui n'ont aucun antécédent de maladies vénériennes.

M. *E. Besnier*. Il y a alors contamination vénérienne directe, et le cas cité par M. Lailler confirme l'opinion que je soutiens ; d'ailleurs, l'herpès progénital vrai ne se rencontre que dans la période de la vie où on est exposé à des contacts vénériens variables.

M. *Fournier*. — L'herpès progénital ne se rencontre pas seulement chez l'adulte qui se livre au coït, on l'observe même chez l'enfant, et ce fait atténue la portée de la remarque faite par M. Besnier.

M. *E. Besnier*. — Je rappelle que je fais une distinction entre l'herpès *progénital* et l'herpès *commun* développé sur les organes génitaux.

VI. — Lupus tuberculeux aigu, nodulaire, disséminé.

M. E. Besnier. — Voici une fille de quatre ans, de bonne apparence, et en état de nutrition satisfaisant, née de parents non syphilitiques, moins sûrement indemnes de tuberculose, qui présente, disséminés sur tout le corps, des éléments néoplasiques, infiltrant le derme sous forme de nodules peu saillants à la surface, d'une dureté très peu accentuée, d'une coloration difficile à traduire par des mots, mais qui présente un aspect jaune rougeâtre, un peu cuivré, avec une transparence colloïde spéciale, que je considère comme caractéristique.

Cette éruption, qui date actuellement d'une année, est survenue, l'enfant ayant trois ans, *à la suite d'une rougeole*, et c'est deux mois environ après cette maladie que la première constatation a été faite par

les parents en même temps sur le visage et sur différents points du
corps, sous la forme depuis relevée à l'apparition de chaque foyer,
c'est-à-dire sous forme de très petits grains jaune rougeâtre du
volume d'une petite tête d'épingle. Il existe sur la totalité du corps une
quarantaine d'éléments, un peu partout, sans symétrie; les plus volumineux sont à la face, quelques-uns arrondis, d'autres irréguliers, à
bords toujours nets, aprurigineux, indolents, mais sensibles à la pression ; l'épiderme est lisse, non desquamant sensiblement; sur quelques
points, à la face en particulier, sur l'élément le plus volumineux qui
occupe la région zygomatique, on constate nettement une perte épithéliale analogue à celles que l'on rencontre presque toujours dans le
lupus tuberculeux, et dont la valeur diagnostique est très réelle.

Inutile de dire que mon collègue et ami M. Merklen, qui a vu la
malade le premier, et moi, bien que nous pensions ensemble que le
diagnostic de lupus de Willan n'est pas douteux, avons institué, par
acquit de conscience, un traitement antisyphilitique rigoureux sans
aucun bénéfice pour la petite patiente.

Sur cette petite malade, nous avons excisé pour la biopsie un élément
de la région dorsale, et l'examen en a été confié à M. le Dr Jacquet qui
en a fait l'inoculation expérimentale au cobaye.

Voici sommairement le résultat de cet examen et de ces recherches.

Les coupes ont été pratiquées en série, après durcissement à l'alcool. Elles
ont été colorées au carmin aluné ou au picro-carmin.

La lésion consiste essentiellement en énormes amas de cellules embryonnaires dans les couches superficielles du *derme ;* ces amas, arrondis ou allongés, sont juxtaposés et séparés par des travées conjonctives, leur partie
supérieure se confond avec les couches *épidermiques.* A ce niveau, les papilles ont à peu près complètement disparu, tandis que sur les limites de la
lésion elles sont augmentées de longueur, et de direction oblique. Indépendamment des amas embryonnaires principaux, il existe entre eux, dans les
papilles, autour des vaisseaux et des glandes, une infiltration des mêmes
cellules à l'état diffus.

Ces derniers éléments se colorent également bien par le picro-carmin et
le carmin à l'alun. Dans les *amas,* au contraire, ils se colorent sous l'influence du picro-carmin en jaune brunâtre ou jaune orangé ; par places,
leurs contours sont indistincts et leur aspect comme vitreux. Par le carmin
à l'alun, au lieu d'une teinte rouge vineux, ils restent gris violacé ou gris
sale. Nulle part on ne voit de cellules géantes. Une dizaine de coupes ont été
traitées par la solution d'Ehrlich ou celle de Ziehl ; elles ne contiennent pas
de bacilles.

En raison de l'absence complète de cellules géantes et de bacilles, le diagnostic histologique aurait pu demeurer hésitant si l'expérimentation n'avait
fourni des résultats positifs. Le 15 octobre 1888, on inocule à un cobaye
vigoureux, du poids de 430 grammes, un très petit fragment néoplasique
fraîchement excisé. L'opération a été faite avec les précautions antiseptiques

de rigueur. L'animal a été placé, avec plusieurs autres cobayes, témoins, dans une cage parfaitement saine. En 2 ou 3 jours, il ne resta plus trace de la plaie opératoire.

Le 15 novembre, on constate, au point d'inoculation, un tubercule gros comme un pois, assez dur, enchâssé dans le derme.

Le 20 novembre, ce tubercule a augmenté de volume et s'est ramolli.

Le 25 novembre, il s'ouvre et donne issue à du pus caséeux. Le même jour, on sent dans l'aine gauche (l'inoculation avait été faite sous la peau, un peu au-dessus de cette région), un très petit ganglion, roulant sous le doigt.

16 décembre. On sent maintenant 2 ganglions inguinaux, l'un gros comme une noisette, un autre accolé à celui-ci, gros comme un pois. L'abcès ne s'est pas cicatrisé ; à sa place il reste une ulcération à base légèrement indurée, à surface grisâtre suintante. Le cobaye est très vigoureux, il pese 510 grammes.

Le 26 décembre, les 2 ganglions ont pris un développement considérable : le premier est gros comme une petite noix, le second comme une petite noisette. On les enlève. Le plus volumineux est réduit à l'état de coque très mince, remplie de pus caséeux. L'autre est creusé de petites cavités à contenance caséeuse ; le reste de son parenchyme est parsemé de granulations jaunâtres. Dans le pus de ce ganglion, examiné après coloration par la méthode d'Ehrlich, existent des bacilles en petit nombre. L'ulcération cutanée s'est agrandie, elle est large comme une pièce de 20 centimes.

Le 7 janvier, le cobaye, qui avait très bien supporté l'ablation de ces deux ganglions, est sacrifié. Il est porteur d'altérations tuberculeuses des ganglions et des viscères. Les ganglions les plus atteints sont ceux de la région lombo-iliaque, ceux du mésentère et ceux du médiastin. Dans presque tous on trouve des granulations jaunes ou des noyaux caséeux.

La rate est parsemée de granulations caséeuses ; le foie en renferme 5 ou 6 groupes. Le poumon est très peu atteint, on y trouve seulement 4 ou 5 tubercules gris, durs et transparents. Un deuxième cobaye est inoculé avec un de ces tubercules.

En résumé, l'expérimentation permet de conclure ici à la nature tuberculeuse de cette forme atypique de lupus.

M. *Lailler* a peine à croire qu'il s'agisse là d'un lupus : il n'a jamais vu pour sa part de lupus ainsi généralisé.

M. *Hallopeau*. J'ai dans mon service un malade atteint d'un lupus ancien ; or ce malade, l'été dernier, a eu une éruption généralisée que son évolution a démontré être de nature lupique constituée au début par de petits groupes de papules rouges dont un certain nombre étaient surmontées de vésicule, elle aurait pu d'abord en imposer par une variété de dermatite herpétiforme ; mais bientôt on a vu le groupe s'étendre excentriquement ; la plupart des papules disparaître en laissant des cicatrices, et un très grand nombre persister en constituant des plaques dont la nature lupique n'est pas douteuse. Il ressort de ce fait que l'éruption lupique peut présenter, lorsqu'elle se manifeste ainsi par poussées aiguës, des caractères tout particuliers.

M. *E. Besnier*. Le lupus disséminé n'est pas rare ; ce qui est rare seulement, c'est de le trouver sous forme éruptive, et aussi multiplié que chez cette enfant.

J'en puis relater au moins trois observations : l'une sur une dame russe; les éléments lupiques étaient de volume bien plus considérable que chez cette enfant; une autre chez une belle jeune fille chez laquelle les éléments semblaient s'améliorer sous l'action des moyens de traitement quand il survint une pleurésie, et une méningite tuberculeuse auxquelles la malade succomba.

M. *Fournier*. A coup sûr, si c'est du lupus, et je le crois, je demande qu'on lui donne le nom de *lupus lenticulaire disséminé syphiloïde;* car, neuf fois sur dix, une semblable éruption serait prise pour de la syphilis. Il y a là un éparpillement des lésions tout à fait remarquable.

Appendice. — Dans la séance suivante, M. Hallopeau montre le malade qu'il a cité comme atteint d'un lupus généralisé. M. Unna lui a dit avoir vu, dans le service de M. Leloir, à Lille, un malade sur lequel existaient 150 plaques lupiques.

3e SÉANCE. — 13 DÉCEMBRE 1888.

Président : M. LAILLER.

I. — Folliculite épilante, décalvante.

M. Quinquaud présente un malade, âgé de 16 ans, n'ayant aucune tare syphilitique reconnue, atteint d'une alopécie partielle du cuir chevelu développée sous forme de placards irréguliers. Il s'agit là d'une véritable atrophie du cuir chevelu portant sur tous les éléments du derme y compris les annexes, l'appareil pilo-sébacé. Cette maladie remonte à trois ans et demi, mais elle est guérie depuis dix-huit mois. Actuellement il ne reste plus qu'un état pityriasique persistant du cuir chevelu ; la résistance des cheveux à la traction est normale. L'affection, aiguë dans sa façon de procéder, chronique dans sa marche générale, est caractérisée par des rougeurs avec folliculite épilante, décalvante, il se forme autour de chaque poil une petite pustulette, puis a lieu la chute rapide du poil ; dès que la lésion est constituée, on arrache le cheveu avec une extrême facilité.

On rencontre dans cette affection un microphyte qui détermine sur les animaux la chute des poils.

M. *Fournier* a vu, il y a un ou deux ans, une jeune fille qui a présenté dans le cuir chevelu des lésions semblables. Il s'agissait dans ce cas d'une syphilitique héréditaire qui avait eu une syphilide tuberculeuse du cuir chevelu suivie d'alopécie.

M. *E. Besnier*. Il y a très longtemps que j'étudie pour ma part, et que je montre dans mes cliniques des cas semblables à celui que M. Quinquaud vient de nous présenter ; leur variété est assez grande, et leur histoire encore assez obscure pour que je les range dans une catégorie ouverte que je désigne sous le nom *d'alopécies innominées*. Je montrerai prochainement un malade atteint d'une de ces alopécies cicatricielles inconnues d'aspect favoïde ; il avait été considéré comme le type d'une des alopécies décrites par notre collègue; or, je déclare qu'entre le malade que vient de montrer M. Quinquaud et celui que je présenterai, il y a beaucoup plus de différences que d'analogies.

M. *Hallopeau* demande quels sont les caractères de début dans le cas décrit par M. Quinquaud, et réclame quelques détails sur le microphyte auquel il attribue les altérations alopéciques.

M. *Quinquaud*. Cette affection est une dermite folliculaire localisée avec atrophie de toutes les parties constituantes du derme ; à la surface du derme, on trouve un microphyte qui est un micrococque de 3 à 4 μ, dont la culture produit une destruction du poil des animaux, mais qui ne donne pas toutes les lésions de la maladie.

A côté de cette forme d'alopécie destructive, il en existe bien d'autres non décrites ou peu connues. L'une d'entre elles que nous désignons sous le nom d'*alopécie atrophique* simple du cuir chevelu se caractérise par une disparition de l'appareil pilo-sébacé, un état pseudo-cicatriciel sans phlegmasie, sans rougeurs, sans érythème ; les cheveux tombent, la traction les arrache avec une extrême facilité en enlevant leurs gaines, c'est à peine si on trouve à leurs bases quelques squamules épidémiques : souvent l'alopécie est disséminée ; dans certains points les cheveux repoussent, ailleurs le follicule se détruit ainsi que l'appareil sébacé ; tout ce processus est froid, lent, atrophique, sans folliculite, à moins que l'on n'agisse sur le cuir chevelu ou sur la région pilaire (car cette affection peut siéger partout où existent des poils). Jusqu'ici les cultures bactériologiques ne m'ont fait découvrir aucun microphyte spécial.

M. *Lailler* demande quel traitement emploie M. Quinquaud.

M. *Quinquaud* emploie des applications de nitrate d'argent au 1/10 et une solution de biiodure et de bichlorure d'hydrargyre.

M. *Lailler*. L'affection que nous présente le malade de M. Quinquaud n'est pas nouvelle. Si elle n'a pas encore été décrite, elle a été bien souvent observée par moi ; je l'appelais *acné décalvante*. Jamais je n'ai vu de cas de contagion ; c'est un argument clinique qui a sa valeur en présence de l'affirmation de la nature parasitaire de cette affection. Je crois qu'il faut rester encore en suspens et savoir attendre avant de classifier cette affection. Il faudrait connaître s'il y en a plusieurs espèces.

M. *E. Besnier*. Voici pourquoi je n'accepte pas encore le terme de folliculite ici appliqué ; c'est à cause de la superficialité de l'élément phlegmasique et de l'absence de toute nodosité ; aucune saillie n'apparaît au-dessus du derme, la couche cornée est plate, lisse, vernissée ; on y voit seulement de petits lacs leucocytiques analogues à ceux du début du favus repullulant, et ultérieurement, l'alopécie se fait sans véritable cicatrice. L'irritation paraît tout épidermique ; il s'agit tout au plus d'épifolliculite, et les altérations de tissu, le poil non compris, ne paraissent pas dépasser la limite inférieure du canal pilaire.

M. *Quinquaud*. La lésion débute, évolue dans la partie la plus superficielle du follicule pilaire avec altération des gaines et de la papille. Dans le favus, il y a lésion folliculaire, une forme spéciale parasitaire de folliculite dans laquelle prédomine l'infiltration microphytique des gaines, tandis que l'infiltration cellulaire est légère.

II. — Chancre syphilitique ulcéreux et œdémateux de la lèvre supérieure. Pronostic général des chancres de la lèvre et des chancres ulcéreux. Érysipèle intercurrent, guérison rapide du chancre. Suppuration de l'adénopathie.

M. **E. Besnier** présente un jeune cuisinier, alcoolique, atteint de chancre syphilitique de la partie médiane de la lèvre supérieure, avec ulcération et œdème considérable, adénopathie latéro-maxillaire déformante typique (pièce du musée, n° 1411). Ces divers caractères, à son sens, sont de nature à aggraver, à eux seuls, le pronostic général à porter sur l'évolution ultérieure de la syphilis chez ce sujet.

M. *Fournier*. Cette question est des plus graves et des plus difficiles à résoudre. Oui, en général, il y a un rapport entre la qualité du chancre et la qualité des premiers accidents secondaires. Bassereau et Carmichael l'avaient bien remarqué. Un chancre franchement ulcéreux et laissant une cicatrice étendue donne généralement pour premier accident de la syphilis non pas la roséole, mais une syphilide qui peut être papuleuse ou papulo-tuberculeuse ou même tuberculeuse et légèrement ulcéreuse ; mais il y a à cette règle de nombreuses exceptions. Quelquefois on est effrayé du caractère ulcéreux d'un chancre, et cependant il n'est suivi que d'accidents très simples. Un de mes clients vint un jour me consulter pour un chancre ulcéreux, d'apparence gangreneuse, de coloration noire ; au bout de deux ou trois mois, il présentait une roséole nette, et depuis sept ou huit ans qu'il est atteint de syphilis, il n'a pas eu d'accidents graves. Est-ce l'effet du traitement? Est-ce, au contraire, la conséquence de la maladie ? Malgré ces exceptions, le chancre ulcéreux est généralement suivi d'une syphilis *importante* plutôt que d'une syphilis grave. Dans le cas actuel, il ne faut peut-être pas s'exagérer la gravité et l'importance du chancre : l'œdème qui l'entoure peut donner à l'ulcération une étendue apparente plus considérable que l'étendue réelle.

M. *E. Besnier*. Ce que je désire surtout signaler, c'est la gravité particulière du chancre de la lèvre supérieure par la seule raison du siège anatomotopographique; quand il y a en outre œdème et ulcération, cette gravité devient encore plus accentuée.

Appendice. Ce malade, peu de jours après cette présentation, a été atteint d'érysipèle intense de la tête, parti de la plaie chancreuse. Traité par le sulfate de quinine et les applications locales de compresses, imbibées de solution forte (20 pour 1000) et neutralisée, de salicylate de soude, ce malade a guéri rapidement de l'érysipèle (érysipèle vrai), et à la chute de la fièvre (neuvième jour), l'œdème de la lèvre et l'ulcération étaient réduits à de très faibles proportions ; le chancre était presque guéri. Mais l'adénopathie latéromaxillaire, aphlegmasique primitivement, s'est enflammée vivement et a suppuré.

L'érysipèle semble donc accélérer la guérison des *accidents initiaux* de la syphilis aussi bien que celle des accidents éloignés ; il y a là dans l'antagonisme des deux éléments virulents un fait qui ne saurait échapper, et dont nous devons signaler la valeur au point de vue de l'avenir.

III.—Chancres mous présentant une induration factice d'origine inflammatoire par contact de l'urine.

M. Fournier. J'insiste souvent devant les élèves sur les difficultés de diagnostic que présente parfois le chancre mou, et sur les indurations factices dont il devient le siège par l'emploi de topiques irritants et notamment de l'urine. Tout dernièrement encore, j'ai traité ce sujet dans une de mes leçons cliniques. (*De quelques erreurs de surprise dans le diagnostic du chancre syphilitique.* Leçon recueillie et publiée par M. le Dr H. Feulard, chef de clinique, dans le *Bulletin médical*, n° du 2 décembre 1888.) Voici un cas qui vient tout à fait à l'appui de ce que je disais alors. Le malade que je vous présente offre plusieurs chancres de la couronne préputiale qui ont l'aspect objectif des chancres mous, mais qui, au toucher, sont indurés : on sent au-dessous d'eux un véritable noyau d'induration. Il n'y a pas d'adénopathie dans les aines ; l'inoculation faite au bras a été positive. Il s'agit donc bien dans l'espèce de chancres mous. L'induration dont ils s'accompagnent est de nature irritative. Ce malade, en effet, urine sur ses chancres, et, comme cela arrive souvent dans une certaine classe de malades, lave exprès ses lésions avec son urine qu'il croit un excellent topique. Voilà la cause de l'irritation et du noyau de lymphangite qui en est la conséquence. Ce petit noyau se continue dans l'épaisseur du prépuce sous forme d'un petit cordon qui va en s'amincissant ; par rapport au noyau situé sous le chancre, ce petit cordon affecte la disposition d'un manche de raquette.

M. *E. Besnier.* Il n'est pas rare de voir des chancres mous durs. J'ai déposé au musée une pièce reproduisant sept chancres mous *durs.* L'urine joue dans ces cas un rôle très important : il suffit souvent de soustraire d'une façon quelconque les ulcérations à ce contact pour éviter le développement des indurations. Il faut tenir compte de la prédisposition particulière que présentent certains malades à ce mode d'irritation et sans doute aussi de la toxicité spéciale de l'urine chez certains sujets.

M. *Lailler* fait des réserves quant à la nature des chancres que présente ce malade et demande que le malade soit représenté à une prochaine séance.

4ᵉ SÉANCE. — 20 DÉCEMBRE 1888.

Président : M. LAILLER.

SOMMAIRE : I. *Chancre phagédénique mutilant de la verge suivi d'une syphilis secondaire anormale et d'ulcérations mutilantes,* par M. E. Besnier. — Discussion : M. Lailler. — II. *Alopécie cicatricielle innominée,* par M. E. Besnier. — Discussion : MM. Quinquaud, Hallopeau. — III. *Ulcérations multiples végétantes de nature probablement tuberculeuse,* par MM. Comby et J. Darier. — Discussion : MM. E. Besnier, Hallopeau. — IV. *De l'analogie d'aspect qui existe entre certains cas de « pityriasis rosé » de Gibert et l'eczéma séborrhéique, et des difficultés de leur diagnostic différentiel dans certains cas,* par M. E. Besnier. — Discussion : M. Hallopeau. — V. *Zona traumatique paradoxal; ecthyma furonculeux secondaire,* par M. E. Besnier. — *Chéloïdes nombreuses, développées sur des ulcérations peut-être syphilitiques, chéloïdes ayant persisté dix-huit mois, pour disparaître en quinze jours à la suite d'un traitement par les douches sulfureuses chaudes,* par M. Quinquaud.

I. — Chancre phagédénique mutilant de la verge, suivi d'une syphilis secondaire anormale et d'ulcérations mutilantes.

M. E. Besnier. Voici un fait à l'appui des rapports qui relient le phagédénisme de la sclérose initiale primitive à la gravité ultérieure de la syphilis.

OBSERVATION. — Homme, 49 ans, terrassier. En 1885, à la base du gland, chancre phagédénique qui a détruit le prépuce et une grande partie de la base du gland, laissant à sa place une cicatrice qui entoure la verge comme une étroite collerette, ce qui lui donne un aspect érodé, vermoulu, comme si elle avait été attaquée par une substance corrosive.

Quelques semaines à peine après l'apparition du chancre, seraient survenues, à la jambe, « des grosseurs » qui se ramollissaient, s'ulcéraient puis donnaient lieu à des cicatrices.

Depuis le début de la syphilis, ces éléments n'ont cessé de se développer à la jambe droite, en même temps que d'autres apparaissaient dans le cuir chevelu, sur le tronc et sur les membres supérieurs, suivant la même évolution.

Actuellement, en beaucoup de points, on trouve des cicatrices blanches, déprimées, groupées en corymbes. Plusieurs de ces placards ont au niveau de leur bordure quelques foyers en activité sous forme de tubercules recouverts de croûtes.

Mais c'est au membre inférieur droit qu'existent les lésions vraiment remarquables et mutilantes.

Au creux poplité, cicatrice irrégulière traversée par des brides fibreuses très résistantes qui empêchent l'extension complète de la jambe sur la cuisse.

Au mollet, on trouve une vaste ulcération irrégulière, à fond rouge bleu bourgeonnant et saignant avec la plus grande facilité. Les bords sont blancs, épais, formés par du tissu de cicatrice.

A quelque distance de cette perte de substance, tout le bord est parsemé d'ulcérations plus petites et de même caractère en voie de cicatrisation.

Le membre inférieur est déformé, la jambe fléchie sur la cuisse et une véritable mutilation de toute la partie postérieure donne à ce cas un caractère tout particulier.

Il faut noter qu'il ne paraît avoir été fait, si ce n'est au début, aucun traitement spécifique, tout au plus le malade avait-il pris, au début, quelques cuillerées de sirop de Gibert.

M. *Lailler*. D'où vient le chancre ? Est-ce là une syphilis exotique ?

M. *E. Besnier*. Nullement, la syphilis est d'origine européenne.

II. — Alopécie cicatricielle innominée.

M. E. Besnier. Parmi les alopécies dont MM. Quinquaud et Brocq ont récemment traité (*Société médicale des Hôpitaux*, 1888), il en est une qui a le plus souvent, jusqu'ici, été confondue avec le lupus érythémateux dont elle a quelques apparences, et qui a été aussi décrite plus ou moins incomplètement ous le nom d'*acné lupoïde*. Cette affection, et quelques autres voisines, qui amènent, toutes, une alopécie irrémédiable, ne sont pas inconnues aux médecins de l'hôpital Saint-Louis, particulièrement, je puis le dire, à M. Lailler et à moi, qui nous en sommes souvent entretenus *publiquement* dans nos leçons cliniques. Pour ma part, je les ai inscrites *à l'étude* sous le nom d'*alopécies cicatricielles innominées*, n'ayant aucune raison ferme de proposer une autre dénomination. Celle de *folliculite épilante*, que M. Quinquaud et M. Brocq proposent, n'est pas acceptée par moi, — par cette raison que les lésions irritatives qui font partie du processus de cette affection n'attaquent qu'une portion, la plus superficielle, du follicule vrai, et que les lésions chéloïdo-cicatricielles qui leur appartiennent sont sans aucun rapport avec le faible degré et la superficialité du processus irritatif folliculaire. — Voici un exemple typique :

OBSERVATION. — X..., 36 ans, atteint d'alopécie athrepsique précoce, dite, en France, alopécie arthritique, sudorale, etc., s'aperçut dans le courant de l'année 1886, à l'occasion d'un « petit bouton », qu'il avait dans la région occipitale du cuir chevelu des points où les cheveux avaient disparu sans qu'il sût comment.

Pendant une année et demie, il ne se préoccupa pas d'une affection qui ne donnait lieu à aucun symptôme subjectif, et qui restait dissimulée par les cheveux avoisinants.

Il se présenta, pour la première fois, à ma policlinique, le 27 avril 1887, et fut inscrit avec le diagnostic *d'alopécie innominée avec cicatrices*.

De cette époque jusqu'au mois de septembre 1888, tous les traitements successivement mis en œuvre restèrent inefficaces ; de plus, chaque intervention un peu irritante semblait aggraver la situation, donner lieu à une poussée caractérisée par des points isolés d'épidermite pilaire, en même temps que la rougeur du derme devenait plus accentuée.

A ce moment, l'affection, laissée à elle-même, se présentait sous l'aspect suivant : toute la partie postérieure du cuir chevelu, depuis le sommet de la calvitie centrale préexistante jusque sur la bosse occipitale et, latéralement, jusque sur les régions temporales, est parsemée de plaques alopéciques de formes et de dimensions inégales, irrégulières, à disposition serpigineuse, à centre déprimé, lisse, éburné, complètement glabre ; à la périphérie, les bords sont mal délimités et se continuent sans ligne de démarcation définie avec des îlots sains ; entre ces îlots et le centre, le cuir chevelu est glabre, irrégulièrement rouge, présentant, ou non, des poils cassés à niveau, des petits lacs purulents occupant un infundibulum pilaire, mais superficiels, et tout à fait comparables à ceux que l'on observe au début d'une repullulation favique ; quelques points un peu excoriés par le grattage ressemblent aux lésions les plus superficielles de l'acné pilaire ; — nulle part il n'y a rien qui ressemble à une nodosité, à une folliculite véritable, au kérion ni au sycosis.

De plus, il existe quelques plaques alopéciques au niveau desquelles il n'y a que l'alopécie lisse, sans rougeur, sans abcès épidermiques, sans rien qui distingue l'état du cuir chevelu de l'état peladique commun. Les poils, à l'examen direct, n'ont aucune lésion autre que les lésions irritatives communes, perte d'adhérence, gaine vitreuse, ou des lésions athrepsiques : racine effilée en pointe, ou coudée ; au niveau des points en état irritatif, beaucoup de cheveux cadavérisés simplement implantés comme des corps étrangers.

A l'examen histologique (Jacquet), racine légèrement dépigmentée; quelques cheveux ont des renflements moniliformes; aucun n'est fracturé dans sa continuité ni altéré dans son extrémité libre.

Nuls microphytes autres que les banals.

Cette forme d'alopécie est rare, mais elle ne constitue pas un fait exceptionnel, et j'en ai presque constamment un ou deux cas en observation. Cliniquement, bien qu'elle ait, en raison de la rougeur diffuse du derme alentour de la surface éburnée, une analogie manifeste avec le favus et le lupus érythémateux, on n'observe pas les lésions macroscopiques du cheveu favique à aucun degré, ni la lésion folliculaire préalopécique du lupus érythémateux, ni ses comédons crétacés, ni son mode cicatriciel, et, histologiquement, la différence est aisée à déterminer.

Mais si je puis dire aisément ce que cette alopécie n'est pas, je ne puis pas dire ce qu'elle est; voilà pourquoi je l'ai appelée jusqu'ici *alopécie innominée*, et c'est pourquoi je l'appelle encore ainsi, n'étant pas suffisamment éclairé par la description nouvelle qui en a été donnée par mes collègues. En fait de traitement, tout a échoué, même la médication récemment préconisée par M. Quinquaud; toutes les tentatives de médication énergique semblent activer le processus, et c'est encore la médication par les agents indifférents qui semble réussir le mieux dans cette affection, essentiellement irritative.

M. *Quinquaud.* Ce n'est pas là ma *folliculite dépilante aiguë.* Pour les cas pareils à celui-ci, je ne suis pas encore fixé; ce sont là des cas complexes. Ici la marche n'a pas été aiguë. Il doit y avoir un élément parasitaire, mais on ne pourra encore dire quel est son rôle. Çà et là, il y a des poils qui tombent sans folliculite. En outre, il y a des lésions d'atrophie. Donc, s'il y a avec mes cas des analogies, il y a aussi des différences énormes.

M. *Hallopeau.* On a parlé de lésions artificielles, d'alopécies cicatricielles non précédées de rougeur imflammatoire. Ne s'est-il pas agi parfois de pelades mal soignées, comme les alopécies qu'on observe consécutivement aux applications d'huile de croton pour la trichophytie crânienne? Cela nous expliquerait alors pourquoi les émollients font si bien, comme dans le cas de M. Besnier.

M. *E. Besnier.* Ce n'est pas le cas ici. Ce malade est venu me trouver après 18 mois de maladie non traitée; or il avait déjà des plaques rouges, irritées, et celles qui n'étaient pas enflammées alors ne le sont pas devenues depuis le traitement.

M. *Hallopeau.* On peut toutefois se demander s'il ne s'agit pas là d'une variété de pelade affectant une évolution particulière en raison du terrain ou pour toute autre cause.

III. — Ulcérations multiples, végétantes, de nature
probablement tuberculeuse.

M. Comby présente un malade atteint d'ulcérations papillomateuses développées sur les membres, et dont la détermination immédiate présente de réelles difficultés.

C'est un gentleman de 31 ans, originaire du Brésil ; il est entré à l'hôpital Saint-Louis (pavillon Gabrielle) le 8 décembre 1888. Le début de sa maladie remonte à 3 ans ; auparavant, il est formel sur ce point, sa santé ne laissait rien à désirer. Son père, âgé de plus de 60 ans, vit encore ; sa mère est morte d'un cancer au sein. Il nie avoir eu la syphilis, quoiqu'il ait été à diverses reprises traité par les mercuriaux au Brésil et à Lisbonne. Il est grand, fort et ne présente, dans ses antécédents personnels, que des fièvres intermittentes. L'affection a débuté sur la face dorsale des orteils et des métatarsiens du pied gauche ; à ce niveau existe une large plaie, arrondie, végétante, fétide. Sur la face antérieure de la jambe du même côté existe une cicatrice très large à bords arrondis, recouverte, sur quelques points de sa périphérie, de petites croûtes. Sur la partie correspondante de la jambe droite, sur la face dorsale de la main gauche, sur la face palmaire de l'avant-bras du même côté, sur les faces dorsale et palmaire de l'avant-bras droit existent de larges plaies arrondies, végétantes, ulcérées à la périphérie ; la narine droite est également ulcérée.

La recherche du sucre dans les urines a été faite, elle a été absolument négative.

Depuis quinze jours, le malade a été soumis aux frictions mercurielles et à l'iodure de potassium — 6 grammes puis 8 grammes par jour. Les lésions, qui avaient paru d'abord s'améliorer sous l'influence de ce traitement, restent aujourd'hui stationnaires ; néanmoins le traitement spécifique sera continué jusqu'à ce que l'examen histologique et l'inoculation expérimentale confiés à M. Darier aient donné un résultat.

M. *E. Besnier*. J'ai vu ce malade avant son entrée à Saint-Louis, et il était dans un état bien plus mauvais qu'aujourd'hui. L'éruption se présentait sous forme de grands papillomes végétants, croûteux, d'aspect sordide. Il y a deux ans et demi que durent ces accidents. Le malade ne sait pas avoir eu la syphilis et n'en présente aucune trace ancienne ; il n'y a pas non plus de syphilis héréditaire. Le grand-père aurait été syphilitique ; mais nous n'en sommes pas encore à admettre la transmission de la syphilis à la deuxième génération.

Quant aux caractères directs, ils sont insuffisants et ne permettent certainement pas de formuler le diagnostic de syphilome.

A rejeter également, malgré une réelle analogie d'aspect, le papillome glycosurique, puisqu'il n'y a pas de diabète sucré.

Quant à la tuberculose, au lupus multiple, variété fibreuse et papillomateuse, nous ne pouvons affirmer son existence sur les seules analogies d'ailleurs remarquables qui existent et que notre habile mouleur d'art, M. Baretta, trouve très frappantes.

M. *Darier*. J'ai fait l'examen de deux fragments de peau excisés l'un à la jambe et l'autre sur le dos du pied. Le fragment provenant de la jambe comprenait un petit nodule cutané assez dur, de la grosseur d'un demi-pois, de couleur sombre, siégeant sur le bord d'une grande cicatrice. Sur les coupes, ce nodule paraît composé d'éléments embryonnaires infiltrant et masquant le tissu dermique. Un examen attentif permet de reconnaître un groupement particulier de ces éléments en amas arrondis où les cellules sont plus nombreuses. Au centre de ces sortes de follicules, on voit souvent un groupe de cellules épithélioïdes bien caractérisées, d'autres fois une cellule géante ; les derniers éléments sont assez nombreux, j'ai pu sur certaines coupes en compter une dizaine au moins. Le tubercule ainsi constitué est nettement limité sur ses bords et comme encapsulé dans des travées de tissu fibreux ; il est recouvert superficiellement par un épiderme aminci, tendu, au niveau duquel toutes les saillies papillaires sont complètement effacées.

Sur le dos du pied j'avais choisi le bord taillé à pic d'une ulcération profonde. La structure des tissus de ce fragment est tout à fait analogue : il s'agit de granulome avec tendance à la disposition en follicules. Les cellules géantes et les éléments épithélioïdes sont cependant plus rares dans ces follicules, et, d'autre part, la lésion n'est pas limitée, mais s'infiltre et fuse dans le derme et dépassait certainement les limites du fragment excisé. Les saillies papillaires, sur le bord de cette ulcération, sont très marquées, ce qui s'explique par l'absence de tension.

Je ne puis entrer ici dans de plus longs détails et discuter la valeur de ces résultats au point de vue diagnostic ; qu'il me suffise de dire que l'analogie des lésions avec celles du lupus est frappante et que, malgré le résultat négatif qu'a donné la recherche des bacilles dans les quelques coupes où je les ai recherchés, l'hypothèse de tuberculose paraît infiniment plus probable que celle de syphilis.

M. *Hallopeau*. Je me demande si une quatrième hypothèse ne pourrait pas être mise en avant. Ne pourrait-il pas s'agir d'une maladie infectieuse propre au pays dont est originaire ce malade et inconnue chez nous. Sous le nom d'*ulcères des pays chauds,* on a décrit plusieurs affections différentes.

IV. — De l'analogie d'aspect qui existe entre certains cas de « pityriasis rosé de Gibert » et l'eczéma séborrhéique, et des difficultés de leur diagnostic différentiel dans certains cas.

M. E. Besnier. L'eczéma sébacé et le pityriasis rosé offrent, à une certaine période de leur développement, des caractères si voisins, que leur diagnostic en devient alors fort ambigu.

Tels les cas suivants que je vous présente :

1er *cas*. — C'est un homme de 25 ans. Les éléments de son éruption sont :
a) De petits placards de forme un peu irrégulière, d'un rose pâle, présentant à leur surface un peu d'accentuation des plis de la peau, recouverts de petites squames peu abondantes, très fines, pityriasiformes, et donnant au doigt une légère sensation de rudesse.

En certains points, à la racine du membre inférieur gauche, par exemple, ces éléments ont un bord nettement défini.

b) De grandes surfaces à bords vaguement multicycliques, à centre gris jaunâtre, pâle, squameux.

Tous ces éléments sont groupés sur les régions du corps en contact avec un gilet de flanelle. Ils existent à la base du cou, sont très abondants sur le tronc. On en trouve jusqu'à la racine des cuisses.

Confluents dans la région dorsale, ils forment à la partie moyenne un vaste placard, de teinte pâle, recouvert de squames pityriasiques.

Enfin, dans le cuir chevelu, on trouve des squames séborrhéiques en abondance.

Le malade rapporte que, depuis quelques semaines, il avait beaucoup de pellicules; vers le 1er décembre, il a ressenti des démangeaisons au niveau de la région sternale ; quelques jours après, les taches apparaissaient.

Le prurit existe aujourd'hui dans tous les points où il y a de l'éruption.

2e *cas*. — C'est un homme de 46 ans, exerçant la profession de concierge, présentant sur le tronc depuis le mois d'octobre un eczéma pityriasiforme ; aux plis des coudes et aux aisselles, on trouve également des éléments au niveau desquels la desquamation s'est établie depuis quelques semaines à la suite de l'usage des bains sulfureux. En outre, ce malade a, depuis sept ans au moins, de la séborrhée du cuir chevelu, lequel a donné lieu, il y a quatre mois. à un eczéma suintant accompagné d'un prurit très vif. Les lésions du cuir chevelu montrent la véritable nature des lésions du tronc que j'aurais certainement désignées, il y a quelques années, sous le nom de pityriasis rosé.

M. *Hallopeau*. Le pityriasis rosé est caractérisé par son évolution en cinq à six semaines, et par sa guérison constante et toujours assez rapide ; la plaque maîtresse décrite par M. Brocq doit également servir à le caractériser. Il y a certainement des cas dans lesquels le diagnostic entre l'eczéma pityriasique et le pityriasis rosé est très difficile, mais je ne crois pas qu'il soit possible de dire que le pityriasis rosé est un eczéma; je crois, au contraire, nécessaire d'admettre son existence indépendante.

M. *E. Besnier*. Je suis tout à fait d'accord avec M. Hallopeau : ce que j'ai voulu faire remarquer surtout, c'est que les deux malades que je viens de présenter auraient été considérés par beaucoup de médecins comme atteints de pityriasis rosé.

V. — Zona traumatique paradoxal. Ecthyma furonculeux secondaire.

M. E. Besnier. Je vous présente un cas que j'appellerai paradoxal. Voilà un homme qui a eu un traumatisme de l'épaule *gauche* et qui présente un zona de l'épaule *droite*.

Le 24 novembre dernier, en conduisant une voiture, il tombe de son siège et se fait une violente contusion de l'épaule gauche. Il applique sur cette région de l'arnica et de la teinture d'iode.

Le 4 décembre une douleur vive se manifeste dans l'épaule droite et le lendemain des groupes de vésicules apparaissent dans la région sous-claviculaire du même côté. Il était courbaturé et fébricitant. Les jours suivants l'éruption de zona continue à se faire autour de l'épaule. Le 8 apparaissent des éléments d'ecthyma furonculeux, et c'est pour ces furoncles que ce malade entre à l'hôpital. Actuellement on constate ces éléments disséminés à la nuque et au pourtour de l'épaule du côté droit jusqu'à la racine du bras. Entre ces éléments on aperçoit des groupes de cicatrices, petites, lenticulaires, un peu déprimées et disposées en corymbes.

La sensibilité à la piqûre est diminuée dans toute cette région, surtout au niveau des groupes de cicatrices. Le malade accuse de plus une douleur vive dans cette zone, sorte de cuisson qui, il y a quelques jours, empêchait presque totalement le sommeil.

On remarquera ici le paradoxe du siège du zona, traumatisme à gauche, zona à droite ; j'appellerais ce cas zona traumatique par transfert ; de plus on notera combien il est peu aisé de concilier les cas de zona traumatique avec la théorie zymotique d'Erb et de Landouzy.

VI. — Chéloïdes nombreuses développées sur des ulcérations peut-être syphilitiques, chéloïdes ayant persisté 18 mois pour disparaitre en 15 jours à la suite d'un traitement par les douches sulfureuses chaudes.

M. Quinquaud. L'homme de 24 ans que vous voyez couvert de cicatrices siégeant sur toute la région dorsale portait à ces places des ulcérations superficielles multiples, sans aucune distribution spéciale, comme on les observe dans la syphilis. Des pansements à la cocaïne au 1/20 ont enlevé les douleurs; mais les ulcérations ont continué à évoluer pendant plusieurs semaines, et ont guéri en un mois à la suite d'un traitement spécifique. Un interrogatoire bien des fois répété n'a jamais permis de découvrir d'antécédents syphilitiques; l'examen des différents points de l'organisme n'a rien fait découvrir de particulier sur ce point. Aussi, malgré les bons effets du traitement spécifique, ai-je conservé des doutes sur la nature syphilitique de ces lésions.

Ce malade était entré dans mon service, salle Hillairet, le 10 mars 1887 et en était sorti le 20 mai de la même année. Après qu'il eut quitté l'hôpital, à la place de chaque ulcération se développèrent des cicatrices chéloïdiennes dures.

Il rentra dans le service le 5 décembre 1888 et, sans traitement spécifique ou autre, on le soumit aux douches sulfureuses chaudes.

Or, voici ce qui est arrivé : toutes les chéloïdes de la région dorsale se sont affaissées et ont fait place aux cicatrices souples d'aujourd'hui; le malade conserve seulement trois ou quatre cicatrices chéloïdiennes à la face antérieure de la poitrine.

M. *Fournier.* C'est plus que merveilleux de voir des chéloïdes s'évanouir ainsi. En outre les vastes cicatrices du dos n'ont pas, à première vue, l'aspect spécifique.

M. *Lailler* ne connaît pas non plus de guérison spontanée de kéloïdes.

M. *E. Besnier.* On ne doit pas omettre de considérer qu'il ne s'agit pas ici de chéloïdes pures, mais de *cicatrices* chéloïdiennes, déjà anciennes, et par conséquent susceptibles de résolution ; ce fait de la guérison spontanée au bout d'une moyenne de deux années, d'un grand nombre de chéloïdes cicatricielles, est aujourd'hui bien connu des chirurgiens.

5ᵉ SÉANCE. — 27 DÉCEMBRE 1888.

Président : M. LAILLER.

I. — Trichophytie érythémateuse circinée. — Trichophytie de la région pilaire du visage, variétés individuelles de la réaction irritative.

M. **E. Besnier** présente un homme de 40 ans qui a, dans la barbe sur le sternum et à la nuque, de grands cercles érythémateux concentriques de trichophytie. Le diagnostic ne fait pas question ; il attire l'attention particulièrement sur l'absence de toute irritation folliculaire de nature sycosique.

Les différences de réaction irritative des tissus au trichophyton sont tout individuelles.

Chez quelques-uns il y a seulement altération du poil sans irritation du tégument ; chez d'autres, comme chez ce malade, il y a des cercles érythémateux (trichophytie érythémateuse circinée) ; chez d'autres encore, on rencontre cette altération décrite sous le nom de pityriasis alba ; enfin dans quelques cas il y a irritation du follicule pilaire (trichophytie sycosique) avec productions de nodosités inflammatoires.

J'ai constaté très souvent l'absence de rapport entre le degré de l'irritation des éléments cutanés et la forme des éléments trichophytiques, telle qu'abondance plus ou moins grande du mycélium, volume des spores, très variable on le sait. Tout est dans l'individualité du patient et la nature des interventions médicamenteuses ; les irritations qui produisent le kérion et le sycosis manquent le plus ordinairement si les tissus occupés par le trichophyton ne sont pas soumis à des excitations intempestives. On peut voir la barbe entière et le cuir chevelu occupés par le trichophyton sans aucune irritation tégumentaire.

Dans un grand nombre de cas, l'évolution spontanée du trichophyton est favorable, et, à condition d'interdire la rasure qui multiplie les auto-inoculations, de séparer les parties malades des parties saines par une zone d'épilation, on peut, avec les seuls soins de propreté locale, arriver à l'extinction du trichophyton des parties velues dans des délais aussi courts qu'avec les médications prétendues parasiticides. J'ajoute que, chez les sujets dont les tissus supportent mal la présence du trichophyton, l'emploi des irritants aggrave et prolonge singulièrement la maladie.

II. — Dermatose ambiguë, psoriasiforme, eczématoïde, syphiloïde.

M. E. Besnier présente une femme de 42 ans, atteinte d'une affection à caractères ambigus et multiples qui pouvaient la faire considérer, à ne tenir compte que des caractères objectifs, pour un psoriasis, un eczéma ou une syphilodermie. (Voyez pièce du musée, n° 1416.)

J'adopte le diagnostic provisoire de psoriasis atypique en raison surtout de la localisation, de la répétition des lésions sur le même point depuis plusieurs années, de l'absence d'infiltrations et de cicatrices consécutives, en un mot du caractère kératosique prédominant de la lésion. Je ne donne pas mon diagnostic comme ferme et assuré, mais je le formule ainsi systématiquement, préférant pour ma part, comme plus utile, classer cette affection quelque part, fût-ce arbitrairement, que de la déclarer simplement problématique ou inconnue. Elle sera ainsi plus en vue et mieux placée pour être déclassée si elle n'est véritablement pas à sa place ; mais, au moins, elle ne sera pas tout à fait omise, ainsi que cela arrive pour les affections mises dans la catégorie des problèmes.

Cette femme est de bonne santé ; elle ne se rappelle pas avoir eu d'autre indisposition que la variole en 1870, affection qui a laissé sur le corps des traces manifestes. Réglée à 13 ans, elle n'a eu ni grossesse ni fausse couche.

L'affection a débuté à la région palmaire du côté droit il y a huit ans, en 1880. Au début il n'y avait que du prurit au dire de la malade. Deux ans après, 1882, l'affection apparaît à la main gauche. Depuis ce moment, malgré le traitement employé, la guérison n'a jamais été complète, toujours il est resté quelques taches à la paume de la main.

Depuis, l'affection existe toujours avec une intensité variable, généralement plus marquée l'hiver. La dernière recrudescence date d'un mois.

État actuel : dans le cuir chevelu il n'y a pas de squames.

A la face antérieure du poignet gauche : un placard formé par la réunion d'éléments nummulaires d'un centimètre environ, de coloration rouge cuivré, faisant une légère saillie, mais se continuant brusquement avec la peau saine. Quelques-uns de ces éléments sont recouverts d'une squame épaisse, membraneuse, qui s'enlève d'une pièce laissant un fond rouge saignant. En certains points il existe des *fissures,* en particulier à la tête du métacarpien du pouce.

Toute la face palmaire des deux mains est un peu déformée, un peu excavée. Dans la moitié externe, la lésion est caractérisée par de la rougeur, un état lisse avec sécheresse et rudesse de la peau. Cette zone est limitée par un bord qui suit le métacarpien du pouce. En dedans, la limite est moins nette, quelques placards envahissent la face dorsale du 5e métacarpien. A la base des 2e et 3e doigts, des saillies cornées très dures, velvétiques bordent ces lésions. Toute l'éminence hypothénar est couverte par ces saillies. A la face palmaire des doigts il y a quelques fissures transversales au niveau des plis articulaires. L'ongle du pouce est un peu soulevé par un amas de matière cornée.

A la main droite même aspect à peu près : même lésion, mais plus groupée et plus limitée.

La lésion occupe le fond de la région palmaire avec rhagades au niveau des grands plis, il y a plusieurs placards nummulaires à la face dorsale du 1er espace intermétacarpien. A la périphérie de la lésion de la paume, petits placards aberrants qui sont formés d'une desquamation superficielle au-dessous de laquelle est une couche kératosique dure et épaisse. Le grattage pratiqué à la surface leur donne une coloration blanchâtre et montre en réduction les lésions d'excoriation centrale qui existent au centre du grand placard.

Les ongles des doigts ne présentent aucune altération, à l'exception des ongles du pouce, qui présentent des sillons et des saillies transversales, mais qui ont été l'objet d'un traumatisme à gauche, d'un panaris à droite. Les régions plantaires sont absolument intactes.

M. *Hallopeau.* J'ai vu plusieurs fois des syphilides de la paume des

màins présentant une apparence très analogue à celle de la malade de
M. Besnier, et dans ces cas il s'agissait de lésions très persistantes; il
faut, pour se prononcer, attendre les résultats du traitement antisyphilitique.

M. *Fournier*. Je ne crois pas qu'il s'agisse de psoriasis, et je ne crois
pas non plus qu'il s'agisse d'une lésion syphilitique : l'affection dont
est atteinte la malade de M. Besnier n'est malheureusement pas très rare
et j'ai bien des fois essayé contre elle le traitement antisyphilitique, et
toujours avec insuccès. J'ai bien souvent porté sur elle le diagnostic
d'eczéma et j'ai été obligé de reconnaître qu'il était erroné. J'en arrive
aujourd'hui à porter le diagnostic, que M. Besnier rejette, de maladie
inconnue. Il me semble qu'en voulant toujours faire rentrer les cas
embarrassants dans le cadre d'une affection connue, en diagnostiquant des
eczémas atypiques, des psoriasis atypiques, on fait comme un botaniste
qui, se trouvant en présence d'une plante dont les caractères ne corres-
pondraient pas à ceux d'aucune des familles admises, la considérerait,
par exemple, comme une plante légumineuse atypique. J'ai pendant bien
longtemps cherché, comme M. Besnier, à faire rentrer dans les cadres
ordinaires les affections dont je ne pouvais établir définitivement le
diagnostic, mais je ne crois pas qu'il faille continuer, et je préfère dire :
maladie inconnue.

M. *Lailler*. Cette maladie est dans une période que l'on pourrait
appeler la période de diagnostic de sentiment, c'est-à-dire qu'on ne peut
émettre sur elle une opinion définitive, basée sur des raisons décisives.
Pour mon compte, je serais disposé à me rallier à l'opinion de M. Hallopeau. En effet le psoriasis palmaire est très rare et il peut y avoir eu
chez cette malade une syphilis méconnue. En tout cas je commencerais
par instituer un traitement antisyphilitique.

M. *Lassar* (de Berlin). J'ai observé des cas semblables et je n'ai pu
obtenir la guérison ni par le traitement antisyphilitique, ni par le traitement local du psoriasis. J'ai cru que la lésion était le résultat mixte de
l'action de la syphilis sur une dermatose, et je me base, pour penser à
l'intervention de la syphilis, sur le caractère serpigineux de la lésion, sur
ses limites et sur ce que les efflorescences sont plus typiques que dans
une maladie irritative. De fait, j'ai obtenu des succès, en pareil cas, en
soumettant les malades à la fois au traitement géneral de la syphilis et
au traitement local du psoriasis.

M. *E. Besnier*. Au point de vue de la nature mixte des lésions,
je répondrai qu'il s'agit un peu d'une question de principes. J'éprouve
quelque difficulté à admettre qu'une dermatose puisse avoir une origine
mixte. D'ailleurs, nous avons ici un nombre considérable de sujets
psoriasiques ayant eu la syphilis, et aucun ne présente de lésions mixtes. Il

y a encore un autre argument, qui peut être invoqué contre l'idée d'une dermatose d'origine syphilitique, quoiqu'elle n'ait pas une valeur absolue, c'est la symétrie des lésions : il n'est pas ordinaire que les syphilides tardives soient symétriques; au contraire, le psoriasis est souvent symétrique, comme les affections ayant une origine nerveuse centrale.

Il y a des cas de psoriasis typique qui résistent aux traitements ordinairement employés : ainsi en est-il pour le psoriasis occupant les membres inférieurs et le sacrum. La non-guérison de ma malade par le traitement local du psoriasis ne serait pas une raison suffisante pour éliminer ce dernier diagnostic.

Si je place ce cas dans le psoriasis, c'est pour le mettre en vue, et pour provoquer les arguments de ceux qui peuvent éclairer cette question ambiguë.

III. — Syphilide miliaire lichénoïde, syphilide miliaire acnéiforme.

M. Hallopeau. Unna (de Hambourg) a décrit récemment comme formes hybrides des affections dans lesquelles on trouverait un mélange de syphilis et de séborrhée. Voici une jeune femme, syphilitique à la période secondaire, qui présente au niveau des sillons géniaux et sur le cuir chevelu des altérations de l'eczéma séborrhéique. Je ne crois pas à la légitimité des formes hybrides. Mais quand la syphilis se localise dans l'appareil sébacé on peut voir se dévolopper une sécrétion abondante de la glande et se former des comédons. L'aspect général de l'éruption lui fait donner le nom de syphilide lichénoïde miliaire; son siège est dans les follicules pilosébacés.

Chez cette deuxième malade que je présente on fait sortir de petits comédons en pressant sur les follicules.

La disposition générale de l'éruption est celle d'une grosse papule centrale entourée à la périphérie de petites élevures ou papules.

IV. — Variétés de céphalée syphilitique; leur traitement.

M. Quinquaud. Le diagnostic, chez le malade que je vous présente, n'offre aucune difficulté. Nous trouvons en effet chez ce malade à la lèvre supérieure une ulcération avec induration très nette, accompagnée d'une pléiade ganglionnaire sous-maxillaire qui ne laisse aucun doute sur sa nature; en outre, cet homme est atteint d'une alopécie syphilitique absolument classique et de céphalalgie.

Si je vous présente ce malade, c'est précisément à propos de son mal de tête. Les maux de tête de la syphilis sont nombreux et de bien des ordres et il faut les catégoriser : chez le malade ici présent, la céphalalgie offre le type de la névralgie du trijumeau. Ce type névralgiforme présente quelque chose de particulier sous le rapport du traitement, quelquefois il cède à l'iodure de potassium, mais le plus souvent il lui résiste et alors il faut recourir à deux autres médicaments : l'atropine et le gelsemium.

En outre, le malade est atteint de la gale et il présente, de plus, sur le tronc des lésions ressemblant à des syphilides, mais qui ne sont en réalité que de l'urticaire, car nous les avons vues plusieurs fois évoluer et disparaître sous nos yeux.

M. *Besnier*. Nous avons tous vu des syphilitiques dont la céphalée résistait au traitement spécifique, j'ai essayé l'atropine chez ces malades et la céphalée a résisté. Je serai heureux — mais je doute de voir cet espoir se réaliser — si le gelsemium vient à bout de ces douleurs dont la persistance est sans doute l'effet de la localisation de la lésion syphilitique.

M. *Hallopeau*. M. Quinquaud continue-t-il l'usage de l'iodure de potassium en même temps qu'il fait prendre le gelsemium et l'atropine ?

M. *Quinquaud*. Je ne prétends pas que toutes les céphalées syphilitiques guériront par l'emploi de ces trois médicaments. Je dis seulement qu'un certain nombre de céphalées, résistant à tout traitement et affectant le type de névralgie du trijumeau, guérissent par l'emploi de l'atropine et du gelsemium.

Quant à l'association de ces médicaments avec le traitement antisyphilitique, je ne le fais pas : après avoir soumis les malades à ce dernier, et les avoir imprégnées pour ainsi dire d'iodure de potassium, je leur fais prendre l'atropine et le gelsemium.

M. *Hallopeau*. La nature syphilitique des accidents douloureux signalés par M. Quinquaud me paraît douteuse : généralement les douleurs de la syphilis ne suivent pas le trajet d'un nerf.

M. *Fournier*. J'étudie depuis longtemps les céphalalgies des syphilitiques et j'ai essayé de les catégoriser. Il y en a plusieurs types, d'abord la céphalalgie névralgique et la céphalalgie d'origine osseuse ; mais il y en a d'autres. Entre autres, il y a, à la période secondaire, une céphalalgie que j'appelle céphalalgie neurasthénique des syphilitiques : la syphilis éveille souvent, chez la femme surtout, des accidents nerveux, l'hystérie en particulier et spécialement cet état névropathique que l'on a décrit sous le nom de neurasthénie ; au nombre des troubles relevant de la neurasthénie se trouve la céphalalgie, ce type est particulièrement rebelle, il persiste pendant deux ou trois mois et plus, et ce qui m'a le mieux réussi contre lui, c'est l'emploi de l'hydrothérapie. A une autre période de la syphilis, il y a encore une céphalalgie qui dure, c'est la céphalalgie du tabes, dont on connaît la ténacité. Il faut donc, en présence d'une céphalalgie persistante chez un syphilitique, songer à ces deux causes, la neurasthénie et le tabes.

V. — Hydroa et arthropathies chez un sujet atteint de blennorrhagie.

M. Tenneson présente un malade atteint de blennorrhagie avec manifestations articulaires et qui porte sur le dos des mains et des poignets une éruption typique d'*hydroa*, dans le sens d'herpès iris de Bateman. Aucun traitement n'a été fait contre la blennorrhagie. Je constate la coïncidence de deux affections, mais je me tiens sur la réserve quant aux rapports à établir entre elles.

M. E. Besnier. — Je comprends la réserve de M. Tenneson; mais je préfère prendre parti et je crois à un rapport immédiat entre la blennorrhagie et cet érythème. J'intitulerais cette observation « *blennorrhagie avec manifestations articulaires ; — érythème polymorphe secondaire à la blennorrhagie* ».

La blennorrhagie est l'une des causes qui déterminent l'érythème multiforme.

M. Tenneson. — Cet érythème n'est multiforme en aucune façon; il est uniforme ou monorphe.

M. E. Besnier. — Il fait partie de la série variée de formes dont l'érythème dit polymorphe n'est que la synthèse. Quant à la nature gonococcique de l'érythème, je ne la crois pas directe; quand je dis érythème blennorrhagique, je veux dire érythème angionerveux, dont la blennorrhagie a déterminé la production par action sur le système nerveux vaso-moteur.

6° SÉANCE. — 10 JANVIER 1889.

Président : M. LAILLER.

I. — Alopécie cicatricielle de la barbe; acné dépilante et cicatricielle.

M. E. Besnier. Voilà un homme de 31 ans, blond, lympathique, bien portant habituellement, et qui est atteint d'une affection de la barbe occupant symétriquement la région des favoris. Cette affection est constituée :

a. Par une surface complètement alopécique, inégale, composée de dépressions cicatricielles et de saillies formant de petits monticules desquels sortent un ou plusieurs poils de coloration normale, deviés dans les directions les plus diverses. La plupart sont cassés à une petite distance de leur émergence. Les uns sont terminés par une racine normale venant avec une gaine pulvérulente, les autres avec le fragment supérieur de la gaine. Tous ont conservé une certaine adhérence; leur extirpation ne provoque cependant pas de douleurs.

b. A la périphérie, la lésion se continue avec les mêmes caractères, sans ligne de démarcation absolue; les éléments isolés forment de petites saillies très fines, très légèrement squameuses, toujours développées autour d'un poil. On en trouve de semblables, isolées, très frustes jusque dans la région sous-mentonnière; souvent il existe des poils cassés à leur niveau. Les lésions sont sensiblement symétriques et également développées des deux côtés.

Dans le cuir chevelu, pas de lésion analogue, mais simplement un état grêle des cheveux avec état sébacé léger.

La lésion a débuté en avril 1885 à la suite ou en coïncidence d'une plaie de la région mentonnière droite qui a laissé une cicatrice blanche. Le malade avait la barbe coupée aux ciseaux et non rasée.

A la suite d'une rougeur que le malade qualifie de « roséole », sont survenues de petites pustules du volume d'un grain de riz, lesquelles, en se réunissant, ont donné lieu à une surface suintante et croûteuse. Cette période aurait duré environ dix-huit mois.

Dans la deuxième période, les pustules devenant moins nombreuses, un état farineux a remplacé l'état croûteux alternant avec les poussées pustuleuses.

L'état actuel, au rapport du malade, existerait depuis deux mois, et la suppression de l'état purulent et croûteux serait due à l'emploi de la pommade au turbith.

Inutile de dire qu'à l'examen histologique on ne trouve ni les parasites du trichophyton, ni ceux du favus, ni les caractères du poil peladique.

M. *Quinquaud.* — Il est évidemment difficile de donner un nom à ces lésions. Dans des cas semblables j'ai constaté de la dermite caractérisée surtout par l'existence de ces grandes cellules auxquelles on a donné le nom de *mastzellen.* Il existe des lésions légères, icthyosiformes, on pourrait dire, des glandes sébacées, qui ne se prennent que tardivement. Les follicules pileux, qui ne se prennent que plus tardivement encore, sont quelquefois atrophiés.

M. *Lailler* fait observer que l'existence de cicatrices déprimées plaide en faveur d'une lésion profonde.

II. — Syphilis héréditaire transmise après 14 ans de syphilis.

M. **Barthélemy.** — J'ai l'honneur de vous présenter un enfant âgé de 4 mois, couvert de syphilides papuleuses, papulo-croûteuses, quelques-unes érosives, d'autres hypertrophiques. L'éruption est très abondante et pourtant l'enfant est dans un bon état général ; il n'a ni lésions osseuses, ni lésions viscérales appréciables, ni gommes sous-cutanées ; il est venu à terme, il est gras et normalement développé ; bref, il résiste et semble devoir guérir pour peu qu'on l'aide à lutter contre la diathèse.

Les premiers symptômes ont apparu il y a un mois, et pourtant l'enfant avait en lui le germe morbide avant sa naissance, dès sa conception ; il n'a pas eu de chancre primitif.

Il s'agit en effet d'une syphilis héréditaire dont les symptômes apparurent vers le troisième mois, c'est-à-dire le terme ordinaire signalé par Parrot.

Il n'y aurait rien d'étonnant donc sans l'examen des parents. Ceux-ci pourtant ne présentent actuellement rien de spécifique ; mais leur histoire est des plus intéressantes.

Mariés il y a 18 ans, ils eurent *tous deux* la syphilis *il y a 14 ans.* La mère fut soignée à Lourcine, le père au Midi. Mais ils n'y firent que des séjours insignifiants (la mère, par exemple ne resta que deux jours à Lourcine) et ne firent plus de traitement. Le père pourtant prit pendant un an des pilules de sublimé sous la direction de Langlebert, mais très irrégulièrement, d'après ses aveux mêmes.

Malgré ce traitement si insuffisant, la syphilis chez ces deux personnes fut bénigne; pendant longtemps ni l'un ni l'autre n'ont eu d'accident. Mais il n'en fut pas de même pour leurs enfants. Ils restèrent d'abord trois ans sans avoir d'enfant, puis vint à terme une fille qui mourut d'une méningite à l'âge de 7 ans, après 21 jours de maladie.

Un deuxième enfant vécut jusqu'à 7 mois avec des « boutons ». Le troisième mourut à 9 mois en nourrice, dit-on, de choléra infantile.

Le quatrième mourut de broncho-pneumonie à 25 jours. Or, on sait combien sont fréquents, chez les hérédo-syphilitiques les lésions bronchopulmonaires dont l'origine spécifique est démontrée par les excellents effets produits sur elles par l'iodure de potassium.

Le cinquième enfant fut pris, trois jours après sa naissance, d'une lésion de l'œil gauche qui me semble bien être une kératite interstitielle, porcelainique aujourd'hui. Il a trois ans, il est petit, maigrelet, de petite race, comme dit son père, mais vif, intelligent et en résumé bien portant. Il ne porte sur le corps aucune trace de syphilis, et pourtant, à mon avis, il est syphilitique, non seulement de par son œil, non seulement par son infantilisme, mais encore de par ce que j'ai vu; et, ce que j'ai vu est la chose suivante : non pas une fois mais *plusieurs fois*, non pas en effleurant légèrement, mais en y collant intimement et longuement les lèvres, cet enfant embrassait son frère sur la face, au menton et au nez, et notamment autour des lèvres, *ou de larges syphilides suintantes existent en nappe.*

Si donc l'enfant, comme le père et la mère, n'attrapent rien, c'est que tous sont des spécifiques.

Le sixième enfant est celui que vous voyez, qui a 4 mois et demi et qui a des accidents très sérieux depuis un mois et demi. La syphilis ici est indubitable, intense au point de vue cutané, bénigne au point de vue général, mais certaine. Or cette syphilis n'est point acquise, donc elle est héréditaire et provient, comme je m'en suis enquis, non d'un père seulement spécifique, mais de parents tous deux syphilitiques qui ne se sont pas traités, qui ont eu néanmoins une syphilis, bénigne pour eux, mais capable encore d'*infecter profondément les nouveau-nés après 14 ans de contamination* et de silence. Notons qu'au moment de la conception, aucun des deux générateurs ne présentait de lésions spécifiques apparentes.

C'est cette limite qui m'a paru extraordinairement tardive, digne par conséquent de vous être signalée, en ce sens qu'elle montre combien, dans certains cas *exceptionnels*, doit être reculée la limite de transmission héréditaire, c'est-à-dire la possibilité du mariage, même pour les syphilitiques arrivés à la période tertiaire, lorsque ceux-ci n'ont pas subi de traitement suffisant.

M. *Fournier.* Le cas présenté par M. Barthélemy est très intéressant et capital au point de vue pratique, car il importe de connaître la limite extrême de l'hérédité syphilitique. Est-elle possible pendant toute la vie? Cesse-t-elle au contraire à une époque donnée et à quelle époque?

Ces questions demandent une solution nette, parce qu'elles se rattachent à la prophylaxie de la syphilis et au mariage des syphilitiques.

Pour moi, les limites extrêmes de la transmission héréditaire de la syphilis sont beaucoup plus reculées qu'on ne le dit généralement.

Quand on suit un certain nombre de parents syphilitiques, on s'aperçoit qu'ils ont des enfants syphilitiques à une époque très éloignée de celle de l'infection : j'ai, dans mes notes, des cas où l'hérédo-syphilis dérivait d'infections syphilitiques remontant à 7 ans, à 8 ans, à 10 ans, à 15 ans ; une de mes observations, que je crois unique, a trait à une femme qui au bout de *vingt ans* de syphilis donna le jour à un enfant qui fut atteint de kératite interstitielle et d'une exostose, accidents qui se dissipèrent très rapidement sous l'influence du traitement par l'iodure de potassium.

On peut donc affirmer que la syphilis est susceptible de se transmettre par hérédité pendant 15 ans au moins.

M. *E. Besnier*. A tous égards ce fait est *exceptionnel*, et je retiens tout d'abord cette particularité que *les deux générateurs* étaient des syphilitiques.

Mais je tiens surtout à affirmer que les exceptions de ce genre sont très rares, que les observations publiées doivent être scrutées avec un soin particulier, et que dans la très grande, l'immense majorité des cas, l'homme syphilitique qui procrée à la période tertiaire ne produit pas d'enfants atteints de syphilis précoce, mais a le plus souvent des enfants indemnes et parfaitement syphilisables.

M. *Fournier*. On pourrait discuter longtemps sur ce sujet. Je me contenterai de répondre à M. Besnier ceci : Oui, ce fait est un fait exceptionnel. Oui, dans l'énorme majorité des cas un homme syphilitique qui se marie même à une période peu avancée de la syphilis, engendre des enfants sains ; si ce n'est pas là une loi absolue, c'est du moins le fait commun ; mais à côté de ces faits, il y a des hommes syphilitiques dangereux même au bout d'un temps fort long de leur syphilis.

De cela, voici un exemple : Un homme soigné longtemps par Ricord, se marie au bout de sept ans de syphilis, après en avoir obtenu la permission ; sa femme devient enceinte presque immédiatement ; au troisième mois de sa grossesse, elle présente des accidents syphilitiques, et son enfant, syphilitique dès la naissance, est atteint ultérieurement de kératite intersticielle et d'une périostose.

M. *E. Besnier*. Je réitère la proposition formulée ci-dessus, et je demande combien on pourrait citer de faits comparables à celui dont MM. Fournier et Barthélemy viennent de nous entretenir. Je n'admets pas qu'un homme dont la syphilis remonte à huit années, contagionne une femme qui procréera un enfant syphilitique à la naissance, et syphilitique de la même façon qu'il le serait si les générateurs étaient dans la période secondaire.

Je demande que, dans les cas contraires à ma proposition, une enquête suffisante établisse que la mère, ou les enfants, n'ont pas puisé la syphilis à une source extra-paternelle ; il y a malheureusement une foule de manières de contracter la syphilis, laquelle entre dans les ménages par les voies les plus diverses, voire les plus innocentes.

M. Hallopeau. Il est très difficile de connaître les conditions d'origine d'une syphilis. *A priori*, il semble difficile d'admettre que, au bout de quinze ans, un syphilitique puisse encore transmettre une syphilis se traduisant par une éruption généralisée tout à fait semblable à celles que l'on observe dans la période secondaire de la maladie, la syphilis de l'enfant ne doit-elle pas continuer celle des parents.

M. Barthélemy. Ce qui prouve bien que, dans le cas que je viens de présenter, les parents pouvaient encore procréer des enfants syphilitiques, c'est que les enfants nés avant celui que je vous ai fait voir avaient eu, eux aussi, des accidents de nature syphilitique.

M. Fournier. A la question qui a été posée par M. Besnier, je répondrai que j'ai observé un certain nombre (je ne puis en ce moment préciser davantage) de cas dans lesquels des enfants syphilitiques ont été procréés par des parents dont la syphilis remontait à plusieurs années.

M. Lailler. La date de l'infection syphilitique n'est pas la seule donnée à considérer dans ces cas; il faut tenir compte aussi de la date des derniers accidents syphilitiques présentés par les parents. Ceux qui ont eu des accidents syphilitiques prolongés peuvent encore donner la syphilis, parce qu'ils sont encore en sa puissance.

M. Fournier. Quelquefois les parents ont encore des accidents de syphilis postérieurement à la naissance d'enfants sains.

M. E. Besnier. Ce dernier fait est commun ; mais il ne s'agit jamais que d'accidents tertiaires, et cela confirme absolument la proposition que j'ai émise.

III. — Syphilis mutilante de la face.

M. Hallopeau. Cette syphilis a été contractée il y a 20 ans d'un nourrisson, mal soigné et non traité.

Il existe une destruction étendue de la face, avec cette particularité que la surface rouge étendue autour de l'œil droit, et qu'on dirait être du tissu de cicatrice, n'est autre que la conjonctive en ectropion et qui a empiété sur le visage.

Du côté gauche, le traitement est intervenu à temps, l'ectropion n'existe qu'en bas, aussi l'œil gauche est sauvé.

Ces mutilations sont le fait de lésions *post-syphilitiques*, comme dit M. Fournier [Voir l'observation dans le mémoire sur l'*ectropion d'origine syphilitique* (*Annales de dermatologie*, 1889, n° 1), en collaboration avec M. L. Wickham].

M. *E. Besnier*. L'appareil nasal est pour la syphilis tertiaire un lieu d'élection bien extraordinaire; je possède des observations dans lesquelles la localisation tertiaire a atteint, d'une manière *anatomiquement complète*, tout l'appareil nasal laissant entièrement intact le squelette de l'orbite; l'explication de ces faits est d'autant moins compréhensible qu'elle n'est pas recherchée scientifiquement.

Sous le rapport numéralement pratique de ce cas particulier, j'ajouterai que je pense que l'on peut et que l'on doit refaire ici par l'anaplastie une paupière inférieure.

M. *Lailler*. Une chose diminue dans ces cas d'ectropion *inférieur seul* la gravité de l'infirmité, c'est que la paupière supérieure s'abaisse beaucoup plus bas et vient suppléer en partie la paupière inférieure.

M. *E. Besnier*. Ce n'est pas seulement pour abriter l'œil que je recommande l'autoplastie, mais aussi pour combler les surfaces cruentées et diminuer le danger de l'épithéliomisation secondaire, à laquelle nous savons à présent que sont exposées les plaies anciennes syphilitiques, lupeuses, etc.

IV. — Tuberculose cutanée géante à évolution serpigineuse.

M. Fournier. — Voici une petite fille âgée de 10 ans, entrée depuis peu de temps dans mon service, qui présente, comme vous pouvez le voir, un type remarquable de tuberculose cutanée. (Pièce du musée, n° 1418.)

La plus grande partie du dos de cette pauvre enfant est le siège de petites tumeurs de couleur rouge foncé, ramollies pour la plupart et dont plusieurs sont ulcérées, confluentes, et produisant l'énorme lésion que voici. Il s'agit de gommes scrofulo-tuberculeuses, dermiques, arrivées à plusieurs degrés d'évolution et en pleine activité. Ces lésions siègent surtout sur la région dorsale inférieure et lombaire à droite et s'arrêtent à la fesse; quelques gommes isolées se trouvent à gauche de la colonne vertébrale. En quelques points existent des gommes affaissées, ayant vidé leur contenu, plissées; un petit nombre sont déjà cicatrisées. En outre de cette vaste lésion, on trouve sur la paroi latérale antérieure du thorax et du côté droit, à 2 centimètres environ en dehors du mamelon et séparé de la lésion principale par un espace sain, large de trois travers de doigt, un second groupe gommeux composé d'une quinzaine d'éléments déjà affaissés et en voie de réparation et recouvert d'un épiderme brunâtre. Ce groupe antérieur paraît avoir été le point de départ des inoculations qui ont été créer la vaste colonie que nous avons sous les yeux. Toutes ces régions sont douloureuses et aussi le siège de vives démangeaisons. Il y a une double adénopathie inguinale et un petit ganglion de la grosseur d'une petite noisette dans l'aisselle gauche.

Le début des accidents cutanés remonte seulement au mois de mai 1888, et l'on a rapporté à une chute faite dans un escalier les suppurations qui se sont faites à la région latérale antérieure droite du thorax (groupe antérieur actuel). Il faut dire que l'enfant tousse depuis deux ans, à la suite d'une coqueluche; les parents ne sont pas tuberculeux. L'auscultation de la poitrine révèle une respiration rude au sommet gauche, un peu soufflante à droite, mais sans râles. La toux est fréquente, l'expectoration muqueuse, teintée de sang. L'amaigrissement est considérable, la peau est couleur de cire, le ventre est tendu et douloureux; il y a de la diarrhée, manque d'appétit; le foie est hypertrophié; les urines sont normales.

Tous les traitements internes ont été déjà mis en usage; l'enfant dépérit et avec cette surface de suppuration s'épuise chaque jour. Je me demande quel traitement on pourrait essayer en présence de si vastes lésions et d'un état général aussi mauvais. La destruction de ces lésions? il n'y faut pas songer; l'iodoforme? Les surfaces malades sont si étendues que je craindrais quelque accident. Jusqu'alors nous avons, pendant ces quelques jours, fait des pansements à l'acide borique en solution à 4 0/0.

M. *E. Besnier*. Je conseille d'avoir recours à l'acide lactique.

Au début on peut employer une solution d'acide lactique au 10e et faire ensuite des pansements simples. Si les attouchements faits avec cette solution sont bien supportés, on en élèvera progressivement le titre.

L'acide lactique a une action très remarquable sur les lésions tuberculeuses. Je peux citer à ce propos l'observation de plusieurs phthisiques chez lesquels une ulcération tuberculeuse de la langue a été rapidement améliorée par l'emploi de l'acide lactique en applications locales.

M. *Lailler* reproche à l'acide lactique de provoquer des douleurs vives. Il propose de *bourrer* les ulcérations avec de l'iodoforme et il insiste pour que la petite malade soit envoyée à la campagne.

M. *E. Besnier*. On peut modérer beaucoup la douleur provoquée par les applications d'acide lactique en faisant des applications préalables, des badigeonnages et l'imprégnation de cocaïne. Avec des ulcérations aussi étendues, je craindrais de voir survenir des accidents d'intoxication si l'on employait l'iodoforme. L'enfant ne supporterait pas la cautérisation au fer rouge à cause de son état général.

L'enfant a été envoyée le lendemain à l'hôpital maritime de Berk-sur-Mer.

Appendice. — L'enfant, après un très court séjour à Berck, a été ramenée chez ses parents où elle est morte le 16 avril 1889.

V. — Roséole syphilitique persistant deux années
après la sclérose initiale.

M. E. Besnier. Voici un homme de 25 ans qui présente, en même temps que des syphilides pustulocrustacées, disséminées sur divers points du corps, des taches diffuses d'érythème roséolique, une roséole.

Le premier accident, le chancre, remonte au mois de décembre 1886; la roséole s'est manifestée pendant un séjour du malade au Midi en février 1887, et elle persisterait depuis cette époque.

M. *Lailler*. Je crois avoir vu une ou deux fois la roséole persister pendant un temps aussi long que chez ce malade.

VI. — État ichthyosique des téguments secondaire
à un eczéma.

M. Quinquaud. Le malade que je vous présente est porteur d'une affection cutanée qui, par ses caractères objectifs, ressemble absolument à l'ichthyose. Cependant, contrairement à ce qui a lieu pour l'ichthyose, cet homme a eu jusqu'à l'âge de 20 ans un tégument absolument normal ; à cet âge, il a été atteint d'un eczéma généralisé, typique, classique, qui a persisté pendant deux ans, en prenant les caractères des eczémas chroniques : depuis lors, les lésions ont changé d'aspect, il y a des squames, mais toute rougeur a disparu ; actuellement les lésions d'apparence ichthyosique occupent toute la surface des téguments à l'exception des régions axillaires et inguinales, et des régions pilaires. Ces états ichthyosiques, ou ichthyosoïdes, consécutifs à des dermatoses chroniques, doivent être distingués de l'ichthyose : non seulement ils se produisent plus ou moins tardivement, mais ils peuvent disparaître complètement après avoir duré pendant des années, tandis que l'ichthyose apparaît peu après la naissance et persiste toute la vie.

M. *Lailler*. J'ai vu une jeune fille de Granville, qui passait tous les jours plusieurs heures à pêcher, plongée dans l'eau jusqu'à la ceinture ; elle vit se développer sur la région hypogastrique, sans lésion antérieure de la peau, un état des téguments offrant tous les caractères de l'ichthyose : ces faits ne sont peut-être pas absolument rares ; ils méritent le nom d'états ichthyosoïdes.

M. *E. Besnier*. L'observation de ce malade aurait une importance beaucoup plus grande si M. Quinquaud avait vu lui-même le tégument d'abord parfaitement sain, puis recouvert d'eczéma, et enfin présentant cet état ichthyosique : l'ichthyose peut en effet exister pendant longtemps et cependant ne pas être constatée par le malade, et devenir plus nette dans la suite ; il n'est précisément pas rare de voir de l'eczéma survenir chez des sujets atteints d'ichthyose, et l'eczéma généralisé qu'a présenté le malade de M. Quinquaud était peut-être modifié et favorisé par une altération préexistante de son épiderme.

Ce qui me fait émettre ces doutes sur le diagnostic dans le cas actuel, c'est que je remarque la sécheresse de la face palmaire, caractère que je considère non comme exclusif, mais comme l'un des meilleurs signes de l'ichthyose.

Je suis d'ailleurs parfaitement d'accord avec M. Quinquaud sur les caractères généraux de l'ichthyose, qui est pour moi toujours une maladie persistante, congénitale et qui ne rétrocède jamais.

M. *Lailler*. Les réserves de M. Besnier sont d'autant mieux justifiées qu'il y a, à côté de l'ichthyose, un état auquel on donne le nom de xérodermie ou de saurodermie, qui peut très facilement passer inaperçu.

VII. — Sur l'examen microscopique des cheveux dans l'alopécie syphilitique.

M. Darier. Je viens d'étudier les cheveux d'un malade du service de M. le professeur Fournier, atteint d'alopécie syphilitique ; ils cèdent avec facilité et en grand nombre à la moindre traction ; l'aspect microscopique de la racine n'est pas le même pour tous et l'on peut à ce point de vue les classer en trois catégories.

1° Cheveux à bulbe plein normaux. C'est la grande majorité ; la tige se continue sans diminution de diamètre jusqu'au renflement terminal de la racine qui constitue le bulbe plein. Celui-ci, comme à l'état normal, est presque toujours entouré d'une certaine quantité de cellules de la gaine épithéliale externe, mais il n'y a pas de gaine vitreuse. Dans leur portion radiculaire les poils à bulbe plein sont généralement moins pigmentés et dépourvus de moelle, comme c'est de règle.

2° Cheveux rétrécis au niveau de leur racine et dans une certaine étendue de leur tige, mais se terminant cependant au niveau du bulbe par un petit bouton plein. Ces cheveux ont dans leur partie inférieure un diamètre qui n'est que la moitié ou même le quart de ce qu'il est dans la partie supérieure de la tige. Au niveau où le diamètre change, la tige a la forme d'un cône très allongé se continuant avec deux cylindres. Il y a environ 10 0/0 des cheveux s'arrachant facilement qui présentent cette forme.

3° Un petit nombre de cheveux, 5 0/0 environ, présentent, en outre de cette diminution de diamètre, un effilement complet de la racine, sans bouton terminal. Toute la partie inférieure du cheveu a, dans ce cas, la forme d'un cône extrêmement allongé et se termine en pointe ; mais elle n'est pas molle comme dans la pelade. On reconnaît qu'il s'agit bien de l'extrémité radiculaire et non de l'extrémité libre à la disposition des cellules de l'épidermicule qui se recouvrent de bas en haut.

En somme, il s'agit à la fois d'une chute en nombre exagéré de cheveux à bulbe plein normalement conformés, c'est-à-dire d'une véritable mue, et d'autre part d'une altération atrophique plus ou moins marquée de quelques-uns d'entre eux. La diminution de diamètre dépend évidemment d'un état de souffrance de la papille formatrice du poil pouvant aller jusqu'à son atrophie. Mais la clinique démontre que cette atrophie n'est pas définitive, l'alopécie syphilitique n'étant jamais que temporaire. La gaine épithéliale du follicule bourgeonne, comme après la chute physiologique des poils, et une nouvelle papille se reforme. Mais ce n'est généralement qu'après une génération de poils follets que les cheveux repoussent avec toute leur vigueur.

Il n'est pas sans intérêt de comparer les cheveux de l'alopécie syphilitique à ceux de la pelade. Autour d'une plaque peladique, on trouve encore beaucoup de cheveux à bulbe plein normaux, mais le nombre de ceux qui sont atrophiés est bien plus considérable que dans l'alopécie syphilitique. A côté de la différence de nombre, il y a une différence de degré et d'étendue de l'atrophie. Les poils effilés de la pelade sont imparfaitement kératinisés à leur base, qui est molle, se recourbe en crosse ou se plisse et se colore par le carmin. Le poil est en outre altéré dans toute son étendue, ce qu'explique l'évolution essentiellement chronique de la maladie; il est sec, infiltré de bulles d'air, souvent renflé par places et terminé en pinceau. Quant aux autres caractères des cheveux peladiques qui ont été indiqués, tels que leur faible adhérence, l'absence de gaine vitreuse autour d'eux, l'absence de moelle à leur intérieur, ils n'ont aucune importance, puisqu'ils appartiennent à tous les poils à bulbe plein. La dépigmentation se rencontre dans beaucoup d'états de souffrance du poil comme dans la pelade, laquelle s'accompagne quelquefois au contraire d'une hyperpigmentation véritable.

En l'absence d'un examen histologique du cuir chevelu dans l'alopécie syphilitique, je ne puis déterminer quelle est l'altération folliculaire dans ce cas et en quoi elle diffère de celle de la pelade; mais je puis conclure, de l'état des poils dans ces deux affections, que l'alopécie syphilitique se rapproche beaucoup plus de l'alopécie des fièvres ou de l'érysipèle que de celle de la pelade (1).

(1) Depuis la communication de cette note, j'ai eu connaissance d'un travail de Séb. Giovannini sur l'anatomie pathologique de l'alopécie syphilitique analysé dans le *Bull. Méd.*, 1889, n° 6, p. 91.

7ᵉ SÉANCE. — 17 JANVIER 1889.

Président : M. LAILLER.

I. — Verrues planes juvéniles.

M. E. Besnier. Voici un nouveau malade âgé de 25 ans, atteint d'une des éruptions les plus remarquables que l'on puisse voir de ce que nous appelons les verrues planes juvéniles, lesquelles ne sont qu'une des formes des verrues planes, et dont les verrues séniles représentent le type le plus avancé et le plus proliférant.

Début latent, insidieux, quelques petites verrues frontales; souvent celles des mains, discrètes, passent inaperçues. Il y a au moins deux ans que le début a eu lieu, et c'est seulement depuis quelques mois que la multiplication s'est faite, et à la face où les verrues sont nombreuses il y aurait au plus deux mois que la maladie existerait.

Cette évolution semble bien en rapport avec l'hypothèse de la nature parasitaire de ces verrues.

II. — Second cas d'alopécie cicatricielle de la face, acné dépilante cicatricielle.

M. E. Besnier. En même temps que je présente à nouveau le malade de la séance précédente, voici un second cas, absolument semblable, qui établit qu'il s'agit bien d'une affection individualisée.

C'est, comme d'habitude, un sujet jeune, 24 ans.

Début à l'âge de 22 ans, sans cause connue, par « de petits boutons blancs » venant par éruptions successives, 5 ou 6 nouveaux chaque jour le long des branches ascendantes du maxillaire inférieur d'une façon symétrique; puis, insensiblement, sans qu'il y ait jamais de lésion profonde, de dermite véritable de quelque intensité, formation de surfaces cicatricielles déprimées irrégulièrement avec alopécie irrémédiable. A la nuque est une petite saillie acnéique chéloïdienne, une miniature de la chéloïde acnéique de la nuque. A la racine des cheveux, dans la région de l'acné varioliforme, quelques éléments acnéiques frustes ; quelques autres dans la région sous-mentonnière ; rien sur le thorax.

Voici le détail des lésions actuelles sur la partie centrale :

État actuel. — Toute la région, dite des favoris, est occupée au centre par une cicatrice légèrement vallonnée, dure à la main, déprimée au centre, légèrement saillante à la périphérie. Coloration rosée ; quelques poils émergeant du centre des cicatrices, déviés, atrophiés, venant sans gaine ou avec gaine. A la périphérie des centres cicatriciels, on constate une série de petites élevures légèrement saillantes au doigt, au niveau desquelles les poils sont moins rares qu'au centre de la cicatrice, plus adhérents et venant avec leur gaine vitreuse. La réunion de ces élevures forme, à la périphérie, une ligne irrégulièrement sinueuse. En examinant très attentivement sur cette ligne, on trouve une série de petites taches blanc jaunâtre, centrées ou non par un poil, lequel, lorsqu'il est avulsé, vient avec une gaine vitreuse très succulente. En dehors de cette zone au-dessus et au-dessous, un grand nombre de follicules pilaires légèrement saillants, traversés par des poils déviés dans toutes les directions, souvent encroûtés légèrement au niveau de l'infundibulum pilaire. Enfin tout à fait à la périphérie, quelques éléments de même ordre aberrants jusqu'aux plus extrêmes confins de la région sous-mentonnière de la barbe.

Tout cela, Messieurs, a évolué malgré une série de traitements ininterrompus depuis le début, — à l'hôpital maritime de Brest, d'abord, épilation, pommades soufrées et mercurielles ; — dans la campagne de Nantes, par un empirique à l'aide d'une pommade, la seule qui aurait eu quelque succès ; — à Saint-Nazaire, par une médication homéopathique interne et par les cataplasmes ; enfin, l'année dernière, dans cet hôpital. Depuis cette époque, la maladie est laissée à elle-même, le malade étant découragé.

Cette résistance à toutes les médications est caractéristique, et appartient *plutôt* aux affections *acnéiques* qu'à celles du système pilaire.

Chez aucun de ces malades, je n'ai pu trouver, pas plus que dans les alopécies cicatricielles du crâne, de lésion pilaire apportant quelque lumière, encore moins de parasite pathogène, car je n'ai pas besoin de dire que dans tous ces cas, la recherche du trichophyton et du favus a été poursuivie avec assez de ténacité pour qu'il ne puisse être question de ceux-là.

Chez le malade que je présente aujourd'hui, les poils ont été étudiés par M. Jacquet, et voici le résultat de son examen :

Les poils examinés proviennent :
1° De la plaque alopécique de la joue;
2° De sa périphérie.
Ceux-ci sont absolument normaux. Les premiers eux-mêmes sont peu altérés; leur tige est saine, mais la racine est atrophiée, tordue. — Leur extrémité, parfois irrégulièrement fragmentée, n'est jamais terminée en balai

ou en pinceau, comme dans la pelade, par exemple. — Quelques-uns de ces poils sont venus à la pince entourés de leurs gaines épithéliales ; elles ne sont pas altérées. Ni dans la gaine, ni dans le poil, je n'ai trouvé de parasites.

En résumé, jusqu'à nouvel ordre, je considère ces alopécies cicatricielles de la barbe comme du type des acnés pilaires, de la variété destructive et cicatricielle, acné pilaire de Bazin, acné varioliforme des auteurs allemands ; et je l'appellerai volontiers acné dépilante cicatricielle, ce qui est tout près de l'acné décalvante de M. Lailler. Pour traitement, épilation, lotions mercurielles faibles, pulvérisations, cataplasmes émollients.

M. *Quinquaud* déclare que l'affection présentée par le malade de M. E. Besnier ne correspond pas à ce qu'il a décrit sous le nom d'alopécie dépilante.

III. — Eczéma séborrhéique.

M. **Hallopeau,** poursuivant ses études sur les dermatoses que peut provoquer l'élimination des matières grasses par les glandes sébacées et sudoripares, montre quatre malades chez lesquels les phénomènes morbides peuvent recevoir cette interprétation. Chez le premier malade on voit, disséminées sur toute la surface du corps, mais plus nombreuses au devant de la poitrine et entre les épaules, des plaques squameuses disposées en cercles ou en fragments de cercles ; plusieurs de celles qui sont au devant du sternum offrent nettement les caractères de l'eczéma séborrhéique ; la plupart sont plutôt psoriasiformes, les squames sont jaunâtres et grasses au toucher ; elles sont remarquables au cuir chevelu par leur épaisseur ; les plaques y sont confluentes ; au front, on remarque, immédiatement au-dessous de la ligne des cheveux, de petites surfaces rosées dont la périphérie est légèrement squameuse. Ce fait doit être rapporté à la forme psoriasique de l'eczéma séborrhéique d'Unna. Ces formes psoriasiques sont· le plus souvent confondues avec le psoriasis vulgaire. Unna admet que cette erreur est journellement commune dans tous les pays, et quand, l'an passé, il a parcouru nos salles, il a fait rentrer dans son eczéma séborrhéique des faits que tous les autres dermatologues auraient à coup sûr considérés sans hésitation comme des cas de psoriasis. Ils s'en distingueraient, d'après le médecin de Hambourg, par la marche descendante de l'éruption, le défaut de localisation aux coudes et aux genoux, la coloration jaunâtre et la friabilité des squames et l'aplatissement des disques à leur centre ou sur un de leurs côtés.

Ces caractères existent chez le second malade de M. Hallopeau ; de plus, son psoriasis, qui a débuté autrefois par le cuir chevelu, a dégénéré en herpétide exfoliatrice ; on voit sur le dos des phalanges des plaques au milieu desquelles s'ouvrent des follicules pilo-sébacés notablement dilatés ; il y a en outre un psoriasis palmaire. M. Hallopeau observe en ce moment même ces deux localisations chez plusieurs malades qui répondent au type distingué par Unna. Il y a bien là une forme particulière de psoriasis que ses localisations et sa marche ainsi que ses caractères permettent de rattacher avec vraisemblance à un trouble dans l'élimination des matières grasses. Faut-il, avec Unna, lui appliquer le nom d'eczéma? Mais il n'y a là ni prurit, ni suintement; il ne s'agit pas, comme dans l'eczéma, d'une simple inflammation catarrhale; tous les caractères objectifs de cette affection sont ceux du psoriasis; il faut donc, sous peine de confusion, lui maintenir cette dénomination, en y ajoutant l'épithète de séborrhéique. Bazin avait raison quand il se refusait à considérer comme de véritables maladies les états morbides qu'il décrivait sous le nom d'affections génériques de la peau. Le psoriasis, comme le lichen, le pemphigus, l'eczéma et le prurigo, n'est qu'une affection ; il répond constamment à un même processus morbide, mais il peut se développer sous l'influence de causes diverses et être par conséquent de nature variée. Pour spécifier une maladie, il faut ajouter au nom de psoriasis une étiquette indiquant quelle en est la nature et dire psoriasis séborrhéique, psoriasis vulgaire (inconnu dans sa nature), psoriasis syphilitique.

Le troisième malade est atteint d'un eczéma pilaire généralisé avec prédominance des lésions dans les lieux d'élection de l'eczéma séborrhéique, le cuir chevelu, le front, le thorax. Aux membres, les vésicules sont toutes isolées et chacune d'elles a un poil dans sa partie centrale.

Le quatrième malade est une femme portant à la nuque une plaque de lichen simplex ; ses papules portent pour la plupart un poil dans leur partie centrale ; elle se continue dans le cuir chevelu avec une surface rouge et squameuse qui offre les caractères de l'eczéma séborrhéique. La même cause prochaine, le trouble dans l'excrétion des matières sébacées modifiées dans leur qualité ou leur quantité, peut donc donner lieu à des affections d'aspect divers. On doit admettre à côté de l'eczéma séborrhéique, un pityriasis, une acné, un psoriasis et un lichen de même origine. Cette différence dans les manifestations symptomatiques s'expliquerait par les différences de réaction des sujets. Au point de vue pratique, cette manière de voir conduit à traiter ces affections par l'abstinence de féculents, d'aliments gras et de spiritueux ainsi que par l'usage des alcalins intus et extra.

M. *E. Besnier*. Unna a écrit que nombre de psoriasis ou de cas diagnostiqués tels devaient être rapportés à l'eczéma; et l'on devrait, en particulier, se tenir en garde contre les cas de psoriasis où la dermatose manquerait aux sièges d'élection.

Cette proposition mérite discussion, et ne doit être admise qu'avec beaucoup de restrictions. Il est vrai que certains eczémas, surtout dans le type séborrhéique, peuvent simuler le psoriasis ; mais nombre de psoriasis atypiques, par le siège, n'en sont pas moins des psoriasis incontestables.

Pour le premier malade de M. Hallopeau, mon diagnostic est psoriasis ; — psoriasis annulaire, localisé dans les follicules pilo-sébacés.

Il se peut, comme l'a dit M. Hallopeau, que la participation prépondérante des glandes sébacées à un processus dermopathique imprime un aspect particulier à certaines formes, mais cela ne saurait en changer la nature.

M. *Fournier*. Je dis aussi psoriasis; il y a là une consistance, un corps, une base aux éléments — qui n'existent pas dans l'eczéma.

M. *Hallopeau*. Les cas que Unna rapporte au groupe séborrhéique ne sont pas de faux psoriasis, mais des psoriasis vrais, typiques; il faut donc dire variété séborrhéique du psoriasis.

M. *E. Vidal*. Certains individus ont une disposition particulière à la séborrhée. Chez eux, les diverses lésions cutanées deviennent séborrhéiques, de même que chez d'autres elles deviennent suppurées. Il y a là une question de terrain.

IV. — Chancres syphilitiques ou lésions acariennes.

M. **Fournier**. Un homme de 32 ans est atteint de la gale depuis 2 mois et demi. Il fait pour la guérir des frictions avec du savon noir et de la pommade soufrée. Les frictions ont porté en particulier sur la verge, où il existait des lésions de gale. Les derniers rapports sexuels ont eu lieu précisément la veille ou le jour même des premières frictions, qui ont été continuées et suspendues seulement il y a 8 jours. Trois semaines après, le malade se présente avec des lésions du gland et du prépuce dont le diagnostic est des plus difficiles. On trouve cinq érosions herpétiformes sur le prépuce. Sur le gland se remarquent quatre plaques blanchâtres, jaunâtres, ulcérées et indurées. Une ovalaire plus large, située sur la face antérieure, donne plus nettement encore l'idée d'un chancre induré. Dans l'aine il y a des ganglions indurés, non douloureux. S'agit-il de chancres syphilitiques multiples inoculés sur des lésions scabieuses, s'agit-il de simples lésions de gale irritées et enflammées par les frictions médicamenteuses? Il est, à l'heure actuelle, très difficile de se prononcer. Il faut attendre pour pouvoir poser un diagnostic ferme.

M. *Lailler* rappelle qu'une pièce du Musée est relative à un malade atteint de gale, chez lequel 15 chancres indurés se sont développés sur la verge. Les lésions scabieuses avaient fourni des portes d'entrée multiples à l'inoculation syphilitique.

M. *E. Besnier* insiste sur ce point qu'il faut savoir attendre souvent pour faire le diagnostic du chancre induré. Il y aurait à instituer des recherches basées sur l'expérimentation, sur l'inoculation aux animaux. Si l'on ne peut pas leur inoculer la syphilis, on pourrait peut-être leur inoculer autre chose, et il pourrait y avoir là des points de repère pour le diagnostic.

M. *Fournier.* La pluralité des lésions syphilitiques initiales multiples à la suite de la gale est chose de temps en temps observée et qu'il faut connaître.

Appendice. — A la séance suivante ce malade a été de nouveau montré par M. Fournier. Il y avait doubles lésions. Les lésions galeuses ont disparu et il reste trois chancres indurés bien caractérisés.

V. — Folliculites agminées serpigineuses à marche lente.

M. **Quinquaud.** Voici des *folliculites agminées serpigineuses à marche lente.*

Celle-ci a débuté il y a 3 ans, allant du pouce au dos de la main, puis au poignet, suivant une marche absolument serpigineuse. C'est là une évolution spéciale, s'éloignant des cas qu'a fait jadis mouler M. Fournier.

Cette affection n'est pas précisément folliculaire, elle est plus sébacée que folliculaire, et cela se voit bien, surtout à la périphérie. Là où la lésion s'est cicatrisée, on voit de petits points déprimés et non une cicatrice absolument uniforme.

Si on fait des inoculations en prenant du tissu simplement enflammé, mais non suppurant, on n'obtient rien : quelques petits abcès seulement dans les viscères, mais pas de tuberculose vraie. Si on examine les points rouges enflammés, on y trouve des microbes qui produisent plutôt de l'inflammation que de la suppuration.

Ces folliculites se cicatrisent d'elles-mêmes ; il reste une cicatrice ; donc, la lésion a été assez profonde. C'est là de la *dermite folliculaire miliaire,* mais avec effondrement des cloisons du derme ; de là, formation de lacunes dans le derme, avec saillies des régions périphériques ; — d'où aspect pseudo-papillomateux.

Dans quelques cas même il peut y avoir développement vrai des papilles.

M. *E. Besnier.* Je n'hésite pas à ranger ces cas dans les tuberculoses locales de la peau ; quand on pratique les inoculations dans la chambre antérieure de l'œil des animaux, ou sous la peau au voisinage des ganglions inguinaux, on arrive à en démontrer rapidement la nature.

M. *Quinquaud.* Le diagnostic primitif a été « tuberculose », mais je me réserve, attendu que dans 4 cas analogues les inoculations expérimentales n'ont jamais donné de tuberculose. On ne peut donc affirmer ici la nature tuberculeuse.

M. *Vidal.* Quelle a été l'origine de la maladie ?

M. *Quinquaud.* Une piqûre par une plume trempée dans l'encre.

M. *Vidal.* — Il est probable que cette piqûre a été la porte d'entrée de l'inoculation ; de l'avis de M. Besnier comme du mien, c'est une tuberculose cutanée ; c'est ce que nous appelions jadis « lupus scléreux », ce que je nomme actuellement « tuberculose scléreuse », l'affection dénommée par Riehl « tuberculose verruqueuse ».

Ici, l'extension de la lésion tient au peu d'intensité de la réaction conjonctive : si celle-ci est suffisante, la lésion restera localisée, comme pour toutes les tuberculoses, sinon elle s'étendra, et il se formera de petits abcès — qui ne sont pas des folliculites.

VI. — Érythème induré des jambes chez une jeune fille.

M. **Feulard.** M. E. Besnier a montré, à la séance du 29 novembre 1888, une jeune fille présentant sur les jambes des nodosités érythémateuses qu'il a rattachées à l'érythème induré de Bazin. Voici une jeune fille que l'on peut, je crois, considérer comme offrant un exemple absolument typique de l'*érythème induré* lui-même.

La nommée Léontine C..., âgée de 15 ans, blanchisseuse, est entrée dans le service de la Clinique le 12 janvier 1889. L'affection qui l'amène à l'hôpital siège aux jambes et a débuté il y a une année environ. Forcée de se tenir debout une partie de la journée, elle a vu apparaître sur les membres inférieurs des rougeurs, puis de l'enflure, et peu à peu la maladie a atteint le degré qu'elle présente aujourd'hui.

Il y a sur la face antéro-interne de la jambe droite quelques placards de couleur livide, non délimités et sans forme spéciale, desquamant un peu à la surface. La palpation n'est pas douloureuse ; en promenant les doigts à la surface du membre, on sent trois ou quatre petites bosselures de volume égal à celui de gros pois, situées sous la peau, profondément. Mais, à gauche, la lésion est toute différente ; on trouve en effet à la partie supéro-externe de la jambe une tuméfaction étalée, un peu bosselée, large de 10 centimètres environ et longue de 12 centimètres, rouge à la surface, d'une rougeur violacée, diffuse, avec une légère desquamation. Si l'on palpe le membre, on a la sensation d'un véritable gâteau adhérent à la peau ayant envahi la région du jumeau externe ; cette masse est dure et douloureuse au palper. L'induration perçue se prolonge le long de la région péronière jusqu'à quatre travers de doigt environ au-dessus de la malléole externe, mais il n'y a pas de rougeur sur ce prolongement. Si la malade est au lit et au repos, il n'y a pas de douleur ; si elle reste debout, au bout de quelques heures apparaissent la fatigue, la douleur et une augmentation du gonflement.

Le diagnostic à porter dans ce cas nous paraît être, sans contestation, le suivant : *Erythème induré* massif de la jambe gauche, érythème induré nodulaire de la jambe droite.

Si l'aspect objectif des lésions que présente cette jeune fille nous fait porter ce diagnostic, l'étude de son état général et de ses antécédents vient le corroborer.

Cette jeune fille, âgée de 15 ans, grande et bien développée, présente la belle carnation que l'on trouve souvent chez les sujets scrofuleux et une hypertrophie mammaire tout à fait remarquable. Les seins peuvent être comparés à ceux d'une belle nourrice.

Ajoutons de suite qu'elle est vierge. Le tégument est d'une blancheur éclatante; il y a absence complète de poils au pubis et très peu de poils dans les creux axillaires ; la malade est réglée depuis l'âge de 13 ans ; les menstruations sont irrégulières.

La face est un peu joufflue, et les joues présentent une belle coloration rosée ; mais on est frappé tout de suite par l'aspect des yeux ; les bords des paupières, en effet, dépourvus complètement de cils aux paupières inférieures, garnis de cils rares aux paupières supérieures, sont de couleur rouge vif. Ils ont été le siège d'une blépharite chronique ayant débuté, au dire de la malade, à l'âge de 5 ans. Cette jeune fille aurait eu dans son enfance la scarlatine et la fièvre typhoïde, des gourmes, des glandes au cou, et est sujette à s'enrhumer facilement tous les hivers. L'auscultation est absolument négative de toute lésion.

Elle présente tous les attributs du tempérament scrofuleux, et, à cet égard, rentre dans la règle quant à l'étiologie de l'affection cutanée dont elle est atteinte.

J'attire l'attention sur sa dentition, qui offre des altérations remarquables. Elles portent surtout sur les incisives. Les quatre incisives inférieures présentent des sillons transversaux et ce genre d'altération décrit par Parrot sous le nom d'atrophie dentaire sulciforme; les deux incisives médianes supérieures sont atteintes de même façon. Les quatre canines sont effilées, pointues; atrophie cuspidienne. Enfin, la première grosse molaire droite est cariée. Ce sont là des lésions qui rentrent absolument dans le type des altérations dentaires rapportées à la syphilis héréditaire. La mère est morte d'une hernie, paraît-il. La malade a une sœur actuellement âgée de 23 ans, et bien portante.

Deux petits frères, nés entre cette sœur et la malade, sont morts en bas âge, l'un à 8 mois, l'autre à 2 ans. Elle se trouve donc être la quatrième enfant et est la dernière. Le père a été vu par nous et reconnu indemne de syphilis.

Cette jeune malade rentre, sous tous les rapports, dans le type décrit par Bazin et dont le tableau clinique a été brièvement mais remarquablement tracé par lui dans ses *Leçons sur la scrofule* (loc. cit., 2ᵉ édit., 1851, p. 136).

Il l'a rangée dans les *scrofulides érythémateuses* et a nettement indiqué ses conditions étiologiques.

« Cette affection, dit-il, s'observe communément sur les jambes, plus souvent peut-être chez les filles que chez les garçons. Je l'ai souvent rencontrée sur les jambes des jeunes blanchisseuses, chez des jeunes filles offrant tous les attributs de la fraîcheur et de l'embonpoint scrofuleux. Son siège de prédilection est la partie externe et inférieure de la jambe... On peut la remarquer encore sur la face, et je l'ai vue, sur cette région, alterner avec l'ophthalmie scrofuleuse. » Ainsi, dans notre observation, le tempérament si nettement scrofuleux de la malade, son sexe, sa profession, tout vient pour ainsi dire corroborer l'opinion du célèbre dermatologiste.

La description de Bazin toutefois est un peu brève, et je demanderai, par exemple, aux maîtres ici présents quelques renseignements complémentaires sur la durée, la marche et le traitement de cette affection ainsi que sur son pronostic et son diagnostic.

M. *E. Besnier*. Il y a peu à ajouter à cette intéressante communication. Je veux seulement rappeler : (*a*) qu'il y a plusieurs variétés d'érythème induré ; (*b*) qu'il y a un érythème induré, *noueux*, avec plaques, *chronique*, évoluant pendant de longues années, et dont le diagnostic différentiel d'avec les gommes, syphilitiques ou scrofulo-tuberculeuses, peut être très ambigu, et est très souvent fait à contresens ; (*c*) qu'indépendamment des indications générales de traitement propres à chaque cas particulier, la *dominante* des indications locales consiste dans l'élévation du membre quand le sujet est couché, et sa compression quand il est debout. Pour quelques malades la *profession debout* est une cause efficiente considérable et dont la suppression est une condition de guérison.

M. *Fournier*. Au moment de l'entrée de la malade, la rougeur était plus vive, presque érysipélateuse ; depuis, cette animation s'est atténuée.

Il faut noter l'analogie de ces plaques d'érythème induré avec certaines infiltrations gommeuses en nappe, en gâteau, en galette.

La durée de ces érythèmes pendant des années les différencie en tout cas des productions gommeuses, qui, en quelques semaines, quelques mois au plus, se ramollissent et s'éliminent.

M. *E. Besnier*. A côté de ces formes d'érythèmes indurés ou noueux chroniques primitifs, il y a des érythèmes indurés que l'on rencontre chez des individus atteints de grandes maladies générales, comme la syphilis, la lèpre. De là une cause particulière de difficulté diagnostique.

8° SÉANCE. — 24 JANVIER 1889.

Président : M. Lailler.

I. — Herpétide exfoliatrice « généralisée ».

M. Hallopeau. Le début de l'affection que présente ce malade a été un psoriasis typique. Unna, qui a vu ce malade il y a quelques mois, a posé le diagnostic d'eczéma séborrhoïque. M. Hallopeau insiste de nouveau sur ce fait que la maladie séborrhoïque peut être considérée comme comprenant des cas correspondant par leurs caractères objectifs à l'eczéma, au lichen, au psoriasis, à l'acné et au pityriasis.

M. *Fournier*. D'après cette interprétation, l'eczéma, le lichen et le psoriasis ne seraient pas des espèces morbides, mais de simples variétés cliniques. Pour moi, je crois à l'individualité de ces types morbides, et on n'a pas le droit de dire par exemple qu'il existe un psoriasis syphilitique. Une syphilide peut être psoriasiforme; elle ne sera jamais du psoriasis vrai. Il y a là une question de doctrine des plus importantes. Le psoriasis en particulier est un type bien défini.

M. *Lailler* dit qu'il est très important, pour établir un diagnostic dans un cas semblable, de tenir compte de l'histoire de l'éruption, de savoir ce qu'elle a été autrefois. Il serait très utile à ce point de vue d'avoir pour les malades, clients de Saint-Louis, des fiches individuelles.

M. *E. Besnier*. A propos de ce malade, il y a deux points à considérer : le diagnostic à poser et la théorie doctrinale soulevée par M. Hallopeau.

Sur le premier point, nul doute ; il s'agit ici de ce que Bazin a appelé herpétide exfoliatrice généralisée, aboutissant commun de toute une série d'affections cutanées.

Sur le second point, la certitude n'est pas moins grande ; quelque nombreuses qu'en puissent être les variétés, l'eczéma, le psoriasis, le lichen sont des individualités morbides incontestables.

II. — Trois cas « d'hydroa ».

M. Quinquaud. J'ai réuni ici trois malades atteints d'une même affection, celle que je désigne sous le nom d'hydroa.

Le premier de ces malades est une jeune fille qui porte sur presque toute la surface du corps, principalement sur le front, le tronc et les membres, une affection à marche aiguë, présentant toujours et uniquement pour lésion élémentaire une bulle plus ou moins volumineuse ; depuis une douzaine de jours que je l'observe, je n'ai vu aucune trace d'érythème et, depuis le commencement de l'éruption, celle-ci a été remarquablement monomorphe. La poussée principale s'est faite pendant le premier septenaire ; depuis lors, il ne s'est produit que quelques éléments peu nombreux. Par places, ces éléments affectent une disposition circinée, et il se forme de véritables couronnes de bulles, tandis que dans les points voisins les bulles restent isolées. Autour de chacun des cercles bulleux, il se développe une zone érythémateuse. Certaines bulles sont encore à l'heure actuelle remplies de sérosité limpide ; d'autres sont remplacées par des croûtes. Au début, l'affection s'accompagne d'un prurit qui diminue ensuite pour disparaître complètement. J'ajouterai qu'une petite vésicule s'est développée sur la voûte palatine. Si l'affection était localisée, elle pourrait simuler l'impétigo ; mais son extension ne permet pas de s'arrêter à ce diagnostic. Est-ce un érythème ? Est-ce la dermatite herpétiforme, la maladie de Duhring ? Est-ce une autre maladie particulière ? Bazin, en face d'une semblable maladie, n'aurait pas hésité à porter le diagnostic d'hydroa, maladie souvent récidivante, mais parfaitement curable, car je connais une malade qui, depuis deux ans, est complètement guérie.

Mes deux autres malades présentent tous les caractères de la même affection générique, mais avec une forme un peu particulière : chez eux, l'affection est chronique et est toujours constituée par une éruption de bulles dans laquelle l'érythème ne joue qu'un rôle secondaire ; dans ce type chronique, essentiellement récidivant, les petites croûtelles ont toujours été précédées de la formation d'une bulle. L'un de ces malades est atteint de l'affection depuis deux mois et porte des lésions des muqueuses ; sur la surface cutanée, le début s'est fait par un nombre restreint de bulles, tandis que, chez la jeune fille, il s'en est développé dès l'origine un nombre considérable. Chez mon troisième malade, l'affection remonte à un an, et depuis lors il se fait des poussées de temps en temps, accompagnées au début d'un prurit qui se calme ensuite.

Les faits de ce genre ne sont pas absolument rares ; j'en ai observé déjà un assez grand nombre. Chez une malade, que j'ai pu suivre, le début s'est fait par un érythème polymorphe absolument classique, occupant les extrémités supérieures et le tiers inférieur des avant-bras, et les vésicules ne se sont développées que plus tard, mêlées aux lésions de l'érythème polymorphe.

Bazin connaissait très bien les faits de ce genre, mais il y a dans son livre quelques confusions qui ont nui à la compréhension et à la vulgarisation de ses idées. Dans la forme chronique, à laquelle se rapportent les observations de mes deux derniers malades, la guérison est la règle, mais elle ne survient qu'au bout d'un temps assez long, qui est ordinairement de 1 à 2 ans, mais qui peut aller jusqu'à 10 ans, comme chez un malade de Bazin.

Un certain nombre de médicaments provoquent des poussées éruptives chez ces malades, par exemple l'iodure de potassium et l'opium ; je leur donne habituellement du phosphate de soude ou du bicarbonate de soude à hautes doses.

M. *Vidal.* Je demanderai d'abord à M. Quinquaud s'il a fait des auto-inoculations avec le liquide contenu dans les bulles de sa première malade et s'il y a fait la recherche des micro-organismes?

M. *Quinquaud.* L'auto-inoculation du contenu des bulles a donné naissance à une petite bulle qui a persisté 48 heures. J'y ai trouvé divers microbes qui se rencontrent dans les liquides purulents.

M. *Vidal.* Si j'ai posé ces questions à M. Quinquaud, c'est parce que l'éruption est abondante dans toutes les régions où se produisent des frottements, c'est-à-dire dans toutes celles où il peut se faire accidentellement des auto-inoculations. Je trouve que l'éruption, chez cette petite malade, ressemble beaucoup à l'*impétigo contagiosa*, et je porterais volontiers ce diagnostic, parce que je constate l'existence de l'*impétigo* dans le cuir chevelu, parce que l'éruption présente une grande diversité de formes et parce que l'inoculation a donné des résultats positifs.

M. *E. Besnier.* Voici un moulage que j'ai fait faire en 1878 (Musée, n° 487), et qui représente des lésions de ce genre plus développées et plus belles que dans le cas de M. Quinquaud. Ce sont des gâteaux de croûtes mathématiquement rondes ; elles ont l'évolution suivante : il se produit de petites vésicules, du diamètre d'une tête d'épingle, quelques-unes se rompent rapidement, puis se recouvrent de croûtes ; leur développement et leur rupture sont extrêmement rapides. Il s'agit certainement d'impétigo, certainement aussi d'impétigo contagiosa, la guérison a été rapide par des moyens purement externes (Musée, n° 503, moulage fait quelques jours après le précédent).

Il y a, du reste, dans l'impétigo des variétés d'évolution très remarquables : ainsi j'ai vu deux frères dont l'un était atteint d'impétigo typique vulgaire qui guérit très rapidement, tandis que l'autre contaminé par le premier présentait des bulles qui se succédèrent pendant *six mois* avant que j'aie pu obtenir la guérison ; ce malade avait une intolérance *extraordinaire* pour tous les irritants, et quelques centigrammes d'iodure de potassium suffisaient pour amener des poussées érythémateuses suivies de l'apparition de bulles ; ainsi, avec une origine semblable, la susceptibilité individuelle peut provoquer des réactions bien différentes.

Pour en revenir à la jeune malade de M. Quinquaud, je dois dire que l'érythème hydroa produit des vésicules qui s'entourent d'une zone rouge, puis d'un soulèvement épidermique périphérique, mais rien qui rappelle les croûtes et les placards que nous observons dans le cas actuel. La difficulté tient ici à l'importance du développement de la lésion ; mais il faut surtout tenir compte de la *rapidité de son évolution*, laquelle se fait en quelques heures ; quand on peut isoler les parties primitivement atteintes d'impétigo, on ne voit jamais la généralisation se faire.

En résumé, je vois ici les caractères de l'impétigo, et non ceux de l'hydroa, qui est pour *moi une variété d'érythème bulleux*.

Quant aux deux hommes présentés par M. Quinquaud, ils appartiennent certainement à un type différent de celui auquel se rapporte sa petite malade.

M. *Vidal*. Chez le troisième malade de M. Quinquaud, il s'agit d'une affection débutant par du prurigo, puis par de petites bulles. C'est ce que M. *Hardy* désigne sous le nom de pemphigus prurigineux ; ce que Bazin décrivait en partie dans le pemphigus arthritique, affection bénigne et récidivante, et en partie dans l'hydroa bulleux. C'est un type morbide caractérisé par le prurit, par le polymorphisme de l'éruption bulleuse, par sa prédilection pour le voisinage des jointures, par ses récidives. Duhring a eu le mérite de séparer ces cas d'autres tout différents avec lesquels on les confondait. A mon avis, le troisième malade se rapporte tout à fait à ce que l'on doit décrire sous le nom de dermatite herpétiforme, de maladie de Duhring.

Quant au deuxième malade de M. Quinquaud, il s'agit d'un fait moins net, et on peut se demander s'il faut le ranger dans l'hydroa vésiculeux de Bazin ou dans l'érythème polymorphe.

M. *Quinquaud*. Je me demande pourquoi on attribue à Duhring le mérite d'avoir décrit une maladie que Bazin avait fait connaître 20 ans auparavant. De plus, la dénomination d'hydroa donnée par Bazin était préférable à celle que Duhring a proposée : le nom de dermatite n'est exact ni au point de vue des lésions histologiques ni au point de vue de l'évolution.

M. *E. Besnier*. Le mérite de Duhring est d'avoir mis en saillie et individualisé un type morbide mal décrit avant lui ; ce mérite lui appartient quoi que l'on puisse dire sur la valeur de la dénomination qu'il a proposée.

M. *Quinquaud.* Je ne partage pas cet avis, et je pense que le résultat des publications de Duhring sur ce point a été de produire dans une partie de la dermatologie une confusion que je trouve regrettable.

III. — Lichen plan.

M. Vidal fait voir un malade âgé de 40 ans, chez lequel l'affection cutanée existe depuis deux ans. Le diagnostic est difficile.

Il y a deux ans ont apparu sur les membres inférieurs de petits éléments papuleux et prurigineux qui, en se réunissant, ont donné lieu à de véritables plaques surélevées, rougeâtres, de plusieurs centimètres d'étendue. Au bout de plusieurs mois, le centre de ces plaques a pâli ; il est ainsi resté une lésion circinée, à la surface de laquelle on constate une desquamation pityriasique fortement adhérente.

Sur d'autres points, à la partie supérieure et latérale du thorax, par exemple, on constate de petites papules rougeâtres lichénoïdes. Il s'est formé aussi des plaques. Elles se sont guéries vers le centre qui est devenu blanc alors que la périphérie prenait une coloration brunâtre.

Aux membres inférieurs, on constate, au niveau des plaques, une véritable infiltration cutanée.

De quoi s'agit-il ? Dans le lichen plan, on voit se faire des plaques semblables qui évoluent de la même façon, et cependant on ne peut pas poser ici le diagnostic de lichen plan. Au début, on put constater des éléments qui ressemblent à ceux du lichen obtusus, mais qui sont beaucoup plus étendus.

Il s'agit évidemment d'un lichen, dont les caractères sont mal dessinés, mais qu'on doit rapprocher du lichen ruber et du lichen plan.

IV. — Chancre infectant de la langue.

M. Vidal présente un malade âgé de 27 ans exerçant la profession d'horloger et dont voici l'observation, rédigée par M. Maurin, interne du service.

Il y a 15 jours, six semaines environ après avoir eu des relations avec une femme, il a vu apparaître sur la pointe de la langue une ulcération lenticulaire, indolente, mais s'accompagnant d'une adénopathie sous-maxillaire double considérable.

Un pharmacien qu'il consulta à ce moment lui a fait plusieurs cautérisations au nitrate d'argent.

L'ulcération a persisté depuis, s'est aggrandie et s'est creusée de manière à prendre l'aspect qu'on observe aujourd'hui.

Etat actuel. — La pointe de la langue est le siège, sur la face dorsale, d'une ulcération creusée en forme de gouttière antéro-postérieure de 1 centimètre 1/2 de long sur 1/2 centimètre de large.

Le fond en est grisâtre pulpeux, les bords violacés sont indurés, et l'induration se poursuit dans toute l'épaisseur de la pointe de la langue, sur une étendue circonférentielle de 1 centimètre environ.

Rien de particulier dans le reste de la cavité buccale.

Adénopathie sous-maxillaire double, indolente, multiganglionnaire, beaucoup plus accusée à gauche qu'à droite.

Eruption papuleuse rouge, discrète sur le tronc.

Pas de roséole.

V. — Tuberculose nasale.

M. Tenneson. Le malade que je vous présente est atteint d'une ulcération du nez, dont le début remonte à 4 mois, ulcération à bords mous, entourés d'une zone télangiectasique récente. Le traitement spécifique, fait déjà dans un autre hôpital, puis repris dans mon service, n'a donné que des résultats nuls. De plus, le malade porte une induration du sommet du poumon droit; il a de l'albuminurie et de la diarrhée. Aussi je crois qu'il s'agit d'une lésion tuberculeuse.

M. *E. Besnier*. Je ferai remarquer la mollesse extraordinaire des tissus du nez, même à une certaine distance de l'ulcération, caractère qui pourrait servir à lui seul à éliminer le diagnostic de syphilis ou d'épithélioma. En outre, on constate un réseau veineux cutané très développé, dont l'existence vient encore à l'appui de ce diagnostic, ainsi que la forme anguleuse, irrégulière de la lésion ulcéreuse. La dacryocystite dont le malade est porteur est un nouvel élément de reconnaissance de la tuberculose et enfin l'état du malade confirme les déductions tirées des signes locaux. Pour ces raisons, je me rattache formellement au diagnostic de tuberculose.

VI. — Trichophytie cutanée chez un paludéen mélanodermique.

M. Tenneson présente un malade atteint d'accidents palustres qui a travaillé pendant un an dans les chantiers du canal de Panama et qui, outre une pigmentation générale du tégument, présente sur le tronc, sur les cuisses et sur les fesses de larges placards, de coloration fauve, à contours polycycliques, desquamant légèrement et prurigineux. Il est évident qu'il s'agit d'une affection d'origine parasitaire; mais est-elle produite par le trichophyton ou par quelque parasite encore indéterminé?

L'examen histologique de la lésion pouvait seul trancher la question ; il a montré les spores et le mycelium du trichophyton tonsurans.

M. *E. Besnier*. Le diagnostic clinique repose sur un caractère essentiel, la rapidité de l'évolution excentrique ; en outre, il y a une couronne au niveau de laquelle l'épiderme est soulevé ; ces deux signes montrent que l'on est en présence d'un cas de trichophytie cutanée. La coloration anormale de la lésion est en rapport avec la pigmentation d'origine paludéenne dont le malade est porteur, et chez lui toute altération de la surface cutanée, celle produite par un vésicatoire par exemple, s'accompagnerait de modifications analogues de la coloration dermique.

———

9ᵉ SÉANCE. — 31 JANVIER 1889.

Président : M. LAILLER.

SOMMAIRE. — I. *Hérédo-syphilis.* — *Surdité.*—*Microdontisme.*—*Kératite interstitielle double,* par M. E. Besnier. — Discussion : M. Fournier. — II. *Maladie de Paget,* par M. Hallopeau. — Discussion : MM. Vidal, E. Besnier, Quinquaud. — III. *Roséole syphilitique tardive,* par M. Fournier. — Discussion : MM. Vidal, Besnier. — IV. *Tuberculose verruqueuse de la peau,* par M. E. Besnier. — Discussion : MM. Lailler, Vidal, Quinquaud. — V. *Trichophytie circinée du dos de la main,* par M. Hallopeau. — Discussion : MM. E. Besnier, Vidal. — VI. *Syphilis mutilante de la face,* par M. Hallopeau. — Discussion : MM. E. Besnier, Fournier.

I. — Hérédo-syphilis, surdité, microdontisme, sillon dentaire. Kératite interstitielle double. Ostéopériostite déformante.

M. Ernest Besnier. Voici une fille de 13 ans ; première enfant d'une série de 4 tous vivants, interrompue seulement par une fausse couche à 3 mois et demi entre le n° 3 et n° 4, venus à terme.

Enfance maladive ; surdité constatée pour la première fois à 3 ans et demi.

Il y a seulement un an, « à la suite d'une chute », tuméfaction et douleur de la jambe gauche dans la région tibiale moyenne, sans signes de périostite ; la douleur ne survenait que pendant la marche et jamais à la pression ; vers le même moment survint une double kératite interstitielle soignée par le Dr Dehenne, et caractérisée par lui de kératite interstitielle hérédo-syphilitique.

État actuel. — Enfant moyennement développée, nerveuse. Intelligence un peu insuffisante.

Bosses frontales saillantes ; surdité incomplète, plus prononcée à l'oreille droite qu'à l'oreille gauche. Aucune lésion pharyngée appréciable ; langue normale, 28 dents. Microdontisme général très accentué et sillons horizontaux, surtout dans les incisives et dans les canines. Pas de convergence des dents supérieures ; pas d'érosions dentaires.

Déformation arquée en avant du tibia gauche, sans aucune sensibilité, sans douleur ni fatigue autre que pendant la marche. Claudication légère seulement après la fatigue.

Pas de déformation rachitique du sternum, mais saillie des extrémités internes des clavicules assez prononcée.

M. *Fournier*. C'est un cas typique d'hérédo-syphilis. On trouve la triade symptomatique spéciale. Kératite interstitielle, surdité, sillon de l'incisive gauche. La déformation du tibia est un bel exemple de la déformation dite en lame de sabre. On a prétendu qu'il s'agissait là d'une périostose ; je n'ai pas eu l'occasion de faire d'autopsie et de juger de la valeur de cette opinion.

Dans l'histoire de cette petite malade, il y a un point intéressant à relever : l'apparition tardive des accidents de syphilis héréditaire qui se sont montrés seulement vers 11 à 12 ans. Jusque-là la jeune fille eût été considérée comme saine, indemne de tout accident.

Des faits de ce genre se rencontrent de temps en temps. J'en ai observé récemment un cas bien démonstratif.

Un homme se marie en pleine syphilis ; presque immédiatement il a une fille. La mère était restée absolument saine avant, pendant et après la grossesse. La petite fille, observée avec soin, reste également exempte de tout accident spécifique jusqu'à l'âge de 7 ans. A cette époque, survient une syphilide tuberculeuse de la joue, qui laisse une cicatrice circinée. Plus rien jusqu'à 23 ans, et à ce moment une lésion ostéo-gommeuse qui amène rapidement la perforation de la voûte palatine.

La mère était restée absolument saine. Il s'agit donc là d'un exemple très net d'hérédité exclusivement paternelle.

M. *Lailler* insiste sur l'intérêt très grand qu'il y aurait à examiner le père et à faire chez lui une enquête sur l'existence antérieure de la syphilis.

II. — Maladie de Paget.

M. Hallopeau présente deux malades qu'il a eues dans son service, atteintes de la *maladie de Paget*, et qui en paraissent aujourd'hui guéries après opérations radicales pratiquées, chez l'une, par M. Monod l'été dernier; chez l'autre, il y a trois mois, par M. Lucas-Championnière : on ne voit plus que les cicatrices consécutives aux opérations; il n'y a pas jusqu'ici apparence de récidive. M. Hallopeau met concurremment sous les yeux de la Société trois moulages qui ont été faits par M. Baretta alors que la maladie était en pleine activité. Ils montrent les analogies d'aspect qu'elle présente avec l'eczéma et aussi les différences qui consistent surtout dans *l'aspect brillant et par places mamelonné de la* *surface malade, les exulcérations que l'on y remarque, ses contours polycycliques et surtout le bord net qui sépare la partie malade des parties saines;* ce bord est marqué par une fine dilatation vasculaire; il répond à la démarcation entre l'épiderme sain et l'épiderme malade. Dans les deux cas, le mamelon était induré, ulcéré et en partie détruit, et l'affection présentait, malgré tous les traitements, cette tendance invincible à l'extension qui est un de ses caractères essentiels. Chez une des malades, un des ganglions de l'aisselle était, contrairement à la règle, notablement tuméfié; on a dû l'extirper.

Les opinions les plus diverses ont été formulées relativement à la nature de cette maladie. Pour Kaposi, ce ne serait qu'un eczéma simulant un épithélioma. Les examens histologiques qui ont été pratiqués par Busch, Thin, Duhring et Butler ne permettent pas d'accepter cette manière de voir; ils ont démontré la prolifération de l'épithélium des conduits galactophores et aussi celle des cellules du corps muqueux en même temps qu'une dermite chronique.

Comment faut-il interpréter ces résultats?

Pour les uns, il s'agit d'un eczéma qui se complique d'épithéliome, comme le font de nombreuses dermatoses.

Pour d'autres, il s'agit primitivement d'un carcinome des conduits galactophores compliqué ultérieurement d'eczéma.

On peut objecter à ces interprétations que la maladie de Paget ne présente en réalité ni les caractères de l'eczéma ni ceux de l'épithéliome. Nous avons vu comment elle diffère du premier. Elle se distingue de l'épithéliome par la lenteur extrême de sa marche et par l'absence habituelle d'adénopathie de voisinage; aussi Duhring admet-il une maladie spéciale aboutissant à une prolifération avec dégénérescence qui débute par les cellules du corps muqueux et intéresse ultérieurement l'épithélium des conduits galactophores.

M. Hallopeau pense qu'il *faut, a priori, chercher la cause des caractères spéciaux de cette maladie dans les organes spéciaux qui appartiennent aux parties où elle siège, c'est-à-dire dans les conduits galactophores. Il s'y développe un épithéliome qui, en raison de cette localisation, présente des caractères particuliers et entraîne le développement d'une dermite à caractères également propres et distincts de l'eczéma.* Il espère que l'examen histologique des tumeurs enlevées chez ses malades donnera à M. L. Wickham, qui a bien voulu s'en charger et prépare un travail d'ensemble sur ce sujet, des résultats décisifs.

M. *Vidal*. J'ai vu, en ville, trois cas de cette maladie; elle débute toujours par le mamelon, qui devient rougeâtre, s'excorie et se rétracte. L'affection s'étend ensuite lentement, de proche en proche, suivant une marche serpigineuse. Il y a peu ou pas de douleur, mais un saignement facile en enlevant les pansements, comme dans tout épithélioma.

Chez ma première malade l'affection avait débuté 3 ans auparavant; quand je l'ai vue, le mal occupait presque toute la surface du sein, en une plaque arrondie de plus de quinze centimètres de diamètre; j'ai pensé alors à un eczéma, mais à un eczéma particulier, vu la netteté du bord — et la rétraction du mamelon. — Puis j'ai lu le travail de Paget, et j'étais éclairé quand j'ai vu la seconde malade dont j'ai fait faire en 1886 le moulage que vous avez sous les yeux.

Cette malade, à laquelle j'avais conseillé de faire enlever le sein au delà des limites de la lésion, n'a pas voulu consentir à l'opération. A la suite du raclage et des pansements au chlorate de potasse, le pourtour de la lésion s'est cicatrisé, et on aurait pu croire à un semblant de guérison. L'examen du tissu morbide montrait tous les caractères d'un épithélioma.

Ma troisième malade avait été opérée par M. Chedevergne (de Poitiers) qui m'a envoyé les pièces. Sur la pièce anatomique, les conduits galactophores, coupés dans leur longueur, se montraient gorgés d'épithélium en voie de prolifération, tandis que tout autour d'eux existait un abondant tissu fibreux auquel est due, sans doute, la rétraction du mamelon. Or, déjà l'examen des produits de raclage avait démontré l'épithélioma.

Ces résultats de l'examen histologique sont concordants avec ce qui a été publié sur l'anatomie pathologique de la maladie de Paget par G. Thin et par Duhring et While.

Quelle est donc cette espèce d'épithélioma? — Il faut bien savoir ceci, qu'il y a un bon nombre de variétés d'épithéliomas; cliniquement, j'en sais plus de 20. Je me souviens avoir vu, et M. Besnier l'a vu après moi, un malade qui portait 67 plaques d'épithélioma sur le corps, les unes étant superficielles, d'autres ayant creusé jusqu'à l'aponévrose. Les plus superficielles rappelaient la variété d'épithélioma dont se rapproche la maladie de Paget.

M. E. Besnier. La maladie de Paget est plus commune en ville qu'à l'hôpital. Vue au début, la lésion initiale est une espèce d'encroûtement corné du sein, fait facile à constater, car le second sein présente cet aspect alors que le premier est en pleine période d'état.

Il n'est pas possible de séparer absolument l'eczéma du mamelon des lésions cutanées initiales de cette maladie, attendu qu'il est des cas d'eczéma du mamelon ayant l'aspect que je viens de dire, avec un début de rétraction, et qui guérissent par le traitement usuel de l'eczéma.

Parfois la lésion eczématiforme reste limitée, le mamelon se rétracte dès le commencement en même temps que se fait une induration sous-jacente; déjà on peut constater l'irritation des ganglions axillaires.

Il est permis de s'abstenir tant que la lésion reste eczématiforme, non indurée, sans rétraction, sans adénopathie. Sinon, il faut opérer au plus tôt.

M. *Hallopeau*. Le mal a été enlevé, mais je ne puis répondre de la non-récidive.

M. *Vidal*. Il y a lieu d'insister sur la limite si nette de cette lésion à coloration spéciale ; c'est là un des caractères de l'épithélioma qui le distingue de l'eczéma.

M. *Quinquaud*. Un fait peut aider ici au diagnostic différentiel d'avec l'eczéma au début : c'est l'induration papyracée superficielle.

Quant aux formes diverses de l'épithélioma superficiel, je suis de l'avis de M. Vidal. Il en est des formes lupoïdes, syphiloïdes, des formes qui simulent les dermatoses les plus variées.

III. — Roséole syphilitique tardive.

M. **Fournier** fait voir une jeune femme qui a eu la syphilis 5 ans auparavant. Elle a été soignée par M. Duguet, dans le service duquel elle est rentrée à plusieurs reprises. Actuellement, elle présente sur les membres inférieurs des papules nummulaires évidemment syphilitiques qui n'offrent aucun intérêt.

Sur le tronc, et c'est pour cela qu'elle est présentée, elle porte des plaques arrondies, ovalaires, brunâtres, pigmentées, légèrement pityriasiques, décolorées au centre. Les unes sont nettement dessinées, d'autres, au contraire, sont très atténuées. On a recherché la présence des parasites, en particulier du trichophyton, sans en rencontrer.

Depuis 20 ans, j'ai vu de temps à autre des manifestations de ce genre, et j'ai résisté à l'idée de les considérer comme syphilitiques ; mais comme des cas semblables continuent à se produire chez des syphilitiques, je finis par penser qu'il s'agit là d'une manifestation réellement spécifique, d'une sorte de *roséole tardive*, sinon *tertiaire*.

Chose remarquable, le traitement a peu de prise sur ces taches pigmentées et squameuses. Cette jeune femme est soumise depuis plusieurs mois à la médication spécifique sans être débarrassée de ces lésions.

Que faut-il penser de ces manifestations ?

M. *Vidal*. On voit dans de très vieilles syphilis survenir des manifestations très atténuées, très superficielles. On dirait une syphilide psoriasiforme très superficielle, pour ainsi dire réduite à la simple modification de la pigmentation cutanée. Le traitement spécifique a, en effet, peu d'influence sur ces manifestations, qui finissent par céder à la longue, peut-être sous l'influence du traitement.

M. *E. Besnier*. On manque de points de repère pour déterminer si ces manifestations sont ou non syphilitiques. L'examen histologique n'apprend rien sur leur nature. Comme on les voit souvent survenir chez les syphilitiques à une période tardive, on est amené, par voie statistique, à les considérer comme syphilitiques.

Dans la *lèpre*, qui présente tant d'analogie avec la syphilis, on rencontre des manifestations semblables, des lésions pigmentaires, pityriasiformes, très superficielles. Le traitement général n'a guère d'action, le traitement local en a un peu plus. On n'a, en résumé, d'autre raison de rattacher ces lésions à la syphilis que celles que fournit en clinique leur fréquence chez les syphilitiques. Ce sont des manifestations habituellement très tardives.

M. *Fournier*. La statistique démontre qu'on ne rencontre ces lésions que chez les syphilitiques; c'est une sorte de roséole circinée, à peine squameuse, pigmentée, que l'on peut, faute de mieux, appeler *roséole tardive*.

IV. — Tuberculose verruqueuse de la peau.

M. E. Besnier. Voici un homme de 39 ans. Parents morts assez jeunes, 50 ans : la mère d'un asthme, un frère à 40, une sœur vivante, 10 ans.

Dans l'enfance, cet homme a eu un rhumatisme articulaire et la danse de Saint-Guy. Il y a trois ans, pleurésie gauche ayant duré trois mois.

« A la suite de la pleurésie, il est survenu deux abcès, » l'un au-dessus de l'articulation métacarpo-phalangienne du pouce droit, l'autre à la partie moyenne et interne de l'avant-bras du même côté, ce dernier ayant laissé une cicatrice déprimée adhérente.

A la place occupée par l'abcès de la région métacarpo-phalangienne s'est développée une lésion qui s'est établie à l'état de permanence. Aujourd'hui, toute la région est occupée par une plaque qui dépasse la dimension d'une pièce de 5 francs avec un centre cicatriciel, une périphérie colorée en teinte livide très prononcée, et sur plusieurs points on constate un état papillomateux, des croûtes, et, par la pression, on produit l'évacuation de petits abcès miliaires ; ganglions épitrochléens indurés.

Cette lésion est de nature bacillaire : je la désigne sous le terme générique de tuberculose locale, elle rentre dans les formes nouvelles du lupus proprement dit, dans celle qui comprend le tubercule anatomique et la tuberculose verruqueuse de Riehl, etc.

L'auscultation pratiquée chez ce malade démontre l'existence de localisations pulmonaires à la période atélectasique.

M. *Lailler*. Quelle a été la chronologie des lésions cutanées et pulmonaires? Quel a été le mécanisme de l'inoculation cutanée?

M. *E. Besnier*. D'après les renseignements fournis par le malade, il y a tout lieu de croire que la lésion pulmonaire a précédé la lésion cutanée. D'ailleurs, j'ai déjà vu un assez grand nombre de cas semblables, et j'ai pu me convaincre que la lésion pulmonaire était la première en date : il s'agit d'auto-inoculations.

M. *Vidal*. Je ferai remarquer que le placard tuberculeux occupe chez ce malade la région dorsale métacarpienne du pouce; il est du reste de règle que ces lésions occupent ce siège, soit à la main droite, soit à la main gauche. J'ai remarqué souvent cette particularité, et je me demande si cela ne tient pas à ce que les malades, lorsqu'ils ont craché et que quelques parties de leur expectoration restent fixées à leurs moustaches et à leurs lèvres, ont l'habitude d'essuyer ces régions avec le dos de la main : dans ce mouvement, c'est précisément la région métacarpienne du pouce sur laquelle se déposent les liquides; ceux-ci restent en contact avec la peau pendant un temps plus ou moins long, parce que les malades ne peuvent se laver les mains pendant leur travail.

Au point de vue du diagnostic, je ferai remarquer que dans la folliculite et la périfolliculite on fait, par la pression, sortir le pus de lésions très superficielles; dans la tuberculose, au contraire, les abcès sont plus profonds, ont pour siège le derme; la teinte livide des lésions vient encore ici confirmer ce diagnostic.

M. *Quinquaud*. Je n'ai jamais voulu contester que des lésions semblables à celles du malade que nous présente M. Besnier appartiennent à la tuberculose; j'en ai moi-même publié un cas avec inoculations positives. Dans les cas auxquels je donne le nom de périfolliculites, la recherche microscopique des bacilles et l'inoculation donnent des résultats négatifs.

En présence de ce fait, je me suis demandé si l'on n'a pas à faire à une lésion différente de la tuberculose; j'ai, en effet, trouvé des caractères bactériologiques spéciaux me permettant de dire qu'il s'agissait d'un agent infectieux différent de celui de la tuberculose. Au microscope, j'ai trouvé des lésions complexes, occupant le derme et les lymphatiques; mais comme ces lésions présentent une prédominance notable à la périphérie des follicules, j'ai proposé de donner à la maladie le nom de périfolliculite.

V. — Trichophytie circinée du dos de la main.

M. **Hallopeau**. Je vous présente une jeune fille qui porte sur le dos de la main un cercle de trichophytie cutanée : la présence de vésicules persistantes à la périphérie de la lésion me paraît justifier la dénomination d'herpès circiné, sous laquelle cette affection a été désignée jusqu'à ces derniers temps.

M. *E. Besnier*. Le diagnostic ne présente, ici, aucune espèce de difficulté; la production abondante des vésicules tient uniquement à la région sur laquelle le trichophyton s'est développé, le dos de la main. Quant à la dénomination générale à donner à ces lésions, c'est celle de trichophytie, à laquelle on ajoutera pour la caractériser les qualifications de circinée, érythémateuse, vésiculeuse. Je proteste de la manière la plus énergique contre le nom d'herpès appliqué à un pareil cas. L'herpès est une affection ayant une marche cyclique; après un ou deux jours de prodromes locaux, on voit apparaître des vésicules qui se rompent, laissent à leur place une croutelle, et dans l'espace d'un septénaire tout est terminé. Ici, au contraire, il se développe des vésicules à disposition circinée, à marche excentrique, qui se reproduisent presque sans interruption; l'analogie avec l'herpès n'est que grossière.

M. *Hallopeau.* Le nom d'herpès est applicable à toute dermatose caractérisée par des vésicules discrètes, isolées ou agminées, plus volumineuses et plus persistantes que celles de l'eczéma; nous disons de lui, comme du psoriasis, ce n'est pas une maladie, mais, ainsi que le voulait Bazin, une affection qui peut se développer sous l'influence de causes diverses, comme le font l'eczéma, le pityriasis, l'érythème, le prurigo et le lichen; on distingue ainsi les herpès fébrile, iris, préputial, zoster; on pourrait y ajouter l'herpès tricophytique pour désigner une des variétés de la trichophytie cutanée.

M. *Vidal.* La théorie que soutient M. Hallopeau va beaucoup trop loin; il faudrait alors, pour la gale, décrire séparément l'echtyma acarien, le prurit scabieux, etc. Un même parasite produit des lésions différentes suivant les régions, les tissus, les sujets auxquels il s'attaque; le progrès a été de montrer la cause unique de ces différentes lésions. Il faut donner aux altérations cutanées diverses produites par le trichophyton le nom proposé par M. Hardy de *trichophytie*, en ajoutant pour le cas actuel la qualification de *circinée*.

VI. — Syphilis mutilante de la face.

M. **Hallopeau** présente une malade atteinte d'une affection mutilante de la face dont le diagnostic présente de réelles difficultés. Elle a débuté, il y a trois ans, par des lésions ulcéreuses, qui ont occupé d'abord la base du nez et amené bientôt l'enfoncement de cette partie; elles se sont ensuite étendues progressivement autour des orbites, se cicatrisant dans les parties primitivement envahies en même temps qu'elles intéressaient d'autres parties. Actuellement, on voit au-dessus et au-dessous des paupières des ulcérations profondes, larges de 3 à 4 centimètres qui les encadrent et sont entourées de tissu de cicatrices; les paupières sont tuméfiées et ne laissent que difficilement voir le globe oculaire. Cette femme, âgée de 37 ans, nie tout antécédent syphilitique. Elle fait remonter à l'âge de 12 ans une affection de la gorge qui a amené la destruction de sa luette et des ulcérations multiples qni lui ont laissé à la face au cou et sur le thorax des cicatrices. S'agit-il d'une tuberculose, d'une syphilis héréditaire ou d'une syphilis contractée pendant l'enfance? Les caractères des ulcérations et ceux des cicatrices qui sont généralement ovalaires et présentent dans leur grand axe une saillie prononcée sont plutôt en faveur de la syphilis.

M. E. Besnier. Le diagnostic de syphilis, bien que probable, ne s'impose pas ou ne suffit pas; il y a des cicatrices cervicales de scrofulo-tuberculose de plus; ces lésions datent de 3 ans.

M. Fournier. L'effondrement du nez plaide certainement pour la syphilis, mais il faut cependant des preuves de deux ordres : l'enquête et le traitement.

Appendice. — La malade a été montrée de nouveau à la réunion du 13 février: sous l'influence du traitement spécifique, les ulcérations se sont presque entièrement cicatrisées; il n'est donc pas douteux qu'il ne s'agisse de syphilis. L'enquête n'a rien révélé relativement à l'origine de la maladie.

<hr>

10ᵉ SÉANCE. — 7 FÉVRIER 1889

Président : M. Lailler.

Sommaire. — I. *Eczéma en aires de la langue (glossite exfoliatrice marginée)*, par M. E. Besnier. — Discussion : M. Vidal. — II. *Lichen ruber plan multiforme, lichen de la langue et de la cavité buccale*, par M. E. Besnier. — Discussion : M. Vidal. — III. *Purpura hémorrhagique chez un enfant*, par M. Hallopeau. — Discussion : M. E. Besnier. — IV. *Lupus érythémateux de la bouche*, par M. Vidal. — Discussion : MM. E. Besnier, Quinquaud, Lailler. — V. *Trichorrhexis nodosa*, par M. Hallopeau. — *Discussion* : MM. E. Besnier, Lailler. — VI. *Trichophytie de la barbe. — Erythème circiné généralisé*, par M. Hallopeau. — Discussion : MM. E. Besnier, Vidal, Lailler. — VII. *Syphilide tertiaire érythémateuse* par M. Vidal. — VIII. *Acné et eczéma séborrhéique*, par M. Hallopeau. — Discussion : MM. Vidal, E. Besnier.

I. — Eczéma en aires de la langue (glossite exfoliatrice marginée).

M. E. Besnier. Voici un exemple très net de l'affection que je désigne sous le nom d'eczéma en aires ou d'eczéma marginé desquamatif de la langue, de préférence au terme de glossite exfoliatrice marginée qui a été proposé pour les cas de cet ordre.

La malade que je vous présente est une jeune femme de 25 ans, bien portante, sans maladie importante des voies digestives, avec une dentition passable et n'ayant d'anormal à la surface de la peau, que des éphélides lenticulaires, des fissures exfoliantes de la partie exposée des lèvres pendant la saison froide, et une séborrhée sèche habituelle du cuir chevelu.

L'affection de la langue date de quatre mois, ou, à mieux dire, elle est arrivée à la connaissance de la malade il y a quatre mois, par le développement de quelques sensations de cuisson pendant la mastication ou après les repas.

Ces troubles sont peu marqués ; nulle douleur dans l'intervalle des repas, et il faut que les mets soient notablement épicés pour qu'il y ait une certaine sensibilité. Il ne paraît pas y avoir d'altération de la fonction salivaire, ni ptyalisme, ni aptyalisme. Dans la région sous-maxillaire et dans la région cervicale, aucune trace d'adénite.

Voici maintenant l'état de la langue :

Forme et dimension normales ; cependant on constate sur les bords la trace des impressions dentaires, laquelle se retrouve également à la face interne des joues, et les veines sublinguales paraissent un peu plus saillantes qu'à l'état normal.

La surface générale se présente sous l'aspect d'une nappe rosée dont le centre, jusque vers le tiers antérieur, est occupé par le surtout blanchâtre presque normal de la langue, et les papilles du V lingual ne sont pas plus volumineuses qu'à l'état normal. Le pourtour de la langue entre cet îlot central et les bords, est dépourvu en grande partie de cet enduit, lequel ne se retrouve que sur les bords d'espaces arrondis ou ovalaires dont il limite les aires, laissant un centre sur lequel cet enduit fait défaut et qui est occupé par une surface presque lisse, un peu plus colorée et présentant, soit au centre, soit à la périphérie, quelques papilles plus hautes et plus saillantes.

C'est un exemple très net, bien que déjà atténué par une semaine de traitement, de la maladie desquamative de la langue, commune chez les enfants, longtemps innomée, réellement connue en France surtout depuis la thèse de Lemoine, élève de Fournier, sous la dénomination de glossite exfoliatrice marginée, et que je considère, pour ma part, comme une forme d'eczéma lingual circiné, ayant quelque analogie avec l'eczéma dit séborrhéique de la peau, en raison de coïncidences plusieurs fois nettement constatées, entre les oscillations tout à fait caractéristiques de la lésion linguale et les alternatives d'eczéma concomitant soit dans le cuir chevelu, soit sur le tronc.

Considéré dans son ensemble, l'eczéma en aires de la langue permet de constater que l'organe, dont les veines inférieures sont habituellement saillantes, est recouvert d'un enduit blanchâtre dessinant les papilles en saillie plus que normales ; en plusieurs points des bords ou de la face supérieure, ce champ papillaire est interrompu par des espaces d'un rouge rosé, au centre desquels émergent quelques papilles dépourvues de revêtement blanc, et dont la périphérie est nettement marquée par un peu plus de couleur rosée avec un peu plus de saillie du bord blanchâtre; aucune lésion, rien à la surface interne des joues, caractère à retenir pour le diagnostic différentiel d'avec les stomato-glossites épithéliales.

La desquamation en plaques qui dénude les îlots de papilles se fait par très petits lambeaux, et c'est sur ces points desquamés qu'existe la très légère hyperesthésie qui a attiré d'abord l'attention de la malade.

Cette affection est bien distincte des glossodynies proprement dites; elle est extrêmement mobile et son pronostic est toujours bénin.

Le traitement méthodique, variable selon les cas, consiste dans la remise au point des fonctions organiques qui peuvent être troublées, dans l'hygiène de la bouche aussi complète que possible, en y comprenant la suppression de tous les excitants alimentaires et en y joignant l'emploi des bains de langue et de bouche extrêmement répétés avec des eaux émollientes et alcalines faibles, et des onctions avec de la vaseline boriquée à 5 0/0. Il est essentiel d'entretenir le bon état des voies digestives, d'en faciliter l'évacuation régulière, et d'avoir recours d'autre part aux agents thérapeutiques appropriés à l'état diathésique du sujet.

M. *Vidal* demande si la coïncidence entre l'eczéma séborrhéique et cet état de la langue doit être considéré comme la règle.

M. *E. Besnier*. J'ai eu pendant longtemps dans mon service une malade atteinte d'eczéma chronique généralisé, qui chaque fois qu'elle avait une recrudescence d'eczéma de la peau avait aussi une poussée d'eczéma en aires desquamatif de la langue, et je constate bien souvent la relation avec l'eczéma sébacé du cuir chevelu, mais je ne saurais encore donner des chiffres positifs marquant le degré de fréquence du rapport.

Quant aux relations qui unissent cette affection et la syphilis présente ou passée, héréditaire ou acquise, elles sont nulles; Parrot avait fait sur ce point une grande erreur.

Même absence de rapport en ce qui concerne l'épithéliome et sur ce point mon affirmation est absolue; rien ne relie l'eczéma en aires de la langue, même très ancien, aux formes diverses de stomato-glossite épithéliales que l'on désigne sous les noms de psoriasis buccal, de leucoplaquia, de leucoplasie, etc.

II. — Lichen ruber plan multiforme. Lichen de la langue et de la cavité buccale.

M. E. Besnier. Voici une femme de 56 ans, non réglée depuis 5 ans, entrée à l'hôpital Saint-Louis, salle Gibert, n° 27, le 1er février 1889, pour se faire traiter d'une éruption cutanée prurigineuse, qui s'est développée chez elle depuis le mois de novembre de l'année 1888.

La cause attribuée par la malade à son éruption est celle que l'on trouve avec la plus grande fréquence au début de l'affection dont elle est atteinte, c'est-à-dire la répétition d'émotions morales pénibles. Elle se déclare, en outre, atteinte de glycosurie depuis plusieurs années, glycosurie décelée d'abord par des irritations cutanées périvulvaires, qui ont cessé aussitôt que la malade a été soumise au régime approprié. Actuellement l'urine pèse 1021 ; aucune réaction avec la liqueur de Fehling, pas plus qu'avec le bismuth et la potasse.

L'éruption, bien que possédant, en plusieurs points, les caractères typiques de localisation et de morphologie, est de celles dont plusieurs éléments ambigus et communs à d'autres affections, déroutent sans cesse la généralité des médecins et sont régulièrement méconnus.

Elle occupe la presque totalité du corps, à l'exception de la face et du col. D'une manière générale, sur les membres elle occupe surtout le sens de la flexion. Discrète sur le tronc, elle présente un maximum régulier à la région lombaire dans les points de pression des vêtements.

Aux membres inférieurs, elle existe sur toute la ligne externe presque symétriquement des deux côtés. Sur les jambes elle atteint son maximum. Aux extrémités, on la trouve particulièrement sur la face dorsale — presque nulle aux faces palmaire et plantaire, sauf à la paume de la main gauche où l'on trouve une papule cornée, composite, portant en outre l'orifice, kératosé et visible, de plusieurs orifices sudoripares.

La langue est couverte de taches légèrement saillantes, blanc d'argent, isolées ou cohérentes, de forme irrégulière, lisses et brillantes, quelques-unes déprimées au centre, d'autres à l'état de petites papules planes.

L'éruption se retrouve à la face interne des joues, sous forme de taches blanches saillantes, dont un grand nombre sont nettement papuleuses, toutes de la même coloration blanc d'argent.

Conjonctive absolument intacte.

On ne voit pas de papules à la voûte palatine ; mais il y en a peut-être sur la demi-circonférence antérieure de la surface amygdalienne.

Sur les avant-bras, le plus simple examen suffit pour faire constater, dans toutes leurs variétés et leur multiformité, des papules plates, simples ou conglomérées, polygonales, étoilées, planes, lisses, brillantes.

Quelques-unes présentent, au centre, une squame blanche, augmentant légèrement par le grattage — mais c'est aux jambes surtout où les groupes de papules formant des plaques, presque complètement recouvertes de squames, donnent à la maladie l'aspect d'un psoriasis vulgaire. Mais sur tous ces points, quand on examine avec attention les éléments plus jeunes, ceux qui restent isolés, on y reconnaît aisément les caractères normaux et réguliers de la maladie vraie, bien que quelques éléments initiaux prennent aussi par le grattage l'aspect du psoriasis ponctué.

Les mêmes observations s'appliquent à un grand nombre d'autres points du corps dans lesquels les lésions sont déformées par le grattage, tels que la partie antérieure du tronc, la partie postérieure de la région dorso-lombaire.

En ce point, plusieurs grands placards prennent l'aspect soit du psoriasis, soit de l'eczema squameux, de même dans les régions a intertrigo, l'apparence de l'eczéma dit séborrhéique.

Ce cas est non seulement utile à enregistrer au point de vue des difficultés de diagnostic, l'affection pouvant simuler le psoriasis, diverses formes de syphilides squameuses, les affections désignées sous le nom de psoriasis buccal, mais encore au point de vue de la constitution même du type éruptif répondant au nom de lichen ruber plan. Il montre, en effet, réunis sur le même sujet non seulement les éléments typiques du lichen plan classique, mais encore l'ébauche et la transition des formes atypiques dont la principale est le lichen plan corné, que l'on peut observer à l'état exclusif et quelquefois discret.

La question du traitement est des plus utiles à débattre en raison des deux opinions qui existent parmi nous sur la question de la médication arsénicale.

Je pense, pour ma part, que le traitement par l'arsenic à doses assez élevées et au besoin par les injections sous-cutanées d'arsenic suivant la méthode proposée par le professeur Köbner, est très efficace. Quelques auteurs croient, au contraire, que le meilleur traitement du lichen consiste dans des applications locales des divers agents réducteurs.

Cette différence d'appréciation dans les résultats des divers traitements tient sans doute aux différences extrêmes que le lichen plan présente dans sa durée selon les cas divers. Certains disparaissent en un temps court; d'autres, au contraire, persistent pendant longtemps; ces différences tiennent aux variations du terrain individuel; chez quelques sujets, tous les agents de réduction amènent rapidement la guérison, parce que la maladie primitive du système nerveux sous la dépendance de laquelle se trouve la lésion cutanée a cessé de produire des repullulations incessantes de la dermatose.

La grosse difficulté pour traiter un bon nombre de cas de lichen plan par les moyens externes est l'étendue des lésions : elle est souvent telle que des agents réducteurs énergiques, comme l'acide pyrogallique, produisent une irritation cutanée trop considérable; pour recourir à ces agents de traitement, il faut les localiser au moyen de l'emploi des traumaticines médicamenteuses.

M. *Vidal.* Le diagnostic s'impose dans ce cas. Je ferai remarquer que les larges plaques d'apparence psoriasique qui existent sur le dos diffèrent du psoriasis par les caractères des squames; il n'y a pas de larges squames s'enlevant sous forme d'écailles lorsqu'on les gratte.

Le traitement par l'arsenic est d'une utilité incontestable ; cependant je l'ai employé seul dans un certain nombre de cas et je n'en ai pas obtenu de résultats bien brillants. Par contre j'ai eu des succès très nets en me servant du traitement externe seul. Pour ce traitement, j'utilise les acides végétaux : je me sers de bains vinaigrés (un à deux litres de vinaigre pour un bain) d'une durée de dix minutes seulement; les bains

plus prolongés produisent bien une macération de l'épiderme mais sont
suivis d'une période de réaction. Je fais faire en outre des applications
de glycérolé tartrique au vingtième et des lavages avec l'eau vinaigrée.
Sur les plaques rebelles, je me suis servi avec succès d'emplâtres (sparadrap blanc et surtout sparadrap de Vigo) : après quelques jours de
leur application, on voit les plaques, même les plus épaisses, céder
rapidement. Enfin, sur les plaques cornées qui sont très résistantes, je
fais faire des applications de savon de potasse, et par-dessus je fais appliquer des cataplasmes ; ultérieurement j'emploie avec utilité le sparadrap d'huile de foie de morue.

III. — Purpura hémorrhagique chez un enfant.

M. **Hallopeau** présente un enfant atteint de *Purpura hémorrhagique*
ayant débuté, il y a 8 jours, en pleine santé, par une tache ecchymo-
tique à la joue droite ; après sont apparues d'autres taches çà et là ; en
même temps l'enfant mouchait quotidiennement du sang, en rendait
quelquefois dans les selles ; il y eut aussi de la stomatorrhagie.

M. Hallopeau montre combien cette affection diffère :

Du *Purpura cachectique*, qui est ordinairement limité aux membres
inférieurs ;

Du *Purpura scorbutique*, qui s'accompagne de gingivite fongueuse ;

Du *Purpura de la Péliose rhumatismale*, qui coïncide avec des
taches érythémateuses ;

De l'*Hémophilie héréditaire*.

Les globules du sang présentent leurs caractères normaux.

On ne peut déterminer quelle est la cause prochaine de ces accidents ;
il est peu probable qu'il s'agisse d'une infection microbienne ou d'une
intoxication. On ne conçoit guère, d'autre part, un défaut de résistance
des parois vasculaires qui se produirait ainsi dans tous les tissus,
soudainement, sans cause appréciable. L'hypothèse la plus vraisemblable qui ait été formulée paraît être celle d'une *suractivité dans le
fonctionnement des organes hématopoétiques* chez le jeune homme
en voie de croissance ; la masse du sang augmenterait dans une mesure
disproportionnée au développement du système vasculaire et il se produirait des extravasations, soit par rupture, soit plutôt par diapédèse.
Quoi qu'il en soit, l'état général de l'enfant est satisfaisant et le pronostic paraît favorable.

M. *E. Besnier.* Ce cas paraît devoir rester bénin ; il n'y a nulle part
de sang infiltré. Le fait de s'accompagner de quelques hémorrhagies
n'entraîne pas pour le purpura la *qualité hémorrhagique*.

Ici les taches ecchymotiques confluent à la région prétibiale, simulant la *dermatite contusiforme*. D'autres sont groupées aux sièges d'élections des érythèmes polymorphes (jointures, face). Aussi, sans dire ici qu'il s'agit simplement d'un *Erythème polymorphe hémorrhagique*, peut-on penser que l'affection a comme point de départ des troubles nerveux pouvant aboutir dans d'autres cas à des lésions de cet ordre.

IV.—Lupus érythémateux de la bouche.

M. Vidal fait voir une malade atteinte d'un lupus érythémateux de la bouche. Sur la *face interne de la joue gauche*, il existe une plaque isolée, qui présente le même caractère que le lupus érythémateux de la face interne des lèvres. C'est la seconde fois seulement qu'il voit ainsi une plaque de lupus érythémateux se montrer dans la bouche. Sur les joues et sur les côtés de la racine du nez on voit des plaques et des cicatricules de lupus érythémateux datant de plusieurs années.

M. *E. Besnier*. Les faits de ce genre sont en effet très rares. Peut-être ne les cherche-t-on pas assez. Il faut dire aussi que des lésions de la bouche de nature très différente présentent souvent un aspect très analogue.

M. *Vidal*. Une semblable coïncidence est importante, parce qu'elle indique une véritable ressemblance avec le lupus vulgaire.

M. *Quinquaud* a vu un lupus érythémateux débuter par la voûte palatine. Le lupus érythémateux primitif buccal est très rare, le lupus érythémateux secondaire, au contraire, fréquent, surtout au niveau des lèvres.

M. *Lailler* n'a pas observé de lupus érythémateux primitif de la cavité buccale.

V.—Trichorrhexis nodosa.

M. Hallopeau. Le malade que je vous présente est un jeune homme de 25 ans, qui s'est aperçu il y a 6 mois qu'il présentait une altération des poils de sa barbe : il s'agit de l'affection assez rare qui a été désignée sous le nom de *trichorrhexis nodosa*. Il semble qu'il se soit déposé sur le poil des grains de poussière, au niveau desquels il se casse : suivant que le bout périphérique tombe ou reste adhérent, le poil paraît plus court ou brusquement infléchi comme un bâton rompu. Au microscope, le poil est tuméfié en un point circonscrit, épaissi, et dissocié en minces filaments, tandis qu'au-dessus et au-dessous de ce point il ne présente absolument aucune lésion. On ne trouve d'ailleurs aucun parasite. Les poils qui présentent cette altération s'arrachent avec la même difficulté que les poils sains. Cette affection, limitée d'ordinaire à un nombre restreint de poils, n'altère pas généralement la physionomie;

un élève de cet hôpital, qui en est atteint, conserve néanmoins une barbe remarquablement belle.

M. *E Besnier*. Il s'agit en effet d'une affection assez rare, mais non très rare. Elle passe très souvent inaperçue et on en trouverait un grand nombre de cas si on la cherchait chez les sujets qui portent *la barbe longue* : on l'a d'ailleurs étudiée surtout dans les pays où on laisse habituellement pousser la barbe. Les sujets qui sont atteints de cette affection s'aperçoivent que les poils de leur barbe se cassent ; les poils destinés à se briser présentent un nodule, auquel les malades font à peine attention et ces phénomènes se reproduisent chaque fois qu'ils laissent repousser la barbe. La rupture et la nodosité qui la précède siègent toujours à un centimètre au moins de l'émergence du poil. Cette affection diffère absolument de la *piedra*, maladie nettement parasitaire récemment étudiée par M. Juhel-Rénoy et dans laquelle les nodosités offrent une dureté très grande qui fait défaut dans la *trichorrhexis nodosa*. Le traitement de cette dernière a été formulé par un ancien élève de cet hôpital, M. Roeser. Il consiste d'abord à porter la barbe courte, à appliquer très légèrement, au moyen d'un pinceau très fin, de la teinture de cantharides au niveau de l'implantation des poils malades.

VI. — Trichophytie de la barbe. Érythème circiné généralisé.

M. Hallopeau présente un malade atteint de sycosis de la barbe ; sur le tronc, il existe des cercles dont l'aspect rappelle tout à fait ceux du pityriasis rosé : ne sont-ce pas des faits de ce genre qui ont amené Kaposi à considérer le pityriasis comme une manifestation trichophytique ?

L'examen histologique n'a pas donné jusqu'ici de résultats positifs, mais on sait combien la recherche du tricophyton dans les squames cutanées présente souvent de difficultés.

M. *E. Besnier*. La trichophytie du tronc se présente sous l'aspect d'une plaque érythémateuse bordée d'une rangée de vésicules plus ou moins nettes. Il n'y a pas d'autre éruption trichophytique du tronc. Le malade présent est atteint de pityriasis rosé.

M. *Vidal* est du même avis que M. Besnier. On comprendrait mal qu'il y eût sur le même malade une réaction aussi vive de la peau vis-à-vis du parasite au visage, aussi légère sur le thorax.

M. *E. Besnier*. Voici des pièces que j'ai fait mouler précisément pour montrer en quoi la *véritable* trichophytie de la peau diffère du pityriasis rosé, et de ce que l'école de Vienne désigne, à tort, sous le nom d'*herpès tonsurant maculeux*. La trichophytie VRAIE *de la peau* est très irritative; les disques sont très accentués dès le début; les anneaux vésiculo-squameux évoluent avec une grande rapidité et dépassent infiniment en dimensions les disques et les anneaux du pityriasis circiné non trichophytique.

M. *Hallopeau* dit que la trichophytie n'est certainement pas évidente chez le malade qu'il a présenté. Cependant il a trouvé au microscope un certain nombre de spores qui, sans être caractéristiques, peuvent laisser des doutes. De plus, des applications de vaseline iodée ont suffi pour amener en peu de jours la guérison des cercles pityriasiques. Le pityriasis de Gibert ne se serait sans doute pas comporté de la même façon, il n'aurait pas disparu si rapidement. On est donc en droit de se demander s'il n'existe pas une forme de la trichophytie cutanée qui ressemble beaucoup au pityriasis rosé.

M. *E. Besnier*. Quand il s'agit de trichophytie, il n'y a aucun doute possible à l'examen microscopique. Dans le pityriasis il existe des variétés de spores qui n'ont rien à voir avec celles du trichophyton.

M. *Lailler* se rappelle qu'un malade de M. Vidal atteint de trichophytie portait des lésions très superficielles, pityriasiques.

M. *Vidal*. En effet, il s'agissait d'un homme atteint depuis 4 ans de trichophytie cutanée générale, qui se montrait sous forme de longues bandes. Dans la barbe, il y avait aussi des lésions superficielles sans sycosis. Sur les parties glabres, il était très difficile de trouver les spores.

L'intensité de la réaction dépend surtout du terrain particulier sur lequel est implanté le parasite. Chez les individus jeunes et les lymphatiques, l'éruption est très rouge, les vésicules très marquées; chez d'autres, la réaction est moins intense; cependant on trouve toujours un bord plus rouge que dans le pityriasis et une desquamation plus fine.

VII. — Syphilide tertiaire érythémateuse.

M. **Vidal** présente un malade atteint de syphilides superficielles tertiaires circinées, coïncidant ici avec des gommes du fourreau de la vérge, et avec un groupe de syphilides tuberculeuses, en corymbe dans la région du dos.

Il semble que, plus la syphilis devient ancienne, plus la superficialité de ces lésions érythémateuses chroniques s'accuse. — Ici, la syphilis remonte à 3 ans.

Ce malade porte en outre une tumeur gommeuse de la région inguinale; siège-t-elle dans le tissu cellulaire (ce qui semble le plus probable), ou dans les ganglions, ce qui est très rare.

S'agit-il là d'une de ces lésions tertiaires du système lymphatique, sur lesquelles a insisté M. Verneuil, ou bien est-ce une gomme sous-cutanée ?

M. *E. Besnier*. Ce malade est un bel exemple de ces érythèmes tertiaires qui sont en ce moment à l'étude parmi nous.

VIII. — Acné et eczéma séborrhéique.

M. Hallopeau admet, contrairement à Unna, que les troubles dans les fonctions des glandes sébacées concourent à la genèse des affections séborrhéiques. Déjà, dans une de nos précédentes réunions (29 novembre 1888), il a invoqué à cet égard la coïncidence de l'acné avec l'eczéma séborrhéique et son siège dans les mêmes régions : le malade qu'il présente aujourd'hui en offre un nouvel exemple. Edmond, forgeron, âgé de 25 ans, a depuis plusieurs années des pellicules dans les cheveux : en octobre 1888, il se fait sur son cuir chevelu une éruption boutonneuse qui envahit bientôt les téguments de la face et, depuis six semaines, s'étend au tronc. Actuellement, on voit sur la face, en même temps que des comédons, des boutons d'acné qui occupent surtout les joues, le lobule du nez, sa racine, le front et la barbe ; leur volume varie entre celui d'une tête d'épingle et celui d'une lentille. Sur la poitrine, les éléments éruptifs sont rangés en séries parallèles qui correspondent aux lignes d'implantation des poils ; la plupart ont le volume d'une petite tête d'épingle ; on distingue une dizaine de saillies pustuleuses notablement plus grosses ; elles atteignent le volume d'un pois. Dans le dos, on note une coloration tout à fait semblable à celle qui accompagne l'eczéma séborrhéique ; elle s'étend de la septième cervicale à la région lombaire et occupe transversalement toute la surface comprise entre les bords spinaux des omoplates ; d'un rouge jaunâtre uniforme dans sa partie centrale, elle s'accentue davantage vers la périphérie au pourtour des orifices pilo-sébacés. Sur cette surface, font saillie un grand nombre de boutons semblables à ceux qui ont été décrits dans la région pré-sternale. Les épaules sont le siège d'une éruption exactement semblable. On trouve des boutons d'acné jusque dans la région sacrée et à la partie postérieure des cuisses. La localisation exacte de ces lésions acnéiques dans les régions qui sont le siège de l'eczéma séborrhéique et la coïncidence de la coloration inter-scapulaire qui est un des caractères de cette affection montre qu'il s'agit bien là d'éruptions de même nature.

M. *Vidal*. Je ferai remarquer, avec M. Hallopeau, la grande part prise par les glandes sébacées dans la production de l'eczéma séborrhéique. Unna a exagéré le rôle de l'appareil sudoripare ; cependant tous les eczémateux séborrhéiques sont des sujets chez lesquels le système sébacé est très développé.

M. E. Besnier. Le malade que nous présente M. Hallopeau n'est pas à proprement parler un acnéique : il n'a pas d'acné habituelle, il ne porte aucune cicatrice d'acné, l'éruption dont il est atteint remonte à six semaines seulement.

En outre, les follicules pilo-sébacés sont, pour ainsi dire, en érection, ils sont le siège d'une épidermite eczémateuse, mais il n'y a pas de nodosités profondes : c'est donc un eczéma acnéique, acnéo-folliculaire, séborrhéique si l'on veut, mais un eczéma, non une acné. Cette forme d'eczéma acnéique n'est pas rare.

M. Vidal. Je comprends qu'on puisse soulever la discussion au sujet de l'existence de l'acné dans ce cas. Il est possible, en effet, que le traitement déjà employé ait produit une irritation, une folliculite. Quant à moi, je crois que le malade est acnéique, il porte sur le nez des traces d'acné typique.

M. E. Besnier. Je ferai remarquer que, s'il y a des lésions véritablement acnéiques, elles sont *en minorité*. En tous cas, si l'on admettait ici une acné, ce serait une acné bien superficielle, car les lésions ne pénètrent pas et sont tout à fait différentes des folliculites acnéiques ordinaires, de l'acné véritable.

M. Hallopeau. Quelle que soit la dénomination que l'on adopte pour ces inflammations folliculaires, et nous maintenons celle d'acné pour une partie d'entre elles, leur localisation n'est pas douteuse non plus que leur étroite parenté avec l'eczéma séborrhéique : c'est ce que nous voulions établir.

11ᵉ SÉANCE. — 14 FÉVRIER 1889.

Président : M. LAILLER.

I. — Sclérodermie en plaque du cuir chevelu.

M. Fournier. Voici une jeune fille, âgée de 20 ans, qui présente une affection peu commune du cuir chevelu. A l'âge de 11 ans, elle remarque qu'elle perd ses cheveux, et bientôt, en effet, se forme, au niveau de la partie moyenne du pariétal gauche, une plaque de la dimension d'une pièce de 5 francs absolument glabre et indolente. Depuis, cette plaque n'a pas sensiblement grandi en largeur; mais elle s'est prolongée sous forme d'un ruban, large d'environ 2 centimètres, qui traverse le front de haut en bas et vient aboutir à la partie moyenne de l'arcade sourcilière gauche, où elle s'arrête. Au niveau de la lésion, la peau, légèrement déprimée, présente un aspect jaunâtre, lisse; elle est dure au palper et a une couleur violacée sur les bords. Dans certains points, notamment au cuir chevelu, la peau adhère aux tissus sous-jacents. Enfin, il y a sept ans, est apparue une nouvelle plaque rubanée au milieu du front s'étendant de la racine du nez à la bordure des cheveux et présentant le même aspect. C'est il y a trois ans que cette malade est venue pour la première fois dans mon service, et, depuis, les lésions, je dois le dire, sont restées stationnaires. Il n'y a rien à signaler de particulier dans ses antécédents personnels ou héréditaires.

M. *E. Besnier*. Je ferai remarquer particulièrement les rapports que j'ai déjà signalés entre la morphée et l'alopécie qui existe au niveau des plaques; cette alopécie est très manifeste ici parce que la lésion occupe le cuir chevelu, mais elle se produit également sur tous les points du corps où la lésion se développe.

Dans les variétés *bénignes* de la morphée, et ce sont les plus communes, l'alopécie est curable avec la lésion sclérodermique, laquelle disparaît sans laisser trace; quoi qu'il en soit, il faut ajouter la sclérose cutanée dans le chapitre des causes générales des alopécies.

M. *Quinquaud*. Le fait est très exact pour certaines formes de morphée; mais dans certaines variétés les follicules pileux sont détruits. L'alopécie alors ne guérit pas, ou tout au moins ne se répare que dans la mesure de ce que peuvent donner les follicules persistants.

M. *E. Besnier*. Je n'ai pas voulu dire que les alopécies sclérodermiques guérissaient *toujours,* mais indiquer que j'avais constaté cette guérison; je fais réserve provisoire pour la sclérodermie en plaques du cuir chevelu, à l'occasion de laquelle il y a une vérification à faire.

II. — Psoriasis atypique ayant son siège sur le dos des mains.

M. **Fournier.** Le malade que je vous présente est un homme de 24 ans, qui se présente actuellement dans des conditions où le diagnostic serait fort embarrassant si on ne connaissait ses antécédents : atteint de psoriasis depuis deux ans, il est entré dans mon service au mois d'octobre avec un psoriasis occupant presque toute la surface du corps, typique, classique, que l'on reconnaissait sans la moindre hésitation possible; il guérit de son psoriasis, puis fut pris de varioloïde; depuis lors, le psoriasis ne s'est reproduit que sur la région métacarpienne où il forme des plaques qui, au point de vue de leurs caractères purement objectifs, pourraient être fortement embarrassants et faire croire au pityriasis pilaire; cependant, en raison des antécédents du malade, il me paraît impossible de nier qu'on se trouve en présence d'un cas de psoriasis atypique.

M. *E. Besnier*. La localisation si remarquable du psoriasis sur le dos des phalanges dans ce cas a un intérêt particulier, parce qu'elle occupe le *lieu d'élection* d'une des altérations les plus caractéristiques du *pityriasis pilaire*; mais la distinction entre les deux altérations est aisée : dans le pityriasis pilaire, ce sont des cônes, avec une dépression à leur sommet et un poil cassé à leur centre; au contraire, chez le malade de M. Fournier, il n'y a pas de cônes, pas de dépression centrale, mais une surface saillante, lisse, recouverte de squames plus larges et plus blanches que celles du pityriasis pilaire.

III. — Lichen plan.

M. Vidal. Voici un *lichen plan* qui, par son polymorphisme, semble s'éloigner du type classique, à ce point que, dans certaines régions, le diagnostic en pourrait être difficile.

Par ses démangeaisons assez vives, il rentre dans les cas de *lichen planus pruriginosus* d'*Er. Wilson*.

Le malade est un homme de 37 ans, nerveux, qui, il y a six mois, a subi une opération très douloureuse pour un « abcès du scrotum »; quinze jours après, il se sentit des démangeaisons au pied droit et aux malléoles, puis survinrent des rougeurs et du prurit; les lésions se sont ensuite multipliées aux jambes, aux cuisses, aux bras.

Remarque.—Cet homme est variqueux, d'où la couleur livide de l'affection aux jambes; il n'y reste guère que des macules foncées, déprimées au centre; mais au cou voici une plaque typique de lichen, tandis qu'à la face antérieure des avant-bras, siège commun du lichen, il n'y a rien.

Si on ne voyait que les jambes, la première impression du médecin serait *syphilide papuleuse* en voie de régression, à la période pigmentaire.

M. *E. Besnier*. Ce cas est, comme celui de la femme que j'ai récemment présentée, un exemple de la multiformité de certaines formes de lichen.

Il affirme également le fait de la prédisposition des sujets névropathes à cette dermatose. Ceux qui observeront un assez grand nombre de malades atteints de lichen reconnaîtront combien, dans quelques cas, le cours de cette maladie est traversé par une excitation physique et morale vive pouvant même aller exceptionnellement jusqu'à la lypémanie.

M. *Vidal.* Mon malade, avant son éruption, était sujet à de fréquentes migraines.

M. *Hallopeau.* J'observe en ville un cas de lichen plan dont la disposition est en rapport avec la supposition d'une origine nerveuse; il est, en effet, depuis un mois, limité aux parties innervées par l'un des cubitaux. Il se présente sous l'aspect d'une bande large d'environ 4 centimètres, commençant au niveau du coude, descendant à la partie postéro-interne de l'avant-bras et venant occuper inférieurement la moitié interne du dos de la main, ainsi que la face dorsale des trois derniers doigts. Il y a dans toute la partie malade une diminution notable de la sensibilité tactile avec sensation de picotements.

M. *Quinquaud.* Je désire attirer l'attention sur ce fait commun et remarquable que, chez les individus atteints de lichen plan, même très prurigineux, le grattage ne laisse pas de traces.

M. *E. Besnier.* Il en est de même chez les vieillards atteints de *prurit sénile,* — alors, au contraire, que ceux qui ont un prurit d'autre cause (prurits toxiques, diabétique, etc., etc.) portent des marques de leurs grattages.

Il est une seule réserve à faire à ce que vient de dire M. Quinquaud à propos du lichen : c'est que, quand, au lieu d'une irritation transitoire de grattage, il y a en quelque point une irritation permanente, avec pression surtout (corset, jarretières), l'éruption y paraît avec abondance.

M. *Lailler.* On n'observe pas non plus de *lésions de grattage* dans l'urticaire.

IV. — Lupus pernio de la face; synovites fongueuses (scrofulo-tuberculeuses) symétriques des extrémités supérieures.

M. **E. Besnier.** Voici un homme de trente-quatre ans qui présente, à la face et aux extrémités supérieures, des lésions de même ordre, bien que différentes d'aspect, incomplètement connues et décrites.

C'est d'abord, à la face, une variété de lupus érythémateux à forme d'érythème pernio ou d'asphyxie locale, pour laquelle j'ai proposé la dénomination de *lupus pernio,* ou *lupus asphyxique,* voisin du lupus-engelure de Hutchinson, mais non tout à fait identique.

A son début, elle ressemble soit à l'engelure permanente, soit au lupus érythémateux commun — tel qu'on le voit représenté ici sur la pièce du musée n° 992, que je vous présente, et qui a été moulée sur ce malade en 1884. A une période ultérieure, les caractères asphyxiques, la lividité, les varicosités violâtres s'accentuent en même temps que les tissus s'infiltrent et que la partie malade se déforme, — ainsi que vous le voyez sur la pièce 1150, moulée sur le même sujet, en 1886.

Aujourd'hui enfin, trois années plus tard, le nez a doublé de volume, la lividité est extrême ; les varicosités sont plus accentuées ; la surface malade occupe la presque totalité de l'organe qui est déformé, luisant, livide, lie de vin, avec orifices sébacés dilatés et de légères érosions nécrobiotiques au devant des narines.

Il n'y a pas d'algidité, pas d'analgésie, aucune saillie, une certaine consistance de la masse avec mollesse de la couche la plus superficielle.

Cette lésion est permanente, sans cesse progressive ; elle existe indépendamment de la saison, et elle a aujourd'hui cinq années de date, révolues.

Ces divers caractères sont suffisants pour la différencier à la fois de l'engelure même la plus prolongée et de l'asphyxie locale.

Cette localisation nasale avait été précédée, deux ou trois années auparavant, par des lésions auriculaires symétriques, lesquelles avaient envahi la presque totalité de l'hélix et du lobule des deux oreilles, et donné lieu à des lésions nécrobiotiques dont voici le moulage montrant l'état du malade quand il s'est présenté à moi pour la première fois, en 1884.

Je les ai, à cette époque, détruites par le cautère galvanique. En 1886, la guérison s'était maintenue, ainsi que vous le montre le moulage, pièce 1150, fait en 1886, et se maintient encore en 1889 sur le malade que vous avez sous les yeux. Bien que la presque totalité de l'hélix et du lobule ait été détruite par moi, la cicatrice se maintient solide depuis cinq ans, n'ayant, pendant les hivers, ni algidité, ni engelure, ni état asphyxique, ni ulcérations, ce qui n'existerait pas s'il s'agissait d'engelures permanentes ou d'asphyxie locale. La guérison s'est maintenue parce que j'ai détruit complètement, et radicalement, tous les tissus malades.

Mais, Messieurs, si mon diagnostic pouvait rester douteux pour quelqu'un, ce qui suit suffirait à l'établir.

Ce malade, dont la mère a succombé à la tuberculose pulmonaire, présente, aux deux mains, le plus remarquable exemple de synovite fongueuse symétrique que l'on puisse observer ; synovites dont on connaît aujourd'hui, d'une manière irréfragable, la nature tuberculeuse.

Voici cette lésion, dont nous pouvons suivre les progrès croissants sur les pièces de l'année 1884 (n° 992) et sur les moulages de l'année 1886 (n° 1150), et voir aujourd'hui le degré le plus avancé sur les mains du malade que vous avez sous les yeux.

La pièce du musée que voici, n° 1354, année 1888, représente un cas absolument identique, et moins avancé, de double synovite fongueuse symétrique des extrémités supérieures, non seulement dans la forme, mais dans les caractères cliniques.

Cette lésion ne se confond pas avec celles des dactylites scrofulotuberculeuses, ou gommes scrofulotuberculeuses extrasynoviales épipériostiques et hypodermiques des doigts dont les pièces nᵒˢ 272 et 397 que j'ai déposées dans le musée, et que je vous présente, forment des exemples typiques. Les déformations y affectent le type fusiforme, et l'évolution de la gomme amène ces lésions de la peau et ces perforations que vous voyez ici représentées.

Le traitement : pour les lésions du visage, il consistera dans la destruction locale à l'aide des cautérisations galvaniques, qui a réussi antérieurement pour les oreilles.

Mais pour les synovites fongueuses, l'énormité de la surface atteinte, l'irritabilité de tissu que les fongosités présentent à l'action des cautérisations interstitielles, rendent la question beaucoup plus épineuse.

Voici maintenant les compléments nécessaires pour l'observation.

Début par les oreilles, qui étaient anormalement rouges depuis le grand hiver 1879-80, puis envahissement presque simultané, trois ans plus tard, du nez et des gaines synoviales des doigts, sans qu'il y ait jamais eu d'algidité locale.

Le malade est de taille élevée et fortement musclé; cependant il ne pèse que 75 kilogrammes, sa voix est habituellement voilée, bien qu'il n'y ait pas de lésions laryngées appréciables. Il est tonnelier, travaille à l'air, exposé aux intempéries.

Aucune lésion viscérale; ganglions appréciables, seulement aux épitrochlées; aucune lésion des muqueuses de rapport; le malade a été marié et n'a pas eu d'enfants.

L'urine est normale.

Voici la description des synovites fongueuses :

Lésions des mains. — a). Main droite, la première attaquée. Elle est dans son ensemble rouge violacé sans état algide. En outre, on trouve :

1º Au niveau de la tabatière anatomique s'étendant au-dessous vers la main, et latéralement jusqu'au milieu de la région dorsale, une tuméfaction molle, fluctuante, crépitante profondément quand on la malaxe.

Cette tuméfaction se prolonge aussi au-dessous du poignet, dans l'étendue de deux travers de doigt environ, sur le trajet des tendons radiaux. Ce prolongement est séparé de la tumeur principale par une sorte d'étranglement correspondant au ligament annulaire. Il semble qu'on puisse par la pression faire refluer en petite quantité, de l'une à l'autre, la matière molle que ces poches renferment. On perçoit alors une crépitation spéciale, profonde.

2º Le deuxième et le troisième doigt de la même main sont augmentés de volume, comme élargis dans la partie correspondant à leur première phalange; l'articulation de celles-ci avec les phalangines est le siège de craquements et de mouvements de latéralité très légers; la flexion complète de ces jointures est impossible. Quand on essaye de la provoquer, la région correspondante à la tête de la phalange devient globuleuse et l'on sent alors nettement une fluctuation résistante à ce niveau, sans crépitation profonde. Les autres phalanges et jointures de l'index et du médius sont normales.

L'annulaire offre : 1° une légère saillie fluctuante au niveau de l'articulation de la phalange avec la phalangine. Une tuméfaction plus considérable, rouge, molle, sur le dos de la jointure phalangino-phalangettienne ; 2° cette jointure est le siège de petits craquements. L'auriculaire, à partir de la jointure phalango-phalanginienne, présente une rougeur et une tuméfaction uniformes, en boudin, avec renflement au niveau de l'articulation phalangino-phalangettienne. Ce renflement est dur, et paraît dû à la tuméfaction de la phalangette.

En ce point la peau est lisse, d'aspect cicatriciel ; l'ongle est rayé longitudinalement. Le malade ignore s'il est intervenu un traumatisme. La région palaire paraît saine.

b). Main gauche. Sur le dos, partie médiane, immédiatement au-dessous du poignet, tuméfaction molle, régulière, indolente, sans modifications des téguments, sans malaxation crépitante.

Sur le reste de la main, état violacé, peu intense, sauf au niveau du pouce et sans algidité. Index normal. Tuméfactions, craquements de la jointure phalango-phalanginienne du médius. *Idem* à l'annulaire. *Idem* à l'auriculaire, et en outre semi-ankylose avec déviation en dehors de la phalangette de ce doigt.

Aux deux mains, les deux phalanges du pouce présentent une brièveté anormale.

Cette description due à M. Jacquet, interne du service en 1886, est encore aujourd'hui exacte dans ses traits principaux.

A la main droite, toutes les lésions radio-carpiennes et carpiennes semblent rester stationnaires, toutes les lésions digitales sont plutôt amplifiées, particulièrement la saillie arrondie signalée au niveau de l'articulation phalangino-phalangettienne de l'annulaire. On note, en outre, que l'ongle y a subi une lésion particulière ; érosion et végétation du lit, destruction de la corne, altération qui ne semble pas seulement d'ordre trophique et traumatique et qui est peut-être une des formes non connues de la tuberculose unguéale.

VI. — Syphilide tertiaire circinée superficielle.

M. Vidal. Le malade que je vous présente est un nouvel exemple de ces syphilides tertiaires superficielles, dont M. Fournier nous a fait voir un bel exemple dans une des dernières séances ; mon malade, âgé de 27 ans, syphilitique depuis 11 ans, présente sur les avant-bras, les coudes et sur la partie interne des cuisses, des plaques à contour circiné, à bords à peine saillants et de coloration rosée et légèrement squameux, dont le début remonte à trois mois.

VII. — Herpès récidivant de la main.

M. Hallopeau fait voir une malade chez laquelle, depuis trois ans, il se fait des poussées successives de vésicules sur les faces latérales du médius de la main gauche, et dans la paume de la main suivant l'axe du médius. Il a vu déjà le même fait se produire chez une malade qui avait une atrophie des muscles de l'avant-bras, en vertu évidemment d'une lésion des troncs nerveux. Dans le cas présent, il doit s'agir de quelque chose d'analogue, et ces poussées de vésicules sont sans doute le résultat d'un trouble trophoneurotique.

M. E. Besnier. Je vois là un cas type d'herpès récidivant de la peau, que je n'assimile pas aux *pseudo-herpès* que l'on peut observer sur des membres en état trophopathique par une raison quelconque.

Quant à la localisation palmaire, elle n'est pas très rare dans l'herpès récidivant de la peau, d'origine menstruelle, celui-là, herpès véritable.

12ᵉ SÉANCE. — 21 FÉVRIER 1889.

Président : M. LAILLER.

I. — Chancre induré de la lèvre inférieure. Contagion médiate probable.

M. Vidal. La malade que je présente est une jeune fille de 21 ans qui, depuis trois mois, portait des lésions superficielles des lèvres, surtout de la lèvre inférieure. Il s'y produisait des croûtes jaunâtres, assez minces, incessamment renouvelées. Il s'agissait sans doute de lésions eczémateuses et, peut-être, plus particulièrement d'eczéma séborrhéique.

Depuis trois semaines, époque à laquelle la malade s'est présentée à Saint-Louis, ces lésions se sont modifiées. A ce moment, on pouvait constater sur la lèvre inférieure que les ulcérations présentaient un certain relief sur leurs bords. La lèvre était épaissie. En pressant la partie ulcérée entre les doigts, on pouvait percevoir une induration superficielle, parcheminée. Les ganglions sous-maxillaires des deux côtés étaient augmentés de volume.

Le diagnostic était très difficile. S'agissait-il d'une lésion eczémateuse irritée, de plaques muqueuses, d'accidents primitifs ? La présence de l'adénopathie ganglionnaire n'avait pas beaucoup de valeur chez une jeune fille lymphatique.

Aujourd'hui il n'y a plus de doute, il existe une plaque muqueuse de l'amygdale et une roséole bien caractérisée. L'excoriation indurée, parcheminée de la lèvre inférieure était bien de nature chancreuse.

C'est là un cas intéressant à cause de la difficulté du diagnostic dès les premiers examens, à cause des conditions dans lesquelles s'est faite l'inoculation.

Cette jeune fille travaille dans un atelier. Un jeune homme qui y est également employé « avait mal aux lèvres » ; tous deux se servaient d'un même tube acoustique. C'est en plaçant ses lèvres eczémateuses sur l'embouchure de ce tube que la malade aurait gagné son chancre. Si la chose est vraie, ce mode de contagion mérite d'être signalé.

M. *Fournier* fait remarquer le petit volume des ganglions sous-maxil. laires. Habituellement dans l'adénopathie des chancres de la lèvre, les ganglions sont au contraire volumineux. Leur petitesse relative ne doit donc pas faire rejeter l'idée d'un chancre induré.

M. *Vidal*. Il est à remarquer qu'avec le chancre labial, les ganglions profonds sont peu touchés, tandis qu'avec le chancre amygdalien, **ils** font surtout les frais de l'adénopathie.

II. — Pityriasis rosé de Gibert. Examen histologique.

M. E. Besnier. Voici une fillette de 11 ans et demi, bien portante, n'ayant pas de troubles digestifs accentués et particulièrement pas d'ectasie gastrique. — Début il y a trois semaines par une petite tache de la région thoracique droite, laquelle n'a cessé de s'agrandir et a atteint aujourd'hui les dimensions d'une pièce de deux francs en argent (plaque maîtresse de Brocq). Ensuite l'affection s'est développée sur le haut de la poitrine, puis sur les membres excepté les inférieurs (marche un peu irrégulière pour cette affection).

Toutes les plaques ont la même constitution ; une très petite tache érythémato-papuleuse à l'origine s'étalant irrégulièrement, desquamant avec collerette très rapidement, en même temps qu'il se forme, à la périphérie, une très petite élevure rosée ; quelques-unes presque complètement squameuses

Examen histologique par M. Jacquet. — L'examen a porté sur des squames et quelques poils follets détachés à la curette, au niveau des éléments érythémato-desquamatifs.

a) Poils follets absolument normaux en tous points.

b) Les squames ont été examinées par divers procédés : d'abord après dissociation dans la potasse à 40 0/0 bouillie et filtrée, et coloration à l'éosine. Les cellules cornées de l'épiderme apparaissent alors nettement isolées, transparentes, comme vitreuses, parfois légèrement granuleuses, ni dans leur épaisseur, ni entre elles, je n'ai observé de dermatophytes.

D'autres squames ont été traitées au picro-carmin, qui, sur un certain nombre de cellules, a mis un noyau en évidence, et permis de les reconnaître comme appartenant au corps muqueux de Malpighi. De même que les cellules cornées, elles m'ont paru parfaitement normales.

Enfin un dernier lot de squames a été soumis à l'action du violet de gentiane. Dans ces dernières j'ai constaté la présence de divers micro-organismes; d'abord quelques rares bâtonnets, ensuite et surtout des diplocoques — ces organismes se sont montrés à l'état isolé, de loin en loin, sous forme d'amas de quelque importance — je n'ai rien vu dans aucune de mes préparations qui rappelât le parasite décrit par M. Vidal sous le nom de microsporon anomœon.

M. *Vidal*. Dans les cas de pityriasis rosé, l'inoculation m'a toujours donné des résultats négatifs.

D'ailleurs, dans cette affection, il y a envahissement régulier du tronc de haut en bas, et des membres depuis la racine jusqu'à l'extrémité; la marche est cyclique et symétrique; la durée est ordinairement de 6 à 8 semaines; au contraire, dans le pityriasis marginé parasitaire produit par le microsporon anomœon, la marche et l'extension sont extrêmement irrégulières, et l'affection peut durer jusqu'à huit mois. Très certainement, le pityriasis rosé est une affection d'origine interne.

M. *Hallopeau*. En Allemagne même, il s'élève des protestations contre l'opinion émise par Kaposi de la nature trichophytique du pityriasis rosé : dans des conversations que j'ai eues avec le professeur Pick et avec Unna lors d'un voyage à Prague et à Hambourg, ces deux dermatologistes m'ont déclaré qu'ils ne croyaient plus à l'origine parasitaire, trichophytique de cette éruption.

III. — Lichen pilaire ou xérodermie pilaire symétrique de la face.

Le Dr **L. Brocq** présente le cas suivant :

Madeleine D..., âgée de 10 ans, sans autres antécédents personnels qu'un eczéma qui a duré 18 mois pendant sa première enfance et une éruption psoriasiforme, a été atteinte de l'affection actuelle vers l'âge de 3 ou 4 ans. Depuis lors, la dermatose s'est développée peu à peu. L'auteur l'a vue pour la première fois le 24 août 1888 : à cette époque l'éruption formait sur le front deux plaques principales symétriques au-dessus de la partie interne des sourcils. Les éléments éruptifs étaient tellement abondants en ces deux points qu'ils se touchaient pour ainsi dire. Ils étaient constitués par de toutes petites saillies qui étaient surtout bien visibles entre les deux sourcils et sur le front, en dehors des plaques : elles étaient acuminées ou légèrement arrondies à leur sommet, peu ou point colorées, et avaient à leur centre du moins pour la plupart un poil de duvet. Elles débutent par places sous forme de points blanchâtres minuscules un peu brillants à leur sommet, peu saillants, non squameux ; puis elles deviennent un peu plus volumineuses sans prendre un grand développement : il s'en forme de nouvelles à leur voisinage ; elles finissent par se grouper et dès lors elles s'entourent d'un certain élément érythémateux, lequel s'exagère par le frottement : c'était l'ensemble de ces papules groupées et de cette rougeur qui formait les deux plaques sus-sourcilières.

Sur les parties latérales des joues la lésion n'avait pas tout à fait le même aspect. On y retrouvait bien les petites saillies acuminées fort serrées les unes à côté des autres et formant deux vastes nappes symétriques qui occupaient toute l'étendue des parties latérales des joues, mais il s'y était produit de plus de fines télangiectasies vasculaires. Ce nouvel élément était très marqué un peu en avant de l'oreille. Les saillies lichénoïdes étaient surtout accentuées vers le bord des plaques à la partie antérieure des joues : il y en avait quelques-unes disséminées vers le rebord de la mâchoire et sur le bord libre des oreilles.

La malade avait de la séborrhée sèche du cuir chevelu, et du lichen pilaire des bras et des jambes. Elle portait de plus à la partie antérieure des aisselles et des genoux des plaques psoriasiformes.

Le traitement a consisté en l'administration à l'intérieur d'arséniate de soude et d'huile de foie de morue et en applications sur les parties atteintes d'emplâtres de savon noir et d'une pommade renfermant un gramme d'acide tartrique et d'acide salicylique pour 30 grammes de glycérolé d'amidon. Il y a eu une fort grande amélioration.

Le frère de cette petite malade âgé de 5 ans présente la même affection tout à fait au début au-dessus des sourcils et aux parties latérales des joues.

Le Dr Brocq a vu en ville deux autres malades atteints de la même dermatose ; d'après ces faits il croit pouvoir dire que le lichen pilaire de la face est caractérisé :

1° Par son début dans l'enfance ; par son développement lent et graduel, presque insensible ;

2° Par ses localisations si spéciales, aux sourcils et à la région frontale sus-sourcilière où il semble parfois s'accompagner d'une certaine raréfaction du système pileux, aux parties latérales des joues et aux régions avoisinantes du cou, à la région intersourcilière, à la partie supérieure du menton ;

3° Par sa symétrie absolue ;

4° Par un élément lichénoïde miliaire minuscule peu ou point squameux qui paraît être le plus souvent centré par un poil de duvet et qui est tout d'abord incolore et isolé, puis qui tend à former des groupes par la multiplication des éléments, mais qui n'a que fort peu de tendance à augmenter de volume ;

5° Enfin par un élément vasculaire, d'abord purement érythémateux, qui apparaît dès que les éléments lichénoïdes sont multiples et qui peut parfois alors devenir prépondérant et se compliquer d'une certaine tuméfaction des téguments : aux parties latérales des joues il se développe très vite des télangiectasies qui donnent aux régions malades une certaine teinte violacée.

Il est assez fréquent, ainsi que l'ont déjà constaté MM. les Drs E. Besnier et Doyon, d'observer chez des sujets strumeux la localisation sourcilière seule peu accentuée, à l'état pour ainsi dire rudimentaire, caractérisée par un peu de rougeur, par quelques éléments lichénoïdes minuscules et par une certaine raréfaction des sourcils.

J'ajouterai que cette affection a été décrite par Erasmus Wilson (*Lectures on Dermatology*, 1878) sous le nom de *Folliculitis rubra*.

M. *E Besnier*. On ne saurait trop remercier M. Brocq de sa belle observation, non seulement parce qu'elle ajoute à nos connaissances, mais parce qu'elle montre que les altérations dont il s'agit peuvent être traitées avec une réelle activité.

Pour ma part, les considérant comme médiocrement susceptibles d'être véritablement guéries, je les ai peut-être traitées un peu mollement, bien que j'aie cru faire beaucoup plus que l'on ne faisait autrefois; j'interviendrai dorénavant avec plus d'activité encore, sans avoir cependant encore l'espoir d'obtenir toujours un succès complet.

M. *Vidal*. Cette maladie n'a rien de commun avec une hypercrinie de l'appareil sébacé. Chez cet enfant le système sébacé est faible, plutôt ichthyosique. Or, c'est là le terrain d'élection de cette affection ; il se produit une hyperkératose dans les follicules pileux, et d'une façon symétrique, on voit la peau se prendre dans les régions sourcilières, aux angles des mâchoires, au front, au cou.

Il est impossible de dire ce qui commence, de la saillie congestive du follicule pilaire ou de l'hyperkératose. Il existe dès le début une rougeur généralisée formant comme un réseau, visible à la loupe, qui bientôt augmente et produit de vraies télangiectasies. Dans de tels cas, j'ai dû intervenir à ce point de vue.

Le système pileux souffre, les poils passent à l'état de duvet et tombent.

Cette lésion est souvent limitée, confondue avec le lupus érythémateux; mais elle a ses caractères bien tranchés : symétrie, état congestif, télangiectasies, pas de desquamation.

Comme traitement, ce qui m'a souvent réussi, pour diminuer la con gestion, ç'a été l'emploi de la solution de chlorhydrate d'ammoniaque (10 gr. pour 250 ou 300 gr. d'eau), en application de 10 à 15 minutes trois fois par jour.

Dans quelques cas, j'ai dû faire des scarifications, mais légères et superficielles, au scarificateur multiple. On arrive ainsi à blanchir la peau sans cicatrices.

Pour les lésions sus-sourcilières, on se trouve bien des applications de savon noir et d'acide salicylique.

IV. — Pityriasis rubra pilaris.

M. Hallopeau présente un enfant de 10 ans, dont la peau est couverte de petits cônes blanchâtres épidermiques, qui correspondent aux saillies pilo-sébacées, disposés en plaques que séparent des intervalles de peau saine. Cette lésion a débuté, il y a 7 ans, par une rougeur généralisée de la peau, qui existe encore au niveau des plaques squameuses, surtout à la face. Dans les cheveux, on constate de la séborrhée ; sur certains points, des plaques squameuses présentent l'aspect du psoriasis ; celles des régions pré-sternale et interscapulaire offrent dans leur localisation et leur disposition une analogie remarquable avec celles de l'eczéma séborrhéique. Il s'agit là, sans doute, d'une affection qui reconnaît pour point de départ une viciation dans le fonctionnement de tout l'appareil pilo-sébacé. L'analyse chimique des squames, pratiquée par M. Jacques-Garesnier, vient à l'appui de cette manière de voir, car elle y dénote la présence de matières grasses dans la préparation anormale de 10 1/2 0/0.

M. *Besnier*. Relevée par Rayer, cette maladie a été bien décrite par Devergie qui lui a donné le nom de pityriasis pilaire. Un de mes anciens internes, le regretté Richaud, en a fait le sujet d'une remarquable thèse inaugurale. Le nom de pityriasis rubra pilaris est préférable à celui de pityriasis pilaire qui prête à confusion et n'indique pas suffisamment l'existence de l'érythrodermie sous-jacente ; je ferai paraître prochainement un travail étendu sur ce sujet.

Chez ce jeune malade, on trouve à la face dorsale des phalanges, des lésions tout à fait caractéristiques. Il y a entre cette maladie et le psoriasis de nombreux points de contact. C'est une affection chronique à rémissions, à périodes de guérison passagère et à récidives. Cependant on a vu la guérison persister depuis huit ou dix ans sans se démentir chez plusieurs malades.

La médication interne ne donne à peu près rien ; mais on obtient de bons résultats précisément par la médication externe qui réussit contre le psoriasis : balsamiques, moyens dits de réduction ; en particulier, l'acide pyrogallique.

M. *Vidal*. Sur certains points de la peau de ce malade, l'analogie avec le psoriasis pilaire est évidente.

Le traitement du psoriasis convient, en effet, au pityriasis rubra pilaris. Pour mon compte, j'emploie surtout l'huile de cade unie au glycérolé d'amidon. L'emplâtre de Vigo donne d'excellents résultats quand on peut l'employer sur des surfaces assez restreintes pour que la salivation mercurielle ne soit pas à redouter.

M. *Hallopeau* insiste sur l'apparence pilo-sébacée de certaines des manifestations présentées par ce malade. On doit admettre chez lui une anomalie de la sécrétion sébacée.

M. *Vidal*. La lésion porte surtout sur l'ensemble des éléments épidermiques. Aussi ai-je prononcé autrefois à la Société de biologie, à propos d'un cas semblable, le nom d'hyperépidermotrophie généralisée. Les ongles et les cheveux s'accroissent avec une rapidité exagérée.

La mère du petit malade présente déclare, du reste, qu'il en est de même pour lui.

M. *Lailler* a eu deux fois déjà le malade dans son service; son affection avait des allures différentes.

Il y a des lésions intermédiaires à ces faits, c'est ce qu'on a appelé la xérodermie, ou saurodermie.

L'enveloppement par le caoutchouc est un bon moyen palliatif dans ces conditions. Grâce à lui, un ingénieur de chemins de fer atteint de pityriasis pilaris, chez lequel l'extension des mains était impossible à cause des lésions cutanées, a pu mener à bien, en Afrique, de longs travaux de topographie.

V. — Psoriasis vrai de la paume des mains.

M. Ernest Besnier. On dénomme si souvent, à faux, et avec une parfaite banalité « psoriasis palmaire » des lésions n'ayant rien du psoriasis vrai, qu'il n'est pas indifférent de voir un cas vrai de psoriasis palmaire tout à fait caractérisé :

Voici une jeune femme de 22 ans, atteinte de psoriasis typique depuis l'âge de 9 ans. L'éruption actuelle date de quatre semaines ; elle se compose de petits éléments très nombreux, disposés avec une symétrie à peu près exacte, constituant en plusieurs points des conglomérats diversement figurés, prurigineux, excoriés par le grattage.

Sur le corps, en général, et même sur le dos des mains, les éléments éruptifs affectent l'aspect psoriasique commun ; sur le dos des phalanges dans la région des groupes pilaires, ils n'affectent aucune disposition particulière.

A la paume des mains, ce sont initialement de très petites saillies, purement hyperkératiques, s'accusant ensuite par un peu de kératolyse du sommet, bientôt suivi d'une dépression annulaire centrale, puis de la chute du plateau, de la déformation de celui-ci et de la constitution définitive d'une aire irrégulièrement polycyclique, à bords squameux, à fond rosé, sans aucune espèce d'induration du derme.

VI. — Lupus peut-être non tuberculeux de la région temporale et du dos des mains.

M. Hallopeau présente une malade atteinte de dermatoses qui rentrent dans la catégorie des *lupus*, mais dont la nature tuberculeuse ne paraît pas certaine. Cette femme, actuellement âgée de 66 ans, n'accuse pas d'antécédents pathologiques. Il y a 8 mois, il s'est produit sur le dos de sa main droite une tuméfaction qui paraît s'être abcédée et a été ouverte par le bistouri. Elle a vu depuis lors le mal s'étendre progressivement, malgré les divers traitements qui lui ont été opposés et particulièrement, depuis bientôt 3 mois, l'application de compresses imprégnées de liqueur de Van Swieten, plusieurs cautérisations avec le thermo-cautère et l'administration de 2 grammes d'iodure de potassium. Depuis le commencement de décembre, une lésion analogue s'est manifestée à la tempe droite.

Actuellement, l'affection de la main occupe la partie interne de sa face dorsale, son bord interne et la partie externe de la paume ; elle remonte sur l'avant-bras à 4 centimètres au-dessus du pli articulaire. Elle est constituée par des saillies violacées ou recouvertes de croûtes molles et jaunâtres et reposant sur une surface d'un rouge violacé ; ces saillies s'élèvent d'un demi-centimètre au-dessus des parties saines ; leurs bords ne sont pas nets ; la pression en fait sourdre en plusieurs points des gouttelettes de pus ; à la périphérie et au centre, la peau est plissée et d'aspect cicatriciel. Nulle part on n'observe de nodules lupiques. La plaque de la tempe, grande comme une pièce de cinq francs, présente également de petits foyers de suppuration, elle est de couleur rouge et recouverte, par places, de croûtelles jaunâtres. On voit une lésion analogue, mais d'un centimètre seulement de diamètre, sur le tissu pariétal droit, et l'on note au niveau du sein gauche des cicatrices d'abcès dont l'ouverture remonte à environ 5 mois. Il n'y a pas de signes de tuberculose pulmonaire ni ganglionnaire.

La syphilis étant hors de cause, le diagnostic, par exclusion, est nécessairement : lupus.

Cependant en raison de l'âge avancé de la malade, de l'absence complète des nodules caractéristiques du lupus et des foyers de suppuration qui ont été notés, M. Hallopeau demande s'il s'agit bien là d'un lupus vulgaire. N'y a-t-il pas des maladies infectieuses locales non tuberculeuses et non encore définies qui revêtent cet aspect?

M. *Vidal*. Ce malade est soumis depuis 2 mois au traitement par l'iodure de potassium : ce commémoratif a une très grande importance et il me semble que son éruption a été modifiée par le médicament. Il y a, en effet, par places un soulèvement du derme par de petits abcès, une induration et une infiltration qui ne sont pas celles de la syphilis, il y a de petites hémorrhagies, toutes lésions surajoutées à une lésion primitive qui paraît être une tuberculose cutanée : la cicatrice centrale est, à mon avis, une preuve de la nature tuberculeuse des lésions.

M. *Hallopeau*. Les manifestations d'iodisme occupant ordinairement la face sont symétriques et non pas isolées sur un point limité.

M. *Vidal*. L'iodure de potassium détermine, en effet, souvent des lésions généralisées ; mais parfois ses premières manifestations ont pour siège le voisinage de la lésion contre laquelle on l'a employé.

M. *E. Besnier*. Evidemment, il n'y a chez ce malade que deux diagnostics possibles : tuberculose ou syphilis. En faveur de la tuberculose, on peut invoquer le siège même de la lésion sur le dos de la main, l'irrégularité de sa forme, l'existence d'une cicatrice centrale sans pigmentation, l'aspect livide des parties malades.

Le cas n'est pas favorable à la recherche des bacilles, en raison de l'abondance de la suppuration ; mais on pourrait faire sur des cobayes des inoculations avec les produits de sécrétion.

M. *Vidal*. Sans aucun doute on aurait dit il y a quelques années : scrofulose.

M. *Besnier*. Ce qui est actuellement l'analogue ou le synonyme de tuberculose et ce qui entraîne la destruction des parties malades par la cautérisation.

M. *Hallopeau*. J'ai essayé sans aucun succès l'emploi de cette méthode de traitement.

VII. — Vitiligo et syphilis.

M. **Tenneson** présente un cas de vitiligo survenu dans le cours d'une syphilis secondaire.

Le malade, âgé de 27 ans, serrurier, de constitution robuste, a contracté la syphilis en 1880. Le chancre a été suivi de plaques muqueuses, de roséole, etc. ; mais le malade n'a suivi aucun traitement jusqu'au jour où il est entré dans mon service.

Deux ans après le début de la syphilis, alopécie presque totale portant sur le cuir chevelu et les autres régions pilaires. En même temps apparition de taches leucodermiques à la lisière du cuir chevelu, sur le tronc, le scrotum et les membres inférieurs. Pas de zone mélanodermique autour de ces taches, pas d'anesthésie à leur niveau.

Le malade fut considéré au régiment comme atteint de pelade et réformé. Six mois plus tard les cheveux et les poils ont repoussé spontanément ; les uns noirs, comme ils étaient primitivement, les autres blancs, les autres imparfaitement pigmentés et développés ; ces derniers surtout à la barbe, aux sourcils et au pubis.

Depuis lors aucun changement dans la leucodermie et la leucotrichie.

Au commencement de 1888, accidents cérébraux : céphalalgie occipitale intense, affaiblissement de la mémoire et de l'intelligence, dont le malade se rendait compte.

A la fin de décembre, hémiplégie droite incomplète, début brusque mais sans perte de connaissance, hémiplégie portant sur les membres et sur la face avec embarras de la parole et troubles de la vue. Le malade est entré dans mon service vers la fin de janvier. Il fut soumis de suite à un traitement mercuriel et ioduré, et l'amélioration rapide survenue dans les accidents cérébraux ne permet pas de mettre en doute leur nature syphilitique.

En ce qui concerne les rapports du vitiligo et de la syphilis, nous ne sommes point en mesure de nous prononcer aujourd'hui.

VIII. — Syphilis héréditaire.

M. Tenneson. Baptiste C... est l'aîné de trois enfants. Ses deux frères sont morts à six semaines et à huit mois.

Ses parents étaient mariés depuis six ans quand il est né. Mais un an avant sa naissance, ses parents ont eu tous deux « quelque chose » aux organes génitaux. (Ce renseignement nous a été fourni par la mère du malade.)

Baptiste ne présentait aucune lésion de la peau, quand il est né. Il a été ramené de nourrice à dix-huit mois, petit, maigre ; il n'a marché qu'à cinq ans.

A 4 ans 1/2 le testicule droit fut enlevé à l'hôpital Sainte-Eugénie.

A 9 ans 1/2, coup de pierre au front. Une tumeur se développe rapidement à ce niveau. Incision pratiquée à Sainte-Eugénie. Cette incision est le point de départ d'une ulcération large et persistante.

De 9 ans 1/2 à 14 ans, Baptiste a vécu à l'hôpital de Berck-sur-Mer. C'est là que se sont développés tous les autres accidents indiqués ci-après.

Aujourd'hui B., âgé de 18 ans 1/2, en paraît 10 ou 12. Infantilisme des plus marqués.

Taille : 1m,36.

Membres grêles. La verge est celle d'un enfant de 10 ans. Le testicule gauche est gros, dur (sarcocèle probable).

Asymétrie de la face légèrement déviée à droite. Exostose médio-palatine, tibias en lames de sabre ; cette malformation existe au plus haut degré du côté gauche. Opacité de la cornée droite. Rien à noter du côté des oreilles.

Beaucoup de dents sont tombées ; celles qui restent sont cariées, mal plantées, mal formées

Caractère difficile. Albuminurie légère.

Vastes cicatrices bridées, irrégulières, occupant la région frontale et une partie du cuir chevelu, les régions temporo-pariétales, la partie externe du bras gauche, toute la circonférence et la plus grande partie de la hauteur de la jambe droite.

Quand le malade est entré dans notre service, à la partie périphérique de ces cicatrices existaient des ulcérations recouvertes de croûtes épaisses, qui sont aujourd'hui cicatrisées.

M. *Fournier.* Je ferai seulement remarquer, à propos de ce malade très intéressant, à quel degré de dégénérescense la syphilis réduit la race, pour arriver à produire un pareil nanisme : ce jeune homme de 19 ans paraît à peine en avoir 12 ou 13.

13e SÉANCE. — 28 FÉVRIER 1889.

Président : M. LAILLER.

Sommaire. — I. *Sclérodermie lardacée en plaques de la face*, par M. E. Besnier. — II. *Syphilis aggravée par l'alcoolisme, syphilide secondaire tuberculo-ulcéreuse*, par M. Fournier. — III. *Syphilis ignorée ; syphilomes nodulaires, groupés dans tous les tissus innervés par la portion funiculaire du facial droit ; difficultés particulières du diagnostic*, par M. E. Besnier. IV. *Acné pilaire cicatricielle, acné chéloïdienne de la nuque (chéloïde acnéique de Bazin, acné chéloïdienne de Vérité*, par M. E. Besnier. — V. *Dermatite exfoliatrice ayant dix-huit ans de durée*, par M. Hallopeau. — Discussion : MM. Lailler, Fournier. — VI. *De la flore cutanée à l'état normal et à l'état pathologique.* — *Microbes pyogènes de la peau*, par M. Quinquaud. — Discussion : MM. Hallopeau, E. Besnier. — VII. *Tuberculose pachyder-mique de la peau, ou lupus éléphantiasique végétant*, par M. Hallopeau. — Discussion : MM. E. Besnier, Lailler, Vidal. — VIII. *Zona ophthalmique*, par M. Vidal. — Discussion : M. E. Besnier.

I. — Sclérodermie lardacée en plaques de la face. — Sclérémie lardacée d'Alibert. — Chéloïde d'Addison. — Morphée blanche.

M. E. Besnier. — Voilà une jeune fille de 12 ans, blonde, bien portante, assez nerveuse, qui a vu se développer, il y a 13 mois, c'est-à-dire à la fin de janvier 1888, sans aucune douleur et sans cause locale appréciable, une tache blanche, un peu jaunâtre, immédiatement au-dessous du tiers postérieur de la branche horizontale du maxillaire inférieur, laquelle a continué à se développer progressivement, et occupe aujourd'hui une surface beaucoup plus grande qu'à l'origine, mesurant 6 centimètres sur 4.

Actuellement elle est constituée par la réunion bord à bord de trois ou quatre éléments qui font à la surface de la peau déprimée en plaque, une légère saillie de couleur blanc jaunâtre, lisse, un peu bridée, entourée à la périphérie du côté de la face d'un très léger anneau lilas (*lilac ring*). La ligne de séparation entre les parties saines et les parties malades est assez nettement accentuée par un bord arrondi légèrement saillant.

La consistance est dure, lardacée; il semble, au toucher, que cette partie soit congelée, ou qu'une portion de substance, plus dure que la peau, ait été encastrée dans le tégument.

L'examen à la loupe montre, en outre, sur quelques points, de très légères varicosités élégantes.

J'ai présenté ce cas, non pour la nécessité de décrire une affection aujourd'hui bien connue parmi nous, mais pour faire suite au cas montré récemment ici par M. Fournier, et pour établir qu'il ne s'agit pas d'une rareté.

II. — Syphilis aggravée par l'alcoolisme; syphilide secondaire tuberculo-ulcéreuse.

M. Fournier. La malade que je vous présente peut être considérée comme un type de ce que j'appelle la *syphilis alcoolisée*. En effet, cette jeune femme qui a 24 ans, et qui en est seulement à la première période de la syphilis (elle a un chancre ulcéreux de la grande lèvre gauche qui n'est pas encore cicatrisé), est atteinte comme vous le voyez d'une éruption secondaire intense et formée d'éléments que l'on retrouve ordinairement dans des syphilis plus anciennes.

Ce qui domine dans cette syphilide polymorphe papuleuse, papulo-tuberculeuse, tuberculo-ulcéreuse, ce sont les éléments ulcéreux analogues à ce que l'on observerait dans une syphilis tertiaire. Elle présente en même temps des syphilides des muqueuses et des troubles généraux, insomnie, douleur de tête, analgésie en quelques points du corps (les quatre extrémités, les deux seins, la région suspubienne).

J'ai dit que l'alcool dans ce cas particulier jouait le rôle de cause d'aggravation. En effet, cette fille est servante de brasserie et depuis cinq années se livre chaque jour à de nombreux excès de boissons (elle boit environ 30 bocks de bière, 3 ou 4 absinthes, de 3 à 15 petits verres

7

d'eau-de-vie, et plusieurs verres de liqueurs) ; elle n'a jamais été malade avant sa syphilis, sa mère est bien portante ; son père est mort tuberculeux. Nul doute donc que la syphilis qui s'annonce chez elle par une explosion secondaire aussi intense n'emprunte toute cette malignité aux habitudes alcooliques de cette malade.

Appendice. — Cette malade a été représentée le 11 avril 1889 : le traitement a agi merveilleusement sur elle ; toutes ces ulcérations sont cicatrisées. L'état général s'est amélioré, la malade a repris du poids et, chose intéressante, les analgésies qu'elle présentait ont complètement disparu. Elle a quitté l'hôpital.

III. — Syphilis ignorée. — Syphilomes nodulaires groupés dans tous les tissus innervés par la portion funiculaire du nerf facial droit — Difficultés particulières du diagnostic.

M. E. Besnier. Voici un cas de diagnostic d'une haute difficulté.

Il s'agit d'une femme de 53 ans atteinte, *depuis deux ans*, d'une lésion progressive développée dans le côté droit de la face et qui a déterminé, entre autres troubles fonctionnels, une paralysie de l'orbiculaire du côté droit, avec ectropion devenu permanent, lagophthalmie et épiphora, dernières altérations qui, seules, l'ont préoccupée et l'ont amenée à la consultation des Quinze-Vingts, d'où M. le docteur Valude, médecin de cet établissement, m'a fait l'honneur de me l'adresser pour l'aider à élucider ce cas, d'une difficulté tout exceptionnelle.

Indépendamment de la paralysie de l'orbiculaire et d'un faible degré de paralysie des muscles de la face accusé par l'abaissement de la commissure et l'impossibilité de la relever complètement, on voit tout d'abord une rougeur *livide* de toute la partie jugale de la face, avec empâtement et augmentation de volume à la périphérie. Puis, en remontant jusqu'à la région temporale et sourcilière, et en bas jusque vers le frein de la lèvre supérieure, on trouve un cordon de nodosités du volume d'un grain de blé à celui d'un gros pois, dont les unes se perçoivent seulement par le toucher, soit du côté de la peau, soit du côté de la muqueuse buccale ; les autres visibles saillantes, toutes indolentes, sans altération de la peau à leur surface, émanant de l'hypoderme, dans lequel quelques-unes sont encore roulantes, de consistance assez dure, sans aucune tendance au ramollissement.

Au centre de la joue, groupe de nodosités réunies par une gangue conjonctive ; si l'on pratique la palpation par la face muqueuse, buccale, on trouve, indépendamment des nodosités déjà signalées à la face interne de la lèvre supérieure dans sa moitié droite, une bride saillante, menée de l'insertion maxillaire des tissus de la joue, où elle commence par une nodosité, à la partie inférieure du sillon gingival, où reparaissent encore quelques nodosités ; les deux masses médianes supérieures sont mobiles. Nulle douleur ; pas d'élancements.

L'état général s'altère, et la malade a beaucoup maigri depuis six mois.

Quelle est la nature de ces productions ? — La première idée est que cela pourrait être syphilitique ; cependant il n'y a nul antécédent ; la malade a cinq enfants bien portants ; il y a au moins six mois que les tumeurs nodulaires de la face sont reconnues, et elles n'ont aucune tendance à l'évolution gommeuse.

En voyant la lividité et les varicosités de la peau, on pourrait penser à la scrofulotuberculose ; la lenteur de l'évolution de certaines gommes tuberculeuses ne serait pas inconciliable avec cette idée, mais rien autre ne l'appuie, ni dans l'état des viscères ni dans la série antécédente.

Si l'on tient compte des antécédents négatifs que nous avons indiqués pour la syphilis et de la cachexie qui débute, on est amené à l'idée de néoplasme malin ; mais ici encore, je ne peux donner aucune conclusion ferme, et nous n'avons plus que deux recours ; le *traitement d'épreuve et la biopsie*. Nous commencerons par le traitement d'épreuve.

Appendice. — Dans la séance du 14 mai, M. E. Besnier a présenté la malade *guérie* après dix jours du traitement mercuro-iodopotassique. Il ne restait plus trace des symptômes de tout ordre constatés deux semaines auparavant. On avait fait chaque jour de larges frictions d'onguent mercuriel à la nuque, et donné 40 grammes par jour de sirop de Gibert sans interruption, malgré la congestion intense, iodopotassique pharyngée qui était survenue, et quelques jours de diarrhée.

IV. Acné pilaire cicatricielle, acné chéloïdienne de la nuque (chéloïde acnéique de Bazin), acné chéloïdienne de Vérité.

M. E. Besnier. Voici un homme vigoureux, de l'âge de 26 ans, bien portant, qui présente depuis environ deux ans une éruption de « petits boutons » localisés à la nuque, très précisément à la limite inférieure de la partie postérieure du cuir chevelu, en même temps que sur quelques autres points du corps, particulièrement la région velue du sternum, les régions velues de la partie supérieure des bras, toute la région dorsale, qui est franchement acnéique, présentant à la fois en grand nombre des éléments acnéiques en activité et des cicatricules caractéristiques. Il en existe aujourd'hui également quelques-unes dans diverses régions pilaires du visage, mais ces éléments paraissent être de date récente.

C'est seulement il y a un an environ, c'est-à-dire un an après le début, que les lésions ont commencé à s'agglomérer, à faire masse, et, depuis ce temps, malgré l'intervention d'un traitement fait en ville, les lésions n'ont pas cessé de s'accroître en étendue et en surface. Elles sont aujourd'hui constituées par des saillies atteignant 1 centimètre à 1 centimètre et demi au-dessus du niveau, de forme irrégulière, allongées tranversalement et occupant la presque totalité de la nuque. Leur surface est irrégulière, bosselée, présentant une coloration légère, des squames, des croûtes rouges, des petites saillies papuliformes, centrées par un poil, une croûtelle ou une petite cavité, des points cicatriciels lisses, glabres, ou bien traversés par des poils isolés ou par des bouquets de poils disposés en manière de brosse. A la base, qui se relie aux tumeurs et à la peau par des prolongements ou digitations irrégulières, on trouve des surfaces complètement cicatricielles, de la peau saine, et surtout une série d'éléments accessoires périphériques, constitués par les petites saillies acnéiques déjà décrites, tout à fait semblables sur les points où elles se montrent isolées, et sur les éléments arrivés à leur degré le plus élevé. En outre, quelques éléments de même nature, tout à fait isolés, se développent depuis peu le long des branches montantes du maxillaire inférieur, dans l'espace intersourcilier et jusque sur la lèvre supérieure.

En résumé, malade acnéique présentant, en même temps que de l'acné vulgaire du dos et du sternum, de l'acné pilaire de la face et de la nuque, laquelle dans cette dernière région est devenue cohérente, confluente et a formé, par suite de l'évolution chéloïdienne, des cicatrices consécutives, les masses que l'on observe aujourd'hui à la région de la nuque et qui constituent la maladie décrite par Bazin sous le nom de chéloïde acnéique de la nuque, par le docteur Vérité, sous le nom d'acné chéloïdienne, que j'ai moi-même désignée autrefois sous le nom de sycosis chéloïdien de la nuque, voulant indiquer par là qu'il s'agissait d'une maladie du système pilaire, mais que je suis aujourd'hui plus disposé à dénommer acné pilaire cicatricielle ou chéloïdienne.

M. *Lailler* demande à M. Besnier s'il a fait sur cette affection des recherches histologiques et s'il y a trouvé des parasites.

M. *E. Besnier*. Ces recherches ne m'ont jamais donné aucun résultat positif; mais elles doivent être reprises à l'aide des données nouvelles de la microbiologie parasitaire.

V. — Dermatite exfoliatrice ayant dix-huit ans de durée.

M. **Hallopeau** présente un malade atteint depuis dix-huit ans d'une *herpétide exfoliatrice généralisée*. Soigné par Bazin en 1872, il est sorti guéri de son service, mais la maladie a bientôt récidivé ; en 1882, son état était le même qu'aujourd'hui. Toute la surface de la peau présente une coloration avec des taches plus foncées ; elle est parsemée de squames. Celles-ci sont plus ou moins adhérentes et très abondantes : généralement fines, elles sont plus larges sur le cuir chevelu, plus éparses au-dessous des genoux et au niveau des coudes ; elles reposent par places sur des saillies rouges appréciables à la vue et au toucher, bien que fort peu accentuées. La peau est sèche et rugueuse ; elle est fendillée et épaissie à la paume des mains et à la plante des pieds ; on remarque une dilatation des follicules pilo-sébacées, particulièrement appréciable au cuir chevelu, à la partie inférieure des avant-bras et sur le dos des phalanges. Il y a un certain degré d'ectropion. Les poils des aisselles sont tombés depuis 4 ans et ceux du pubis sont très raréfiés ; la calvitie est très prononcée ; les ganglions des aines, des aisselles et des épitrochlées sont notablement tuméfiés. Le malade n'a jamais éprouvé de prurit. Un épithéliome s'est développé à l'angle de la paupière gauche.

M. *Lailler*. Ce malade est un exemple frappant de l'intérêt que présente l'évolution des dermatoses et l'importance qu'il y aurait à pouvoir poursuivre leur évolution et à retrouver les observations prises pendant les séjours successifs que les malades font dans l'hôpital.

M. *E. Besnier*. Il est très difficile de faire chez ce malade un diagnostic à la suite d'un examen sommaire et extemporané. Cependant, à cause de la longue durée de l'affection qui remonte à plus de 18 ans, il est impossible d'admettre soit une dermatite exfoliatrice, soit un pityriasis rubra sans autre qualification. Pour mon compte, je serais porté à admettre, à première vue, qu'il s'agit d'un pityriasis rubra pilaire, déformé par suite de sa longue durée, d'une forme fruste, effacée par le temps de cette dermatose. A l'appui de cette opinion, j'invoquerai la durée de la maladie, l'hypertrophie des plis de la peau et la présence sur la face dorsale des doigts de cônes épidermiques déformés et atténués : cette lésion est certainement peu apparente au premier abord, mais en la recherchant, on la retrouve. Au sommet des coudes, on trouve une exagérations des squames qui offrent une épaisseur considérable. Il est vrai que les lésions ne présentent pas de prédominance dans les régions axillaires, mais les poils ont disparu dans ces régions.

M. *Hallopeau*. Depuis 4 ans que je suis ce malade, son état est resté stationnaire. Deux caractères me font hésiter à admettre un pityriasis rubra pilaire ; ce sont, la généralisation des lésions cutanées et l'existence d'adénopathies.

M. *E. Besnier*. Les adénopathies et la généralisation la plus absolue ne sortent pas du cadre du pityriasis pilaire.

VI. — De la flore cutanée à l'état normal et à l'état pathologique.

M. Quinquaud. Indépendamment de divers mycodermes, de nombreux parasites d'importation externe, d'un bacille amylobactère que j'ai décrit dans mes leçons sur les maladies de la peau, on rencontre à la surface du tégument de nombreuses variétés de microbes pyogènes, qui ont tout à fait distinctes de ceux que l'on a bien étudiés dans les suppurations chirurgicales.

Il ne s'agit ni des streptocoques ni des staphylocoques classiques de la suppuration, mais d'autres organismes que l'on peut cultiver de tube à tube, injecter d'animal à animal.

L'un de ces microbes donne lieu à une bulle purulente, l'autre à une pustule, un autre à une pyémie spéciale.

Ces microphytes pyogènes se rencontrent en particulier dans les affections squameuses, dans les squames du psoriasis, par exemple.

L'un d'eux est un streptocoque différant des streptocoques pyogènes connus. Il ne liquéfie la gélatine qu'après un temps assez long. Injecté au lapin, il provoque de l'amaigrissement et l'apparition de foyers purulents ; cette infection purulente évolue lentement : elle dure des mois. C'est ce qui a eu lieu chez le lapin que je présente ici. On trouve un abcès oculaire, un autre sous-maxillaire, des abcès cutanés ; l'autopsie démontre l'existence d'un abcès du poumon. Il y a là évidemment des caractères particuliers, qui n'appartiennent pas aux organismes pyogènes jusqu'à présent étudiés par les divers auteurs.

On rencontre quelquefois chez l'homme des suppurations chroniques de la peau qu'on ne sait à quoi rattacher. On pense à la morve, au farcin chronique. On se trouve en présence d'infections encore inconnues.

N'est-il pas possible qu'il s'agisse de quelque agent pyogène semblable au streptocoque dont il vient d'être question ? Il existe beaucoup d'autres microbes pyogènes à la surface de la peau ; j'en ai distingué plusieurs variétés dans les squames du psoriasis ; il y en a certainement beaucoup d'autres espèces différentes. Je me propose d'ailleurs de revenir sur ce sujet, afin d'établir nettement une étude aussi complète que possible des nombreuses espèces de microorganismes que l'on rencontre à la surface de la peau, afin de les distinguer les unes des autres ; les uns étant tout à fait étrangers aux lésions morbides ; d'autres, au contraire, ayant un rôle fondamental dans la pathogénie des affections cutanées.

M. *Hallopeau* pense aussi qu'il y a des variétés encore indéterminées dans les suppurations cutanées. Toutes n'appartiennent pas au même type, soit qu'elles ne correspondent pas au même agent pathogène, soit que les sujets réagissent différemment sous l'influence des microbes vulgaires du pus.

M. *Fournier*. Le streptocoque dont a parlé M. Quinquaud est-il particulier au psoriasis?

M. *Quinquaud*. Non, on peut aussi le rencontrer dans d'autres affections squameuses. C'est un microbe de la surface de la peau, rien de plus.

VII. — Tuberculose pachydermique.

M. **Hallopeau** présente de nouveau un malade qu'il a déjà fait voir antérieurement et qui est atteint d'un *lupus éléphantiasique et végétant* : les lésions offrent une telle analogie avec celles de la syphilis que le diagnostic a pu être considéré comme douteux. La présence de nodules lupiques persistant au milieu des cicatrices est cependant caractéristique. Soumis pendant plus de deux mois à un traitement spécifique énergique, le mal a persisté. Ce lupus est remarquable par l'étendue des lésions qui occupent la plus grande partie des deux membres inférieurs et une partie du tronc, par l'aspect éléphantiasique des jambes et des pieds, par la présence de nodosités végétantes, par l'épaisseur des croûtes et par la profondeur des ulcérations.

M. *E. Besnier*. Je partage absolument l'avis de M. Hallopeau. Il s'agit d'un très beau cas de lupus avec développement éléphantiasique des téguments, en raison de sa longue durée. En effet, on trouve des végétations très prononcées et des éléments chéloïdiens qui sont très fréquents dans la scrofulo-tuberculose. Donc, malgré l'apparence syphiloïde des lésions, celles-ci sont, sans aucun doute, de nature tuberculeuse. Je demanderai seulement si le malade n'est pas glycosurique : la glycosurie est quelquefois le point de départ de lésions aussi étendues dans la syphilis et dans la tuberculose.

M. *Lailler* fait remarquer l'écoulement d'apparence lymphatique qui se fait par les ulcérations du pied.

M. *Vidal*. Je suis parfaitement d'accord avec mes collègues : c'est bien certainement un cas de lupus éléphantiasique, une pachydermie développée consécutivement à un lupus. Les lésions de la main sont caractéristiques de la tuberculose ; les bords de la lésion sont parsemés de petits points jaunâtres comme ceux bien connus de la tuberculose buccale : c'est là un caractère général des lésions tuberculeuses; de plus, on voit de petits abcès intra-dermiques très superficiels d'où la pression fait sourdre du pus ; ce caractère ne se constate pas dans la syphilis et est spécial à la tuberculose.

VIII. — Zona ophthalmique.

M. Vidal. Voici un zona ophthalmique, mais n'occupant que certaines branches du nerf (lacrymale, frontale et nasale externe); aussi n'y a-t-il pas là toutes les lésions oculaires qu'on pourrait rencontrer. Le nasal interne est aussi respectée; l'œil est sauvé de la panophthalmie : la cornée n'est pas intéressée, mais seulement la conjonctive, qui est en chémosis.

La lésion date de 10 jours. Douze heures après une vive douleur susorbitaire, il vint de la rougeur et de la tuméfaction, puis se montrèrent des vésicules. Seulement le malade a employé pour se panser de la graisse et d'autres irritants ; aussi le diagnostic était-il difficile à l'entrée devant ces croûtes impétiginiformes.

M. E. Besnier. Ici et même dans les cas de zoster ophthalmique partiels, dans tous les zosters ophthalmiques, il y a *anesthésie de la cornée.* Elle persiste, ici, au dixième jour. Tant qu'elle dure, il faut surveiller la cornée. Enfin, le malade doit être prévenu qu'il gardera des *cicatrices indélébiles.*

M. Vidal. Comme pour tous les autres zonas, ou du moins toutes celles de leurs lésions qui sont brunes, noirâtres, à épanchement sanguin, ayant entamé l'épaisseur du derme.

14e SÉANCE — LE JEUDI 7 MARS 1889.

Président : M. Lailler.

I. — Xanthome glycosurique intermittent (Xanthome des diabétiques, Xanthome temporaire des diabétiques).

M. E. Besnier. Voici l'exemple le plus remarquable que l'on puisse voir d'une dermatose rare, généralement très peu connue, et dont les grandes lignes seulement sont tracées. On en trouve les premières notions dans le remarquable travail de Malcolm-Morris (1) et

(1) *Patholog. transact.,* t. XXIV, 1883.

dans l'étude critique de Chambard (1), 1883-1884, qui renferme les indications bibliographiques nécessaires ; depuis, la question est à peu près restée stationnaire, encore obscure sur certains points, et prêtant à discussion.

Cependant je considère comme acquis :

a) Que la lésion anatomique est de l'ordre xanthomateux et qu'il ne s'agit pas d'un *xanthomoïde ;*

b) Que les caractères objectifs des altérations cutanées concordent également avec ceux des autres espèces du genre, lesquelles sont plus variées qu'on ne le croit généralement, ainsi que je l'ai déjà indiqué.

Cette espèce de xanthome n'est pas commune, mais elle n'est pas aussi rare que l'on pourrait le croire ; beaucoup de faits échappent si l'observateur est insuffisamment éclairé ; pour ma part, c'est le quatrième exemple que je note, mais j'en ai certainement méconnu plusieurs à une époque antérieure à la publication de Malcolm-Morris.

Le premier était absolument identique à celui-ci, et, bien que je n'aie pas trouvé de glycose dans l'urine du patient, j'ai cependant, chose en apparence paradoxale, porté le diagnostic de xanthome des glycosuriques, ou de la glycosurie, parce que le malade était obèse, et *que son père était un glycosurique avancé ;* pour le fils, la glycosurie n'était qu'une question de temps. Si j'ai rapporté ce fait, c'est qu'il montre que le xanthome et la glycosurie *ne dépendent pas l'un de l'autre,* mais qu'ils appartiennent, l'un et l'autre, à une même dyscrasie à classer dans « l'arthritisme » ancien ; la *fonction hépatique* étant dans les espèces, dans toutes les espèces du genre xanthome, l'agent véritablement provocateur des manifestations xanthomatiques, ou au moins les accompagnant inévitablement.

Dans le xanthome des *glycosuriques,* il faut signaler *quelques particularités* spéciales :

a) La fréquence plus grande des localisations buccales ;

b) L'absence ordinaire (mais non constante comme on l'a dit) des plaques palpébrales. Une de mes malades, glycosurique intermittente et hépatique permanente avec un prurit chronique, a présenté après trois années de mon observation des plaques jaunes palpébrales absolument caractéristiques et qui sont la seule manifestation xanthomateuse externe qu'elle ait encore produite. A noter également l'absence ordinaire des lignes xanthomatiques des plis palmaires, et la fréquence plus grande des formes à tubercules ponctués ou ombiliqués.

c) Que les phénomènes subjectifs, prurit, douleurs spontanées ou provoquées, primitives ou secondaires, etc., sont plus marqués dans le xanthome sucré que dans le xanthome commun.

(1) *Annales de dermatologie,* 2e série, t. **V,** 1884.

d) Enfin et par-dessus tout que le xanthome glycosurique est, habituellement, non toujours, spontanément involutif, intermittent ou rémittent, évoluant par poussées avec rapidité, mais disparaissant de même sans laisser aucune trace de son passage.

Voilà les grandes lignes et les points suffisants pour fixer l'attention.

Le malade que je vous présente est un homme de 42 ans, *obèse*, ayant dans ses antécédents personnels une pleurésie, *une colique hépatique* et divers accidents de froid.

Père vivant, mère morte (de la poitrine) vers 28 ans. Une sœur maternelle morte jeune. Les frères d'un autre lit (paternel) sont bien portants et vivants.

Le malade, à l'âge de trente ans, avait dix enfants ; quatre sont vivants, bien portants, non obèses. Ceux qui sont morts sont morts en nourrice. Le malade n'a jamais eu la syphilis.

Il y a 6 ans, à la suite d'une rectite hémorrhoïdaire et d'un traitement par un sirop conseillé par un empirique, première apparition de l'éruption sur les mains, poignets et faces palmaires.

A ce moment, le malade ne sait pas s'il était antérieurement ou non glycosurique. Cependant il avait de la soif, et le premier examen fait par le médecin a démontré l'existence d'une glycosurie intense (72/1000), ce qui veut dire que la glycosurie remontait à une époque déjà éloignée. Depuis ce temps, la glycosurie a continué avec des alternatives, malgré le régime, et les dernières analyses donnaient encore 78/1000.

Durant ces 5 années, voici ce qui se passe pour l'éruption : d'habitude l'éruption débute vers le mois de juillet, continue en progressant et diminue d'une manière également progressive jusque vers le mois de novembre, où elle finit sans laisser aucune trace.

Cette année, l'éruption, qui a commencé au mois de juillet de l'année précédente (1888), a bien cessé au mois de novembre, mais incomplètement, et elle a immédiatement réapparu. Elle a pris une marche simultanément ascendante et descendante, c'est-à-dire que quelques éléments apparaissaient, pendant que d'autres disparaissaient (1).

Pendant le même temps, les forces du malade ont décliné sensiblement, bien qu'il ne soit pas et qu'il n'ait jamais été impuissant, sans qu'il se soit fait d'amaigrissement proportionnel.

État actuel. — Embonpoint encore très prononcé. Vigueur musculaire, teint coloré du visage, aucune trace d'amaigrissement, même partiel.

Éruption généralisée, symétrique de xanthome papuleux jaune rougeâtre, dont beaucoup d'éléments sont composites, et quelques-uns ponctués ayant pour lieux d'élection le sommet des coudes où elle forme des agglomérats, confluents au sommet, discrets à la périphérie. De ces deux points, l'éruption s'étend vers la région du cubitus, sur le dos des poignets, irrégulièrement à la face antérieure du bras et de l'avant-bras. Quelques rares éléments à la nuque et un dernier petit groupe en arrière des aisselles.

(1) Depuis le jour de la présentation à la réunion, 7 mars, jusqu'au 15 mai jour de l'impression de ce compte rendu, le malade a été traité énergiquement; l'éruption xanthomatique a presque complètement disparu.   E. R.

Sur le tronc, sur l'abdomen, rien. Sous les aisselles, taches d'érythrasma. Sur le visage, les conjonctives, la muqueuse buccale, le cuir chevelu, rien. A la paume des mains, quelques rares éléments semblables à ceux du corps, mais respectant complètement les plis.

Membres inférieurs. — Deux immenses plaques d'érythrasma dans les plis inguino-scrotaux, pas de balanite glycosurique. Bouquet cohérent au niveau des genoux. Réapparition en haut des cuisses, à la *région lombaire, à la région fessière*, au niveau des plis fessiers. Quelques éléments discrets dans les creux poplités.

Rien aux organes génitaux.

Sur le dos des pieds, quelques très rares et très petits éléments. On n'en trouve que deux ou trois à la plante des pieds.

Les phénomènes subjectifs sont les suivants : brûlure, pas de prurit, sensibilité (tenderness), particulièrement aux extrémités. Phénomènes douloureux multiples.

Ce dont le malade se plaint le plus, ce sont des douleurs de toute espèce, le plus souvent nocturnes, du type des secousses électriques, très souvent fonctionnelles et très irrégulières dans leur évolution.

M. *Hallopeau.* La différence d'évolution entre le xanthome simple et le xanthome des diabétiques n'implique-t-elle pas une différence de nature entre ces deux affections? La disparition possible du xanthome des diabétiques plaide dans ce sens.

Dans un travail tout récent sur ce sujet, F. Barlow (1) vient d'émettre une opinion analogue. Il se base sur une observation personnelle et sur des faits analogues de Bristowe, d'Addison et Gull, et de Malcolm-Morris. Outre la rapidité du développement des tumeurs et de leur évolution rétrograde, il invoque, pour les séparer du xanthélasma, l'absence des taches et des stries que l'on observe dans cette affection, la dureté des tumeurs contrastant avec la mollesse des plaques xanthélasmiques, leur coloration qui n'est jaune qu'exceptionnellement et seulement à leur surface, sous certains rapports leur structure autant qu'on peut la connaître, l'absence d'ictère, et enfin le défaut de localisation dans les paupières. Je pense, avec l'auteur anglais, que, malgré des analogies incontestables, ces différences sont assez accentuées pour qu'on ne puisse considérer comme identiques ces deux affections.

M. *E. Besnier.* Je sais toutes ces objections faites à l'identité de nature des affections xanthomateuses, et j'ai déjà été au-devant de plusieurs d'entre elles; je rappellerai seulement que j'ai observé le xanthome en plaques palpébrales chez une glycosurique; que le xanthome non diabébétique *peut* disparaître; que tous les xanthomateux non glycosuriques n'ont pas le xanthome des plis, que l'ictère n'est pas constant chez les xanthomateux, et qu'il ne faut pas confondre la xanthochromie cutanée avec l'ictère, qui en est distinct. J'admets parfaitement que la question du

(1) F. BARLOW, *Monatsh. f. prakt. Dermatol.*, 1888, n° 23.

xanthome des glycosuriques ait besoin d'études nouvelles ; mais dans l'état où elle est actuellement, la dualité m'apparaît plus probable que l'unité.

M. *Lailler* demande si l'alcoolisme n'a pas joué un certain rôle chez le malade présenté par M. Besnier. Il peut y avoir là une cause d'exci-.tation des lésions cutanées.

M. *E. Besnier*. Le malade n'est pas alcoolique. Il est habitué à une nourriture très substantielle, trop substantielle même, étant donnée l'absence presque totale d'exercice à laquelle sa profession l'oblige.

II. — Gomme de la verge simulant un chancre syphilitique.

M. **Hallopeau** présente un malade âgé de **27** ans, cordonnier, atteint de syphilis il y a 7 ans et portant sur la verge une ulcération qui ressemble à un chancre induré.

M. *Fournier*. C'est un type de syphilide tertiaire chancriforme : au point de vue du diagnostic différentiel avec le chancre induré, je ferai remarquer que le fond de l'ulcération est irrégulier, alvéolaire, tourmenté, tandis que le chancre a une surface plane et lisse.

Cette lésion est du plus haut intérêt, parce que c'est elle qui a été prise pour un chancre dans les cas où on a admis l'existence d'une syphilis doublée. Lorsqu'on lit les prétendues observations de réinfection syphilitique, on remarque que la lésion qui est considérée comme un nouveau chancre répond précisément à la description de la syphilide chancriforme ; du nombre assez considérable de cas semblables que j'ai pu observer, je suis en mesure de conclure que sur des syphilitiques il se produit assez fréquemment sur la verge des ulcérations à bords indurés, à fond irrégulier, qui peuvent, jusqu'à un certain point, simuler un chancre induré, mais que l'on ne connaît pas de récidive du chancre : la syphilis ne se double malheureusement pas.

M. *Besnier*. En présence de faits semblables, une question se pose : Ces lésions qui se développent ainsi sur la verge de sujets syphilitiques ne sont-elles pas dues à la persistance, dans les tissus où s'est développé le chancre, de quelque élément syphilitique dont la germination se fait seulement à une époque tardive ?

Dans l'hypothèse que je formule, les lésions tertiaires de la syphilis ne sont pas dues à la migration dans le sang de l'agent pathogène de la syphilis, mais à sa reviviscence dans les téguments après un temps de sommeil plus ou moins prolongé.

M. *Lailler*. M. Fournier a-t-il pu constater de quelle façon débutent ces lésions ? S'agit-il d'une ulcération se produisant sur des tissus infiltrés en nappe, ou bien l'ulcération résulte-t-elle de la fonte ou de l'ouverture d'une production gommeuse ?

M. *Fournier*. En ville, où les malades s'observent avec plus de soin qu'à l'hôpital, j'ai pu interroger plusieurs malades sur le mode de début, et ils m'ont tous dit que la lésion débutait par des « duretés qui sont d'abord profondes, puis qui s'excorient et qui produisent une plaie ». Moi-même, j'ai pu constater que, autour de l'ulcération, il existe des noyaux profonds d'induration.

Au point de vue du siège de l'ulcération et de ses rapports avec le siège du chancre initial, M. Besnier a parfaitement raison : souvent les lésions débutent à la place même qu'occupait le chancre. J'ai l'habitude, lorsqu'un malade vient me consulter pour un chancre, de noter sur un croquis le siège exact de la lésion ; j'ai pu revoir plusieurs de mes malades atteints de syphilide chancriforme et constater, en me reportant à mon croquis, que celle-ci avait bien le même siège que le chancre primitif. Cependant je n'oserais pas dire que l'ulcération est le résultat du développement tardif de germes déposés dans les tissus depuis longtemps, depuis l'origine de la syphilis.

M. *E. Besnier*. Il faut insister sur le *début profond* de ces indurations qui sont *pré-ulcéreuses ;* cette constatation est de première importance pour le diagnostic positif.

M. *Vidal*. Il m'est également arrivé d'assister au développement de ces lésions et de constater qu'elles succèdent à une induration gommeuse.

M. *Hallopeau*. Les assertions du malade que je viens de présenter confirment ce que viennent de dire mes collègues : avant l'ulcération, cet homme avait remarqué une induration siégeant au même point ; quant au siège de son chancre, il se rappelle qu'il était exactement celui de la lésion actuelle.

III.—Alopécie par grattage (trichomanie ou trichotillomanie).

M. Hallopeau présente un jeune homme atteint de plaques d'alopécie incomplète qui pourraient, au premier abord, en imposer pour une forme anormale de teigne. Les cheveux y semblent raréfiés et ceux qui persistent sont très courts. Un examen attentif permet de constater qu'il s'agit d'une fausse alopécie provoquée artificiellement par le malade. L'examen des cheveux a suffi pour s'assurer qu'il ne s'agit pas d'un début de pelade, car ils s'arrachent difficilement et ils ont leurs caractères normaux. Ce jeune homme, atteint d'une véritable vésanie, accuse, dans toutes les régions velues, un prurit intense, se gratte partout avec frénésie, arrache ses cheveux par touffes et produit ainsi ces plaques en partie dénudées. Ce n'est pas seulement sur le cuir chevelu que portent ces manœuvres : les poils des sourcils, de la barbe, des aisselles et du pubis sont également arrachés par places.

M. *E. Besnier.* On pourrait appeler TRICHOMANIE cet état bizarre. J'ai vu un enfant qui, jour et nuit, s'arrachait les cheveux *pour les manger;* Les *onychomanes onychophages* sont très communs, et constituent une variété fréquente et trop peu connue de *manie infantile.*

M. *Lailler.* Les enfants qui se mangent les ongles le font sans aucune cause : ici il y a une cause, le prurit.

M. *E. Besnier.* Sans doute, mais tous ceux qui se grattent n'arrachent pas leurs poils.

M. *Hallopeau.* Je proposerai la dénomination de TRICHOTILLOMANIE (de τιλλομαι, qui signifie : j'arrache).

IV. — Lichen obtusus.

M. **Tenneson** présente une femme âgée de 22 ans, chez laquelle il existe du lichen obtusus sur les membres supérieurs et du lichen hypertrophique et corné sur les membres inférieurs. Il est curieux de constater l'existence simultanée et parallèle de ces deux variétés du lichen chez la même malade. L'affection a débuté il y a trois ans ; elle est très prurigineuse.

M. *Vidal* a observé la malade dans son service. Il a pu assister au développement des lésions. Au début, se montraient des papules blanchâtres, qui plus tard se pigmentaient et devenaient cornées. Progressivement elles ont passé successivement par les dimensions que l'on remarque encore aux membres supérieurs, pour arriver au développement considérable que l'on observe aux membres inférieurs.

Le moulage et la photographie ont du reste été faits.

M. *Tenneson.* Aux membres supérieurs, ce que l'on constate, c'est exactement le lichen obtusus de Unna avec sa dépression centrale. Il est impossible de prononcer ici le mot de lichen plan.

Le lichen du reste comprend plusieurs variétés distinctes les unes des autres : le lichen plan ; le lichen obtusus de Unna ; le lichen hypertrophique corné; le lichen atrophique de M. Hallopeau; le lichen acuminé, forme grave décrite par Hébra.

M. *E. Besnier.* Je suis d'accord avec M. Tenneson pour admettre, dans le lichen, compris comme genre, des espèces différentes: 1° le lichen ruber de Hebra, qui renferme lui-même deux variétés : le lichen acuminé mal connu en France et le lichen plan ; 2° le lichen obtusus, décrit par Unna avec une grande précision. Le lichen obtusus avait été souvent observé à l'hôpital Saint-Louis où nous l'appelions *lichen à papules géantes.*

M. *Vidal.* Le lichen obtusus de Unna comprend des formes nombreuses. Il peut être aigu ou chronique. Sous la même dénomination, cet auteur a rangé des choses différentes, en particulier certains cas de lichen ruber.

Ici les lésions ont commencé par des papules blanches qui sont plus tard devenues cornées et brunâtres ; mais il s'agit du même élément observé à des stades successifs de développement : l'état tubéreux corné représente son degré ultime d'évolution, sa période d'état.

M. *Brocq.* J'ai observé la malade au début de son affection et ai pu constater le passage successif des lésions de la petite papule blanche à la papule tubéreuse et cornée. Les papules ont été autrefois sur les jambes ce qu'elles sont en ce moment sur les bras.

A son passage à Paris, Unna a réclamé comme lichen obtusus une pièce du musée relative à un enfant. Les papules y sont d'un rouge vif. Est-ce la même chose ? Il est bien difficile de confondre sous la même rubrique la maladie de l'enfant en question et celle de la femme présentée par M. Tenneson.

M. *Tenneson.* En résumé, nous sommes tous d'accord pour considérer le lichen comme une espèce morbide qui comprend des variétés différentes, tandis qu'on considérait autrefois le lichen comme l'expression symptomatique de maladies dissemblables.

M. *Vidal.* Une pièce moulée, déposée par moi au musée, représentant le membre inférieur de la malade qui vient d'être montrée, a été étiquetée à tort : lichen plan corné. Je n'accepte pas cette dénomination, elle doit être remplacée par celle-ci : *lichen tubéreux corné.* Je tiens beaucoup à relever cette erreur.

M. *Lailler.* Et le traitement ?

M. *E. Besnier.* Pour les uns la médication arsenicale à haute dose doit constituer la base du traitement, pour les autres le traitement local importe seul. J'ai recours à l'un et à l'autre, et j'emploie surtout l'emplâtre de Vigo comme réducteur direct des lésions; et le traitement mécanique, la rugination dans les cas de lichen corné invétérés et rebelles.

M. *Vidal* recommande contre le lichen corné l'application du savon noir et par-dessus le savon noir de cataplasmes. Le matin on enlève la carapace cornée des papules avec la pierre-ponce.

L'emmaillottement par le sparadrap à l'huile de foie de morue rend ici les mêmes services que dans le lichen agrius.

V. — Syphilis héréditaire tardive.

M. Hallopeau. Voici une jeune fille de 19 ans qui présente les particularités suivantes :

Le père était syphilitique avant la naissance de l'enfant ; la mère a eu une éruption généralisée avant et au moment de la naissance de l'enfant.

On ne peut obtenir de renseignements exacts sur les accidents présentés dans l'enfance. Nous savons seulement qu'il s'est produit :

1° Des suppurations multiples dont on voit à l'heure actuelle les cicatrices déprimées et adhérentes au squelette sur le côté gauche du thorax, au-dessous des deux seins et à la jambe gauche ;

2° Une déformation rachitique du thorax ;

3° Une altération de l'isthme du gosier qui a amené la disparition de la luette et détruit le voile du palais ;

4° Une double kératite avec iritis, d'où il est résulté une opacité notable des deux cornées, l'atrésie pupillaire à gauche et la dilatation pupillaire à droite ;

5° Une légère surdité ;

6° Des altérations des dents qui ont amené la chute des incisives.

Actuellement, la malade est chétive et mal développée ; elle ne paraît pas son âge ; elle présente, outre les stigmates précédemment énumérés, une tuméfaction à la partie inférieure du bras gauche remontant à 5 mois. Le membre augmente brusquement de volume à sa partie moyenne et reste gonflé jusqu'au-dessous du coude. On sent là une masse volumineuse qui paraît proéminer tout autour de l'os ; elle est dure en dehors et en dedans et un peu ramollie à la face postérieure du bras. Il y a un peu d'affaiblissement du bras ; les mouvements de l'avant-bras sont normaux. La malade accuse des céphalalgies fréquentes. Elle avait dans son enfance des pertes de connaissance qui ont disparu à l'heure actuelle.

La lecture est impossible par suite de l'opacité cornéenne et les deux pupilles paraissent immobiles.

Cette syphilis héréditaire nous paraît remarquable par la multiplicité, la gravité et la persistance de ses manifestations.

M. *Fournier*. Je désire, à propos de cette malade, appeler l'attention sur une recherche qui dans des cas semblables présente un grand intérêt : je veux parler des accidents syphilitiques qui ont pu se produire dans le jeune âge chez les sujets présentant des lésions tardives d'hérédo-syphilis. Dans la plupart des observations anciennes et dans beaucoup des observations récentes, on n'a pas fait cette recherche ou bien on dit, sans préciser, que le sujet n'a eu aucun accident spécifique dans les premiers mois de son existence. Aujourd'hui, ces renseignements ne sont plus suffisants, et il est extrêmement important de noter avec soin, après un interrogatoire attentif et précis, tous les incidents pathologiques de ces sujets, et de savoir s'il s'agit d'une syphilis qui s'est déroulée dès les premiers mois de l'existence et dont le cours s'est poursuivi d'une façon continue, ou si, au contraire, les premiers accidents syphilitiques ne se sont montrés qu'à une période tardive.

VI. — Érythème vacciniforme syphiloïde, ou Syphiloïde vacciniforme infantile.

M. É. **Besnier.** Voici un très bel exemple d'une affection *syphi-*

loïde, que l'on observe dans la première enfance, particulièrement sur les petites filles, dans la région génito-anale et dans les grands plis des membres inférieurs.

Généralement, universellement, confondue avec les syphilides papuleuses plates, humides, les plaques syphilitiques ; M. Fournier, M. Hallopeau, M. Feulard et moi en poursuivons simultanément l'étude depuis plusieurs années. J'en ai indiqué les faits principaux dans une conférence clinique reproduite dans le *Bulletin médical* du 19 juin 1887, sous le titre de Syphilis infantile (Syphilides et Syphiloïdes), p. 499 et suiv. La pièce du musée de Saint-Louis 385 (de la collection particulière du professeur Fournier) en donne un bon exemple — l'observation de l'enfant a été publiée par M. Feulard dans la *France médicale* de 1887 sous le titre de : Éruption papuleuse d'aspect vacciniforme ou syphiloïde, survenue à la région génitale chez une petite fille de 23 mois. Les pièces du musée n°ˢ 1261 et 1352 déposées par M. Hallopeau ont trait à la même affection.

Voici l'enfant, et son observation :

L'enfant est née à terme le 14 octobre 1888, de père et de mère sains ; elle a été mise en « nourrice », mais pour être élevée « au biberon », dans le Loir-et-Cher. La « nourrice » était saine.

Avant cette enfant, la mère avait eu : 1° une fille, morte à 22 mois, de diarrhée, sans autre accident, sans avoir présenté jamais de taches sur la peau ; fut élevée en nourrice; 2° un garçon, né un an après, actuellement âgé de 5 ans, bien portant, élevé par la mère ; 3° une fille, née trois ans après, âgée actuellement de 25 mois, toujours bien portante, élevée par la mère ; 4° l'enfant qui est présentée.

Le père, que nous avons examiné, âgé de 40 ans, assez vigoureux, ne présente aucune trace d'accident spécifique actuel ou ancien.

La mère, enfin, n'a aucun indice de syphilis.

L'enfant a eu, il y a un mois, une forte diarrhée ; puis, il y a 8 jours, la mère fut invitée à reprendre son enfant, sur l'avis du médecin de la localité, *déclarant qu'elle était atteinte d'une affection contagieuse*. La mère l'a ramenée le 27 février 1889, dans l'état où on la voit aujourd'hui.

L'enfant est bien constituée, mais amaigrie, elle pèse 4ᵏ,875 ; elle présente dans toute l'étendue des grandes lèvres et dans le pli interfessier un grand nombre de saillies papuliformes plates, régulières, arrondies ou ovalaires, de couleur rouge, avec une dépression à leur centre, absolument comparables aux plaques syphilitiques. De ces papules, quelques-unes sont isolées, la plupart agminées et formant des sortes de plaques assez régulières à bords multicycliques.

Mêmes lésions dans les plis inguino-cruraux ; plusieurs papules dans les plis inguinaux, des deux côtés, mais un peu plus nombreuses à gauche.

Sur la face interne des cuisses, au niveau des plis formés par la peau, existent, des deux côtés, des éléments semblables, ayant les mêmes caractères qu'au niveau de la vulve. Rien dans la bouche, ni sur la face, ni sur la paume des mains ou la plante des pieds. Pas de coryza ; le foie n'est pas gros, et il n'y a aucune lésion des viscères.

8

M. *Vidal* insiste sur l'absence du coryza, de la tuméfaction du foie, des rhagades, des lésions palmaires et plantaires. Tout cela est en faveur d'une lésion non spécifique.

M. *Fournier*. Le jugement présente ici des difficultés considérables. Ce sont des lésions de cet aspect que j'ai dénommées herpès vacciniforme. L'expression est peut-être médiocre, mais il faudrait trouver mieux. Autrefois on n'eût pas hésité à diagnostiquer la syphilis. On ne peut pas se prononcer d'une façon définitive ; cependant il est probable que ces lésions ne sont pas spécifiques.

Il est prudent toutefois de faire supprimer l'allaitement au sein. Comme traitement, il faut laver les lésions avec l'eau de Labarraque, et les saupoudrer ensuite d'une poudre inerte.

M. *E. Besnier*. Il est aisé de comprendre après cela le grand intérêt pratique de l'étude que nous poursuivons, puisque l'ambiguïté du diagnostif fait hésiter, non seulement sur la situation du patient, mais encore tient en suspens des intérêts matériels, des responsabilités diverses, y compris celles d'ordre judiciaire.

Appendice. — A la séance du 14 mars suivant, c'est-à-dire huit jours après, M. E. Besnier a présenté de nouveau l'enfant *guérie* par les simples applications locales de poudre d'amidon, le traitement de la diarrhée, l'écartement et l'isolement exact des surfaces malades.

Assurément on voit quelquefois les plaques syphilitiques guérir par les soins de propreté et par un pansement approprié, mais ce n'est pas avec cette rapidité, ni de cette manière.

VII. — Tuberculose infantile à manifestations multiples.

M. Feulard. Le jeune enfant que je vous présente est un bel exemple des localisations variées que peut réaliser la tuberculose à cet âge.

Il est âgé de 15 mois, encore nourri au sein, très pâle, amaigri et souffreteux.

L'attention est d'abord attirée par les tumeurs qui siègent à la région frontale. Elles sont au nombre de deux et forment de grosses bosses saillantes : l'une, de la grosseur d'une petite mandarine, est située au-dessus et en dehors du sourcil gauche ; la peau qui la recouvre est rouge, amincie, prête à s'ulcérer. Deux jours après, elle s'ouvrait spontanément.

L'autre, plus petite, est située à peu près au milieu du front, la peau est saine ; toutes deux sont fluctuantes. Il s'agit de gommes scrofulo-tuberculeuses sous-cutanées volumineuses.

En divers points de la face, en avant de l'oreille droite, sur la joue de ce côté en avant de l'oreille gauche, abcès ulcérés restés fistuleux avec décollement de la peau qui est violacée, décollée par places (gommes scrofulo-tuberculeuses dermiques, confluentes).

Trois lésions identiques se retrouvent sur le thorax, l'une sous la clavicule droite, l'autre entre le sternum et le mamelon droit, la troisième plus étendue sur le rebord costal gauche.

Sur le bras gauche, à la face postéro-interne, abcès en voie de cicatrisation; sur l'avant-bras droit, grosse tumeur gommeuse occupant les deux tiers de la longueur de l'avant-bras.

L'index de la main droite est déformé, rouge, épaissi dans toute sa longueur, ulcéré sur sa face interne, au niveau de l'articulation métacarpo-phalangienne (spina ventosa).

Abcès à la fesse gauche et cicatrices d'abcès; abcès à la face postérieure de la cuisse gauche; cicatrices au mollet; abcès du volume d'une grosse noisette prêt à s'ouvrir sur le dos du pied.

A droite, cicatrice d'abcès à la face interne de la cuisse; abcès à la face interne de la jambe. Tumeur blanche de l'articulation tibio-tarsienne (déformation considérable, six ulcérations fongueuses).

Les yeux sont sains; écoulement purulent des deux oreilles. Pas de diarrhée; l'enfant tousse peu; quelques râles aux sommets.

En résumé : gommes scrofulo-tuberculeuses dermiques et sous-cutanées, multiples; spina ventosa de l'index droit, tumeur blanche ulcérée de l'articulation tibio-tarsienne, tuberculose pulmonaire au deuxième degré.

Il est difficile d'établir exactement l'histoire de cette tuberculose si intense. Le père est bien portant, mais alcoolique; la mère a 26 ans; elle tousse un peu, respiration rude au sommet. Ils sont mariés depuis huit ans et ont deux autres enfants antérieurs à celui-ci : une fille de 7 ans, une autre de 4, toutes deux bien portantes.

Les grands parents maternels sont vivants et bien portants; du côté paternel l'aïeul est mort de variole, l'aïeule vit.

Le début du mal, d'après le dire de la mère, remonterait au mois d'avril 1888.

L'enfant eut alors une bronchite qui guérit, mais c'est à ce moment qu'apparut au-devant de l'oreille droite ce premier abcès : les autres se sont développés dans la suite.

Chacune des lésions que présente cet enfant est banale; ce qui est intéressant, c'est leur concomitance sur le même sujet.

15e SÉANCE — LE JEUDI 14 MARS 1889.

Président : M. LAILLER.

I. — Lichen plan scléreux.

M. Hallopeau présente une malade atteinte de l'éruption qu'il a décrite en 1887 sous le nom de *lichen plan atrophique*, et qu'il appelle plutôt actuellement *lichen plan scléreux*, d'accord avec M. Darier qui a déjà proposé cette dénomination dans la note où il a indiqué les résultats de son examen histologique ; elle s'applique mieux à l'évolution générale de la maladie, tout en impliquant l'idée d'atrophie.

Mlle A. R..., âgée de 58 ans, n'a d'autres antécédents pathologiques qu'une fièvre typhoïde et des fièvres palustres dans sa jeunesse et un état névropathique caractérisé par des phénomènes passagers d'asphyxie locale des extrémités, la sensation de boule hystérique, des insomnies fréquentes et des accès d'agitation. Son affection cutanée a commencé vers le mois de juin 1884 : elle a vu paraître, immédiatement au-dessus du pli du poignet gauche, des taches pâles entourées d'un cercle rouge ; dès le 2e jour, elles formaient une saillie appréciable ; elles étaient le siège d'un prurit peu intense. Les jours suivants, elles se multiplièrent et, au bout de 15 jours, la malade en comptait 6, du volume d'une lentille, irrégulièrement groupées en cercle. Deux mois plus tard, une éruption semblable se produisait dans la partie symétrique de l'avant-bras droit. L'affection a présenté une extension lentement progressive jusqu'en avril 1888 ; les éléments les plus anciens s'affaissaient à mesure que des nouveaux se développaient. Depuis lors, la maladie a subi une évolution rétrograde.

Actuellement, on constate les faits suivants : Sur la face palmaire de l'avant-bras gauche, au-dessous du poignet, se trouve une plaque irrégulièrement triangulaire, à base inférieure formée de papules décolorées, lisses, brillantes, résistantes au toucher, comme parcheminées, saillantes pour la plupart d'environ 1/2 millimètre, et criblées de petites dépressions qui représentent des orifices glandulaires dilatés ; leur diamètre varie de 1 à 8 millimètres. A la partie inférieure de la plaque, existe une dépression cicatricielle, décolorée, luisante, un peu résistante ; elle représente une des papules affaissées. A la partie supérieure, on voit une plaque réniforme, limitée en haut par un rebord saillant, demi-elliptique, large de 1 millimètre et demi. Les téguments qui séparent les papules sont d'un rouge sombre.

A l'avant-bras droit, les lésions sont moins étendues : deux plaques saillantes, l'une elliptique, mesurant 1 centimètre sur 0,005, l'autre lenticulaire, se trouvent au pli du poignet, au-dessus de l'éminence thénar ; elles sont décolorées au centre, rouges à la périphérie et la surface luisante présente des dépressions ponctiformes. Un centimètre plus haut, séparées et entremêlées de peau saine, existent deux autres plaques : l'une médiane, grande comme une pièce de 1 franc, légèrement saillante, et indurée, ridée, ponctuée, décolorée, est limitée par un bord net, irrégulièrement polycyclique, indiquant qu'elle a été formée par la confluence de papules plus petites ; l'autre, voisine du bord cubital, est plus petite et plus saillante.

Sur la face palmaire des deux avant-bras, se voient de petites taches déprimées et décolorées qui représentent des papules disparues.

L'éruption est parfois le siège d'un prurit léger.

Aucune papule ne s'est développée depuis six mois, et les éléments qui persistent se sont notablement affaissés sans autre intervention thérapeutique qu'un topique, dont la nature n'a pu être déterminée.

Le moulage de l'ancienne malade, Mlle de T..., que M. Hallopeau met simultanément sous les yeux de la réunion, montre qu'il s'est bien agi dans les deux cas de la même affection ; elle occupait chez l'une et l'autre malade la même partie des avant-bras ; mais Mlle de T... avait en outre sur la région lombaire des plaques qui font défaut chez Mlle B... Dans les deux cas, on note la même analogie avec le lichen plan, la forme des éléments, leur aspect brillant, les dépressions ponctiformes, le prurit, l'exagération des plis de la peau ; dans les deux cas, on note les mêmes différences, la décoloration des papules qui ne permettrait plus la dénomination de lichen ruber, et les cicatrices qu'elles laissent à leurs places. Dans les deux cas, l'affection s'est développée chez des femmes irritables, manifestement névropathes et déjà âgées.

M. Hallopeau rappelle que M. Darier a constaté par la biopsie, chez Mlle de T..., une atrophie du corps papillaire avec sclérose du derme et dilatation des conduits sudoripares.

Il s'agit suivant lui d'une forme particulière de lichen et non simplement d'une terminaison anormale de lichen plan vulgaire, car d'après les assertions bien catégoriques des malades, les éléments ont été, dès le début, pâles et décolorés comme ils le sont aujourd'hui.

M. *E. Besnier*. J'accepte la dénomination de lichen plan scléreux, applicable à une *variété* plutôt qu'à une *forme* du lichen plan ; pour moi, ce n'est, en réalité, que l'amplification accentuée et la prédominance de l'atrophie régressive des éléments du lichen plan que l'on observe assez souvent partiellement au milieu d'un *lichen* plan ordinaire, et dont on trouve surtout des exemples dans l'évolution régressive des éléments que l'on peut rencontrer à la langue ou à la paume de la main généralement indemne mais non constamment.

M. *Lailler*. La dénomination de lichen plan scléreux est évidemment préférable à celle de lichen plan atrophique, car on ne peut pas dire qu'il y ait, à proprement parler, atrophie au niveau de ces plaques. Est-ce qu'on ne pourrait pas, au point de vue du traitement, employer avec chances de succès les douches sulfureuses chaudes, dont M. Quinquaud a retiré de si grands avantages contre les lésions chéloïdiennes ?

II. — Trichophytie du col, d'origine animale probable.

M. Feulard. Voici un jeune homme de 19 ans, garçon boucher, qui présente, comme vous le voyez, de nombreux cercles érythémateux desquamatifs disposés tout autour du cou, quelques-uns plus petits sur la joue droite et sur le devant de la poitrine. Ces lésions sont très prurigineuses ; il s'agit, à n'en pas douter, d'une éruption trichophytique, ce que l'examen microscopique a d'ailleurs confirmé.

L'intérêt de cette observation réside seulement dans le mode probable suivant lequel la contagion s'est faite dans ce cas. Il y a un mois, ce garçon a remplacé un de ses camarades dont il a pris le lit, sans d'ailleurs changer les draps ; et, pour se garantir du froid, il a l'habitude pendant la nuit de se couvrir, en la faisant monter *jusqu'au cou*, d'une couverture d'écurie qui sert dans la journée au cheval de son patron. Or, ce cheval, au dire de notre malade, présente de grandes places sur le dos qui sont dénudées, les poils sont tombés. Le fait a été vérifié par M. Mercier, externe du service, qui a bien voulu se transporter à Colombes, où est le cheval en question, et qui l'a reconnu atteint de nombreuses plaques de tonsures. Il a rapporté quelques poils ; mais M. Darier, qui les a examinés, n'a pu trouver de parasite dans ceux qui lui ont été remis. Nous croyons, malgré cela, qu'il s'agit d'un cas de trichophytie transmise du cheval à l'homme ainsi que cela a déjà été souvent observé, et analogue notamment ceux que M. Mégnin a décrits, dans lesquels des couvertures de cheval paraissent avoir été le mode de transport du contage. (V. notre thèse : *Teignes et teigneux*, 1886, p. 110 et suivantes.)

M. *Lailler*. J'appellerai l'attention sur la possibilité de la transmission par les fourrages. M. Mégnin a signalé des faits de ce genre, et il y a lieu de rechercher s'il n'en est pas ainsi dans le cas actuel.

M. *E. Besnier*. Les animaux contractent la trichophytie et en guérissent avec la plus grande facilité, soit spontanément, soit par le traitement. Aussi, dans les transmissions de l'animal à l'homme, lorsque l'on constate la trichophytie chez l'homme, l'animal à incriminer est d'ordinaire *guéri depuis longtemps*. Mes remarques s'appliquent à toutes les teignes, particulièrement à la trichophytie et à la pelade.

III. — Syphilis secondaire à accident initial introuvable. — Syphilide papuleuse miliaire très intense en corymbes, pseudo-exanthématique à début pyrétoïde, à coloration très vive, à siège folliculaire manifeste; adénopathie très faible, absence complète de localisations génitales ou muqueuses.

M. E. Besnier. Voilà un jeune homme de 27 ans, à cheveux châtain clair, un peu lymphatique, mais bien portant, atteint d'une éruption généralisée symétrique datant, aujourd'hui, de trente-quatre à trente-cinq jours, développée dans des conditions anormales, et qui présente de réelles difficultés d'interprétation.

Tout d'abord, le début : il y a deux mois, le malade, au sortir d'un bain de propreté, aperçut sur les cuisses des marbrures analogues à des ecchymoses; le lendemain, elles avaient disparu.

Un mois après, sans cause connue, si ce n'est du surmenage par fatigue professionnelle, accès fébrile le soir, se prolongeant pendant la nuit, et terminé au matin après des sueurs profuses.

Le lendemain, nouvel accès : même durée, même caractère, mais plus intense, suivi, au réveil, après les sueurs profuses, d'une éruption ayant son siège sur les cuisses, de taches saillantes comme l'urticaire, rouge vif, de la dimension d'une lentille, non prurigineuses; troisième jour, troisième accès le soir, plus violent, avec délire nocturne et généralisation de l'éruption sur le visage.

Le médecin consulté, ancien interne distingué de l'hôpital Saint-Louis, pense à un début de varioloïde, et cela d'autant mieux qu'il existait à la voûte palatine un groupe vésiculaire qui, d'ailleurs, n'a pas persisté; mais il a très promptement déclaré que ce diagnostic ne tenait pas.

Depuis ce temps, un mois, il n'a été fait aucun traitement, l'éruption persiste et est en progrès; les éléments initiaux, miliaires, vésiculoïdes, se groupent, coalescent et forment des plaques centrales entourées d'une couronne ou d'une atmosphère d'éléments isolés plus jeunes, ce sont de véritables corymbes en miniature.

La coloration des éléments centraux est rouge vif intense, plus ou moins cuivré; sur quelques points, ils sont d'un rouge assez vif et même rose pour faire penser à un exanthème; sur les bras l'aspect syphilitique est très net, groupes cohérents de papules miliaires planes et squameuses; à la face et dans la barbe, éruption granuleuse rose, mais bien syphilitique par sa localisation autour du nez et de la bouche.

Avec cela, nul souvenir de lésion initiale, bien que le malade soit soigneux et, *par profession*, capable de reconnaître cette lésion. Nulle altération des muqueuses, en aucun point; pas une plaque muqueuse. Adénopathie presque nulle aux lieux d'élection.

Voilà réunies, ce me semble, assez d'anomalies pour rendre ce fait particulièrement intéressant.

Quel a été l'accident initial, ou plutôt où a-t-il existé?

Pourquoi cette réaction générale si remarquable, et d'ailleurs si caractéristique?

Mais pourquoi ce peu de retentissement sur le système ganglionnaire?

Et pourquoi cette absence complète de lésions des muqueuses?

Avant de terminer, je ferai remarquer combien le siège folliculaire des localisations syphilitiques est ici évident : Il y a peu, M. Hallopeau insistait ici sur le siège folliculaire des papules syphilitiques si évident dans les formes miliaires; il avait en cela raison, mais il n'y a pas lieu, avec lui, de considérer cette constatation comme nouvelle. Je ne réclamerai pas pour moi, ni même pour les anciens syphiligraphes qui ont très bien décrit ces éruptions sous le nom de lichen syphilitique, mais pour Bassereau qui, en 1852 (*Traité des affections de la peau symptomatiques de la syphilis*, page 257), écrit : « La lésion élémentaire qui constitue les papules syphilitiques paraît avoir pour siège les couches superficielles de la peau qui environnent les follicules pileux, car chaque papule est traversée, à son centre, par un poil qui ne tarde pas à tomber, dès que la papule a acquis un certain volume. » Je réclamerai aussi pour M. Barthélemy qui, en 1883, dans le *Nouveau Dictionnaire de médecine*, page 478, a écrit, parlant de cette syphilide miliaire, granulée, ponctuée, ansérine, etc. : « C'est surtout autour des poils, autour des follets qu'elle se développe. Il n'est donc pas étonnant que la papule ponctuée ait été signalée par certains auteurs comme traversée, au centre, par un poil. Et, en effet, on pourrait la considérer comme une folliculite, et surtout comme une périfolliculite spécifique, parce que la papule, au lieu de se former au hasard, en pleine peau, se développe systématiquement autour de la glande pilosébacée. »

M. *Hallopeau*. Je n'ai eu d'autre intention que d'attirer l'attention une fois de plus sur une localisation évidemment signalée déjà, mais cependant mal connue, des papules syphilitiques au niveau des éléments folliculaires de la peau.

M. *Vidal.* Il y a là une forme particulière, intéressante, d'éruption sy philitique, dont les éléments sont constitués par une papule principale, et au pourtour par des papules plus petites, par une papule planète et des papules satellites.

J'ai observé, il y a quelque temps, une malade comparable à celle de **M.** Besnier, non par l'aspect de l'éruption, mais par l'impossibilité de trouver la porte d'entrée de la syphilis. Une demoiselle de 50 ans, très pieuse, présentait une éruption papulo-squameuse et papulo-tuberculeuse évidemment de nature syphilitique. Il n'y avait nulle part de plaques muqueuses, nulle part de chancre ou de trace de chancre, nulle part d'adénopathie. La malade était vierge.

Dans ces conditions, malgré l'aspect de l'éruption, j'hésitais à prescrire le traitement, lorsque apparut une irido-choroïdite évidemment syphilitique.

IV. — Eczéma séborrhéique syphiloïde.

M. Vidal. Voici une petite fille âgée de 7 semaines, chez laquelle ont apparu, il y a trois semaines, des petits boutons qui occupaient d'abord les fesses où ils se sont rapidement ulcérés ; l'éruption a envahi ensuite les mains, les poignets, les jambes et la face. Actuellement cette éruption est papuleuse, papulo-squameuse, offre une teinte jaunâtre et un contour circiné ; sur les mains, on remarque des papules jaunâtres, recouvertes de squames qui se rapprochent beaucoup des lésions syphilitiques ou qui, du moins, sont très suspectes ; à la face, il y a une éruption vésiculeuse, comme eczémateuse ; sur les parties génitales, on voit des excoriations qui sont beaucoup moins accusées depuis que l'enfant a été soumise à des soins de propreté. J'ajouterai que l'enfant n'a pas de coryza, ni de tuméfaction du foie ; sa mère est bien portante ; quant au père, nous n'avons pas pu avoir de renseignements sur lui ; les parents ont eu, il y a trois ans, un enfant qui est mort au bout d'un mois.

Est-ce une éruption syphilitique, ou un eczéma séborrhéique ? Je serais tenté d'admettre cette dernière opinion, sous réserves, parce qu'il n'y a ni coryza ni tuméfaction du foie, et parce qu'il y a une tendance aux lésions eczémateuses.

M. *E. Besnier.* Ces lésions ne se confondent pas avec les Syphiloïdes dont j'ai fait voir un exemple à la dernière réunion (voyez ci-dessus); ces derniers, en effet, bien que pouvant être généralisés chez les enfants athrepsiques, diarrhéiques, mal soignés, ont pour *lieu d'élection* la sphère génito-anale ou mieux ano-urinaire. Les lésions papuleuses et les rha-gades seules, chez cette enfant, laissent quelques réserves à poser.

Je considère ce cas comme appartenant aux variétés dites séborrhéi-ques de l'eczéma infantile.

V. — Pityriasis pilaire.

M. Vidal. Voici un jeune garçon de douze ans qui offre un exemple de pityriasis pilaire, ou maladie de Devergie, au début de son évolution. Je ferai remarquer à ce propos que je n'accepte pas la dénomination de pityriasis rubra pilaire, proposée par MM. E. Besnier, parce qu'elle tend à établir une confusion avec le pityriasis rubra de Hebra.

Le jeune malade que je vous présente n'a pas d'antécédents hérédi-taires d'affections cutanées et n'a jamais eu lui-même la moindre éruption; mais il a des antécédents héréditaires de tuberculose. Il y a huit mois, l'affection actuelle a débuté sur la région dorsale et la région lombaire, puis elle a rapidement tendu à se généraliser et n'a pas cessé d'augmenter. Elle est caractérisée par des aspérités donnant au doigt la sensation d'une râpe, par la kératinisation des follicules pileux; au ni-veau de certains follicules, on trouve une minuscule squame blanchâtre sur le point le plus saillant : c'est sous cette forme que l'éruption se montre au cou et sur le dos. Sur les bras, elle débute par des groupes en corymbes de plus en plus nombreux, qui deviennent confluents, d'où la généralisation de l'éruption. La face dorsale des doigts et des mains est encore indemne : elle ne présente pas cet épaississement de l'épi-derme si remarquable en raison duquel les poils semblent passer à tra-vers des orifices. La paume des mains et la plante des pieds ne pré-sentent pas encore l'épaississement, l'état psoriasiforme que Devergie a décrites dans ces régions, mais elles les offriront sans aucun doute ultérieurement.

Sur le bord cubital des avant-bras, l'éruption est assez abondante et présente les aspérités déjà signalées par Devergie. Sur le cuir chevelu, il y a déjà une production exagérée d'épiderme; il n'y a pas encore cet état séborrhéique, ces croûtes et cette desquamation épaisse qui s'observent à une période plus avancée. Comme la plupart des sujets atteints de cette affection, cet enfant possède un système sébacé peu développé : sur le front, sur les ailes du nez, etc., la peau est d'une sécheresse remarquable.

Cette affection, qu'ils nomment kératose pilaire, a été considérée à tort par les Américains comme appartenant à l'ichthyose : en effet, dans l'ichthyose, on remarque que sur les plis de flexion la peau est lisse, n'est pas ichthyosique, tandis que dans le pityriasis, la lésion offre une prédilection marquée pour ces mêmes plis de flexion : dans le cas actuel, elle existe nettement sur les plis des coudes et débute au niveau des aisselles.

La peau ne présente de rougeur en aucun point : c'est pourquoi je n'accepte pas la dénomination de pityriasis rubra pilaire, mais celle de pityriasis pilaire de Devergie.

Pour ce qui est du traitement de cette affection, je n'ai jamais obtenu aucun effet favorable des traitements internes (arsenic, acide phénique, etc.) qui ont été préconisés contre elle. A cause de la ressemblance très grande des lésions avec le psoriasis, à cause de la coïncidence avec une plaque de psoriasis que j'ai observée chez un malade, j'ai été amené à essayer le traitement externe du psoriasis ; j'ai expérimenté l'acide chrysophanique, l'acide pyrogallique, etc., et j'ai fini par perdre mes malades de vue après avoir obtenu une amélioration très notable ; de tous ces traitements, celui que je préfère est le traitement par le glycérolé d'amidon à l'huile de cade (huile de cade ; 100, savon de potasse, 5 ; glycérolé d'amidon, 100) : la guérison est aussi rapide qu'avec l'huile de cade pure et le traitement est moins coûteux, et on peut facilement débarrasser les malades de l'huile de cade au moyen de lavages avec l'eau chaude et le savon ou mieux le savon de goudron, ce qui leur permet de ne pas interrompre leurs occupations.

M. *E. Besnier.* Nul doute, c'est un pityriasis pilaire, et, dans ma nomenclature personnelle, un *P. rubra* pilaire ; ce n'est pas une raison parce que la rougeur peut manquer à certaines phases de l'affection pour méconnaître l'importance de ce grand caractère de la maladie.

Cette affection est encore aujourd'hui confondue presque partout avec l'ichthyose pilaire, le psoriasis, le lichen ruber acuminé ; nosologiquement et nosographiquement ces assimilations sont inacceptables, ainsi que je l'établirai dans une publication prochaine.

VI —Chancre de l'amygdale gauche chez la femme, chancre de la langue à droite chez le mari.

M. **Vidal.** Voici une malade, âgée de 30 ans, atteinte depuis un mois d'un chancre de l'amygdale. Je la présente pour insister une fois de plus sur l'importance de l'adénopathie des ganglions *profonds* dans le diagnostic de cette localisation du chancre. Vous pouvez, en effet, chez cette malade, constater nettement un engorgement des ganglions sterno-mastoïdiens et des ganglions sous-maxillaires. Or, je n'ai jamais rencontré cette adénopathie profonde que dans le chancre de l'amygdale ou de la partie postérieure de la langue, et jamais dans le chancre des lèvres.

M. *E. Besnier*. Le fait que M. Vidal signale a, en effet, une grande importance. Nous voyons couramment sur les amygdales des lésions ulcéreuses *à caractères ambigus*, durant depuis plusieurs semaines ou plusieurs mois ; en pareil cas, l'adénopathie profonde a une valeur diagnostique d'autant plus précieuse que les signes directs et absolus du chancre de l'amygdale sont un peu déficients.

M. *Vidal*. Voici maintenant un homme de 26 ans, le mari de la femme que vous venez de voir. Il a présenté un chancre maintenant guéri de l'extrémité de la langue, du côté droit. Il y a donc correspondance entre ces deux chancres indurés.

Celui du mari est le premier en date : il a été diagnostiqué à l'hôpital du Midi il y a trois mois.

Actuellement, on constate encore un ganglion satellite au-dessous et en avant de la glande sous-maxillaire droite ; il se perçoit encore très nettement. D'autres ganglions plus petits se tiennent dans les régions du cou, de la nuque, des aines.

Il existe de plus une éruption généralisée de syphilides folliculaires acnéiformes en corymbes. Cette éruption existe depuis un mois. De plus, on retrouve des traces de roséole ; sur le cuir chevelu on constate de l'alopécie spécifique.

Ces syphilides sont un beau type, je ne dirai pas d'acné syphilitique, l'expression est impropre, mais de syphilides acnéiformes.

Ce malade présente habituellement des lésions d'acné vulgaire : les syphilides chez lui, isolées ou en corymbes, ont pris aussi l'aspect acnéique. On y constate très nettement sur certains points la collerette de Biett.

Les syphilides ont évidemment pris l'aspect acnéique parce qu'il s'agit d'un individu très sujet à l'acné. C'est encore là un exemple de ce mode personnel de réaction vis-à-vis de la syphilis : les syphilides empruntent au terrain sur lequel elles reposent des façons d'être particulières.

M. *E. Besnier*. Les confrontations si précises qui viennent d'être faites n'entraînent pas, il faut le faire remarquer, la démonstration de la *contamination directe*, qui n'a vraisemblablement pas pu se faire ici entre la langue de l'un et l'amygdale de l'autre, ou inversement. Dans ce cas, la contamination est *médiate*, et c'est la salive qui est certainement le véhicule du contage.

M. *Vidal*. Evidemment, on ne peut pas penser à un contact immédiat ; il n'en est pas moins intéressant que les deux chancres se correspondent exactement, celui du mari à droite, celui de la femme à gauche.

16ᵉ SÉANCE — LE JEUDI 21 MARS 1889

Président : M. LAILLER.

I. *Tubercules cutanés multiples avec gomme scrofulo-tuberculeuse chez un garçon de 6 ans et demi*, par M. Comby. — Discussion : MM. Fournier, Vidal. — II. *Ulcérations tuberculeuses de la bouche*, par M. Morel-Lavallée. — Discussion : MM. Fournier, Lailler. — III. *Syphilome en nappe de la cavité buccale*, par M. Vidal. — IV. *Pityriasis rosé de Gibert : dilatation de l'estomac*, par M. Henri Feulard. — Discussion : MM. Ernest Besnier, Hallopeau. — V. *Chéloïde spontanée de la région sternale*, par M. E. Vidal. — Discussion : MM. Ernest Besnier, Lailler. — VI. *Gomme scléreuse chronique, du muscle jambier antérieur ou de son aponévrose*, par M. Fournier. — Discussion : MM. Ernest Besnier, Lailler, Feulard. — VII. *Sclérose syphilitique initiale extragénitale, avec très large atmosphère indurée, diffuse, ayant son siège à la région sous-claviculaire gauche. — Roséole boutonneuse*, par M. Ernest Besnier. — Discussion : MM. Fournier, Hallopeau, Vidal. — VIII. *Lupus érythémateux des mains*, par M. Vidal. — Discussion M. Ernest Besnier.

I. — Tubercules cutanés multiples avec gomme scrofulo-tuberculeuse chez un garçon de 6 ans 1/2.

M. J. Comby. Un petit garçon de 6 ans et 1/2, pâle et de faible complexion, m'est présenté par sa grand'mère le 18 mars 1889, au dispensaire de la Société philanthropique. Le père et la mère seraient bien portants ainsi qu'une sœur aînée de 8 ans 1/2 ; mais une autre sœur serait morte à 22 mois de méningite tuberculeuse. Tels sont les antécédents héréditaires et collatéraux de cet enfant. Dans ses antécédents personnels, nous trouvons une rougeole il y a deux ans, à la suite de laquelle se sont montrées les lésions que je vais décrire :

On voit, sur la face dorsale du pouce gauche et de la phalangine du médius du même côté, sur la face dorsale de la cinquième articulation métacarpo-phalangienne droite ainsi que sur la face palmaire du poignet droit, des productions morbides ayant toutes les mêmes caractères. Elles reposent sur une base violacée, livide ; elles sont dures, papillomateuses, présentant des sillons qui reproduisent en grand les sillons papillaires de la peau. En un mot, elles rappellent, par leurs caractères objectifs, la variété de tuberculose cutanée décrite sous le nom de *tubercule anatomique*. Ce qui confirme encore la nature tuberculeuse de ces tumeurs, c'est la présence simultanée, sur l'avant-bras droit, d'une petite tumeur pisiforme, adhérente à la peau, dure actuellement, mais qui ne tardera pas à se ramollir; cette tumeur est une gomme scrofulo-tuberculeuse. Donc il existe, chez cet enfant, à la fois une gomme tuberculeuse et quatre tubercules cutanés des mains. J'ai recherché chez lui, mais en vain, la porte d'entrée de la tuberculose ; il est pâle, il tousse un peu, mais l'auscultation de la poitrine est négative. La grand'mère me signale des transpirations nocturnes abondantes occupant surtout la tête. Toutes ces particularités font craindre une propagation viscérale de la tuberculose cutanée. Je crois cependant qu'il y aurait intérêt à détruire ces foyers tuberculeux qu'on a respectés trop longtemps, en même temps qu'on donnerait à l'enfant des reconstituants et surtout de l'huile de foie de morue.

M. *Fournier.* Je me rallie entièrement à l'opinion de M. Comby. C'est un cas intéressant de tuberculose cutanée. A première vue on croirait simplement avoir affaire à des verrues enflammées; mais évidemment il s'agit d'une forme papillomateuse de tuberculose cutanée. Le raclage serait, à mon avis, le meilleur procédé thérapeutique.

M. *Vidal.* Le diagnostic de tuberculose cutanée est celui auquel amène l'étude attentive de ces lésions, que l'on aurait tendance à considérer tout d'abord comme de simples verrues.

C'est à des lésions de ce genre que j'avais autrefois donné le nom de lupus scléreux. Elles ont été décrites par Riehl sous le nom de tuberculose verruqueuse. La gomme tuberculeuse de l'avant-bras indique nettement quelle est la nature de l'affection; elle en est comme la signature. Je proposerais, comme traitement, le raclage et les cautérisations.

II. — Ulcérations tuberculeuses de la bouche.

M. Morel-Lavallée. La maladie a débuté en 1882, pendant le service militaire, par des symptômes de laryngite. Vers 1886 se produisit une ulcération tuberculeuse de la voûte palatine, qui a progressé depuis lors. C'est en octobre 1888 que j'ai vu pour la première fois cet homme, qui venait me consulter pour une série d'ulcérations du bord de la langue. C'étaient des ulcères calleux, grisâtres, à fond uni, à bord mousse, reposant sur un tissu résistant et se moulant sur des aspérités de dents ou de chicots d'une façon aussi parfaite que dans la glossite mercurielle. Pas d'ulcération taillée à pic, bourbillonneuse ni à fond crémeux. Il eût été impossible de faire le diagnostic entre *ulcérations « dentaires »* et *ulcérations tuberculeuses occasionnées par des chicots dentaires,* n'eussent été : 1° l'histoire du malade, et 2° l'aspect de l'ulcération palatine, irrégulière, déchiquetée, anfractueuse, à bords décollés et livides semés de grains grisâtres. Or le Dr Poyet, qui nous avait adressé ce malade, avait constaté sur lui le début de la maladie par une ulcération épiglotto-laryngée, suivie à plusieurs mois de là par l'ulcère de la voûte et du voile du palais.

Jusqu'au commencement de 1889, l'appareil pulmonaire était demeuré intact.

Aujourd'hui, le malade a beaucoup maigri ; depuis trois semaines, il a de la *bronchite aux deux sommets* (1). Malgré l'avulsion des dents incriminées, le pansement à l'éther iodoformé et à l'acide lactique 1/10, les ulcérations linguales n'ont pas guéri ; bien plus, quelques-unes ont perdu leur caractère calleux pour prendre un aspect bourgeonnant, suppuratif, comme des gommes en réparation.

C'est cette dernière particularité qui nous a fait juger le malade digne d'être présenté, jointe à ce fait que, s'il est flagrant que les ulcérations linguales ont eu un point de départ dentaire, elles ont été elles-mêmes précédées par l'ulcération palatine, dont le mode d'inoculation nous échappe. C'est là, du reste, un début inusité pour la tuberculose buccale.

M. *Fournier*. Ce cas est d'autant plus curieux que les ulcérations ont les caractères presque typiques des ulcérations syphilitiques : ce sont les bords entaillés, l'aspect ordinaire des ulcérations d'origine gommeuse, et il y a quelques années, on n'aurait pas fait le diagnostic et on aurait attribué ces lésions à la syphilis.

M. *Lailler*. Ces lésions n'ont pas aussi nettement le caractère des ulcérations syphilitiques, et je crois que Bazin, dans les dernières années de sa vie, aurait hésité à les rapporter à la syphilis et les aurait rangées dans le groupe des lésions de diagnostic douteux.

Quant au rôle des dents invoqué par M. Morel-Lavallée pour expliquer la localisation des lésions, il s'agit là d'un fait très commun ; presque toutes les ulcérations de la langue sont influencées par les altérations dentaires, et il y aurait même, dans le cas actuel, à faire des réserves au point de vue de l'origine exclusivement dentaire de ces ulcérations.

III. — Syphilome en nappe de la cavité buccale.

M. **Vidal**. Il est une forme de syphilide gommeuse peu connue, c'est le syphilome en nappe, diffus, observé surtout à la lèvre inférieure. Cette lésion n'est cependant pas si rare, puisque, quand M. Tuffier a fait son travail à ce sujet, j'ai pu lui en fournir d'un coup vingt-deux observations.

Voici un exemple de ce syphilome étendu à la cavité buccale ; toute la muqueuse palatine est prise jusqu'aux gencives, présentant partout, mais surtout à la lèvre, l'aspect caractéristique en gros mamelons et sillons. Cet homme en fait remonter le début à un an ; mais je sais qu'il y a deux ou trois ans déjà il s'apercevait du gonflement de la muqueuse des parois des joues. Puis il s'est produit une gomme ulcérée vers la dernière grosse molaire, une autre sur la lèvre, et ensuite le syphilome

(1) Il est mort chez lui le 20 avril.

en nappe s'est établi. A la lèvre, il a déjà rétrogradé devant le **traitement, mais lentement.** Voici le résumé de son observation :

Observation. — X..., 45 ans, employé, chancre sur le gland il y a 9 ans (blennorrhagie à cette époque). Roséole discrète, pas d'alopécie, peu de plaques à la bouche et à la verge. Chancre mou il y a 3 ans, suivi de bubon dans l'aine gauche.

Accidents actuels. — Débuts par la joue droite, face profonde *il y a un an.* En même temps, gomme ulcérée à l'union des deux branches du maxillaire inférieur droit.

Les lésions superficielle et profonde de la muqueuse se sont étendues progressivement.

La *lèvre inférieure,* qui présente à son bord adhérent *deux ulcérations* allongées, est doublée de volume et présente un *sillon profond* médium, un latéral droit et de gros mamelons.

La *lèvre supérieure* présente les mêmes lésions, *moins accentuées.*

Dents mal entretenues et déchaussées.

La *face interne des joues,* mêmes lésions. *Infiltration profonde du derme de la muqueuse* et sillons irréguliers profonds.

Le *voile du palais* présente aussi une *rougeur diffuse* et un infiltrat analogue sans sillons. Le *syphilome* en nappe s'étend aux piliers de l'isthme du gosier et à *toute* la voûte palatine tuméfiée, indurée et mamelonnée, jusqu'aux gencives, aussi indurées.

IV. — Pityriasis rosé de Gibert, dilatation de l'estomac.

M. Feulard. La malade que je vous présente est une jeune femme de **25** ans, atteinte d'un *pityriasis rosé de Gibert* typique. L'éruption a débuté, il y a quatre semaines, par la poitrine, puis s'est répandue sur les membres en respectant à peu près l'abdomen et le dos. Presque éteinte aujourd'hui sur le thorax et les membres supérieurs, elle existe encore très nette aux membres inférieurs sous forme de placards rosés desquamatifs orbiculaires caractéristiques. Je n'ai pas trouvé chez elle de plaque initiale. L'éruption a évolué d'une façon classique, et je ne vous montrerais pas cette malade si je n'avais trouvé sur elle une autre affection concomitante, une dilatation de l'estomac. Cette femme est grosse mangeuse et grosse buveuse, prend ses repas extrêmement vite et a de plus la mauvaise habitude de boire le soir avant de se coucher jusqu'à cinq ou six verres d'eau consécutifs. De symptômes fonctionnels, il y en a peu, si ce n'est quelques renvois stomacaux et d'invincibles envies de dormir après avoir mangé ; mais l'exploration faite par les moyens habituels, suivant la méthode de M. Bouchard, a démontré chez elle un estomac descendant à deux ou trois travers de doigt au-dessous de l'ombilic : je ferai de plus remarquer qu'elle présente assez marquées ces déformations noueuses des doigts signalées par M. Bouchard. Elle est **excessivement nerveuse.**

J'ai cru bon de présenter ce cas, connaissant que quelques auteurs, entre autres M. Besnier et son interne d'alors, M. Jacquet, ont signalé dans plusieurs observations la coïncidence de la dilatation de l'estomac avec le pityriasis rosé de Gibert.

M. *E. Besnier.* On constate, en effet, assez souvent la dilatation de l'estomac chez les sujets atteints de pityriasis rosé; mais il faut bien remarquer que la dilatation de l'estomac est une maladie fréquente ; on n'a pas assez d'observations pour établir la proportion des cas où elle s'accompagne de pityriasis rosé; je ferai cependant remarquer que je connais un grand nombre de sujets atteints de dilatation de l'estomac qui n'ont jamais eu de pityriasis rosé.

M. *Hallopeau* . M. Barthélemy a fait remarquer que fréquemment l'acné s'observe chez des dilatés; cette relation n'est cependant pas en rapport avec ce fait que les acnéiques sont surtout des jeunes gens, tandis que la dilatation de l'estomac est plus fréquente à un âge plus avancé.

M. *E. Besnier.* Le rapport de l'acné avec la dilatation de l'estomac n'est pas le même que celui du pityriasis rosé avec cette même dilatation : la coexistence des deux affections est beaucoup plus fréquente, due à ce qu'elles sont toutes deux sous la dépendance d'une même cause générale. L'amélioration de l'acné sous l'influence du traitement de la dilatation de l'estomac tient à l'amélioration de l'état général qui en résulte. En tous cas, il est indéniable qu'il y a un rapport entre l'acné d'une part, et la dilatation de l'estomac ou plus exactement les maladies de l'estomac en général, d'autre part.

V. — Chéloïde spontanée de la région sternale.

M. **Vidal.** Voici un malade qui avait une kéloïde présternale considérable. — 9 centimètres de longueur sur 3 de largeur, avec 1 centimètre de relief avant le traitement. Elle est actuellement presque guérie.

Le malade a 53 ans, non syphilitique. Cette kéloïde de la variété *spontanée* aurait débuté il y a dix-neuf ans, en 1860, sans avoir été précédée d'aucun traumatisme, par une excroissance charnue, « un bouton », sans cause connue, acné ou autre. Elle aurait grossi graduellement, puis brusquement vers 1878, et est ensuite devenue douloureuse.

Cet homme a présenté ces temps-ci une autre chéloïde, également spontanée, née vers le pli du coude droit, et qui, attaquée dès le début, lorsqu'elle avait déjà le diamètre d'une pièce d'un franc, a guéri très vite en cinq ou six scarifications.

La grande kéloïde a été aussi traitée par les scarifications, suivant une méthode que j'ai instituée le premier, bien que Fabrice d'Acquapendente ait déjà employé les scarifications, pour faciliter l'action des pommades.

J'y suis arrivé empiriquement.

Mon premier cas était une jeune fille qui avait une chéloïde assez douluoreuse pour empêcher le sommeil, et c'est pour en couper les filets nerveux que j'ai fait la scarification quadrillée.

Après la troisième séance, soulagement complet, mais en même temps je vis que la chéloïde diminuait; ce fut un trait de lumière. J'ai essayé tous les procédés de scarification, à incisions éloignées, rapprochées par îlots; j'ai voulu enlever les petits cubes de chéloïde compris entre les scarifications, c'est ce qui m'a le moins bien réussi de tout.

Au commencement du traitement les scarifications doivent être assez éloignées (de 3 à 4 millimètres), — quadrillées, — et surtout elles doivent atteindre toute la profondeur de la lésion, *car la saillie que forme la chéloïde au-dessus de la peau ne représente que le tiers de son épaisseur.*

On peut réitérer tous les huit jours, sauf le cas d'inflammation. — Le pansement accessoire est important ; on le fera avec le sparadrap de Vigo, autant qu'il sera supporté. Vers la fin du traitement, nous faisons, M. Brocq et moi, les scarifications plus serrées. Il faut qu'il ne reste aucun *noyau* de kéloïde, sans quoi la récidive est à craindre.

Tel est le traitement de la chéloïde spontanée, la moins curable de toutes.

M. *E. Besnier*. Fabrice d'Acquapendente a en effet nettement connu la scarification qu'il décrit à propos de l'*art de réparer les cicatrices.* Je félicite hautement M. Vidal de ses résultats. Mais il faut savoir que ce traitement est très long et demande un nombre illimité de scarifications dont les malades doivent être avertis.

M. *Vidal*. Celui-ci est scarifié depuis dix-huit mois.

M. *E. Besnier*. En outre il faut, au point de vue du traitement, distinguer les chéloïdes du sternum et des autres régions et celles de la région cervicale.

Pour ma part, je n'admets pas de chéloïde « spontanée ».

Je regarde comme *nécessaire* l'adjonction aux scarifications de l'emplâtre résolutif, de la compression, et le concours du temps.

M. *Lailler*. De quand date la guérison du malade de M. Vidal ? Six mois ne sont rien au point de vue de la non-récidive.

M. *Vidal*. La chéloïde du pli du coude est guérie depuis plus d'un an. Quand un chirurgien enlève une kéloïde et qu'il y a récidive, celle-ci se fait bien plus rapidement dans la cicatrice même, voire dans les points de suture.

VI. — Gomme scléreuse chronique du muscle jambier
antérieur ou de son aponévrose.

M. Fournier. La malade que je vous présente est atteinte, comme vous pouvez le voir, de syphilide tuberculo-ulcéreuse de la région sternale; il est impossible de savoir à quelle époque remonte la syphilis, et il s'agit ici vraisemblablement d'une syphilis ignorée. Mais ce n'est pas pour la lésion très banale de la poitrine que je vous la montre, c'est pour une autre lésion qui existe à la jambe gauche et que je crois être une gomme profondément située, faisant partie du muscle jambier antérieur ou de son aponévrose. Elle se présente sous forme d'une petite tumeur ovoïde, allongée dans le sens du muscle, dure, et paraissant faire corps avec l'aponévrose. Voilà trois années qu'elle a pris naissance, elle est toujours restée ainsi sans se ramollir, sans prendre d'autre développement.

Sans doute cette gomme, devenue immobile, a subi une transformation scléreuse; c'est une gomme scléreuse chronique du jambier antérieur.

Le traitement spécifique va être institué. Il donnera certainement de bons résultats contre les lésions ulcéreuses de la poitrine, mais il agira beaucoup moins bien sur la lésion de la jambe.

M. *E. Besnier*. Le jambier antérieur est un muscle dans lequel les gommes syphilitiques sont bien rares. Dans tous les cas de gomme *intra musculaire*, il faut s'attendre à une résistance particulière à la médication générale ; la cure en est toujours longue, et les nodi cellulo-scléreux survivent longtemps ; on peut en activer le mouvement curatif par les frictions d'onguent mercuriel, le massage, la compression.

M. *Lailler*. Je crois peu à la curabilité de cette lésion, développée sans doute surtout aux dépens de la partie fibreuse ou aponévrotique du muscle.

Il est à remarquer que les gommes du sterno-mastoïdien développées au voisinage de son tendon, aux dépens du tissu fibreux de la région, sont rebelles au traitement.

M. *Feulard*. A propos d'un travail récent, j'ai été amené à faire des recherches sur les gommes des muscles. Il en résulte qu'elles subissent volontiers la transformation fibreuse et qu'elles peuvent ainsi s'immobiliser pendant des années.

Appendice (22 avril) : les lésions du thorax sont actuellement cicatrisées; la tumeur de la jambe, après avoir subi les premiers jours une légère régression, est restée stationnaire (20 mai), la gomme de la jambe est presque complètement disparue.

VII. — Sclérose syphilitique initiale extragénitale, avec très large atmosphère indurée diffuse, ayant son siège à la région sous-claviculaire gauche. — Roséole boutonneuse.

M. E. Besnier. Voici un cas de chancre extragénital rare, non seulement par le siège, mais encore par la forme étrange qu'il revêt d'une induration en nappe de la région sous-claviculaire, avec l'adénopathie indolente, circonvoisine, témoin.

La source de la lésion a été constatée; la femme d'où elle provient présente des plaques syphilitiques, non seulement aux organes génitaux, mais aux commissures buccales.

Observation recueillie par M. Hautecœur, interne du service. — Cet homme vigoureux, bien portant, entre à l'hôpital pour une plaque rouge qu'il présente au-dessus de la clavicule gauche et pour une éruption généralisée. Il a eu plusieurs blennorrhagies, la dernière il y a trois ans; il est atteint de surdité de l'oreille gauche depuis l'enfance, sans qu'il y ait jamais eu d'écoulement ni de douleur.

Vers le 15 février (?), le malade a constaté pour la première fois la présence d'un petit bouton situé au-dessus de la clavicule gauche et près de son extrémité externe. Pendant trois ou quatre jours « il ne touche » pas à ce bouton; puis les jours suivants il frictionne avec « de l'eau-de-vie de marc », il applique de grands cataplasmes de farine de lin. Le bouton augmente peu à peu, et il forme à la fin une plaie de la dimension d'une pièce de un franc.

La lésion « s'envenimant » de plus en plus, le 28 février il consulte un médecin qui, en raison de la rougeur du voisinage, croit à un « érysipèle », et prescrit un traitemennt local, « cataplasme, compresse d'eau boriquée ». Sous l'influence de ce traitement, dit le malade, la peau devient encore plus rouge, s'excorie par places, devient douloureuse. Le 9 mars, le malade revoit le même médecin; il présentait alors depuis 2 ou 3 jours des taches rouges sur le ventre. Le médecin dit alors au patient qu'il a probablement « la vérole » et cherche, sans en trouver, des plaques muqueuses; il prescrit de l'arséniate de soude.

Aujourd'hui le malade présente, au-dessous de la clavicule gauche, un large placard, de forme irrégulièrement quadrilatère. Limité en haut par la clavicule, qu'il déborde vers l'épaule; en bas s'arrêtant au niveau de la 4e côte; étendu en dedans jusqu'à la ligne médio-sternale; en dehors suivant irrégulièrement le bord antérieur de l'aisselle et se prolongeant jusqu'à l'extrémité supérieure du deltoïde. La peau, à ce niveau, est d'une couleur rouge assez vive, uniforme; elle est le siège d'une desquamation farineuse légère. La rougeur ne s'efface pas complètement sous l'impression du doigt; elle diminue, s'atténue insensiblement sur les bords de la plaque, lesquels s'effacent peu à peu et finissent par se fondre avec les taches existant sur le reste du corps. Sur le bord supérieur principalement, on voit nettement la fusion des deux éléments; les papules s'y trouvent d'abord réunies en plaques, peu nettes; puis au-dessus chacune s'isole, devient distincte. Au niveau de cette plaque, les téguments sont soulevés, forment une saillie, appréciable surtout dans la moitié externe de la plaque, et en la comparant au côté droit, on peut, en promenant le doigt sur les téguments, constater que la peau est infiltrée, épaissie, mais sans présenter d'œdème manifeste. Cette infiltration est considérable, occupe toute l'épaisseur de la peau et du tissu cellulaire, et le pli cutané que l'on peut faire est plus que triplé.

La peau n'est pas adhérente aux parties profondes, sur lesquelles elle glisse, malgré son infiltration.

Cette plaque n'occasionne pas de démangeaisons ni de douleur ; la sensibilité est un peu exagérée.

Immédiatement au-dessus de cette plaque, répondant à la face supérieure de la clavicule, à l'union de son tiers moyen avec son tiers externe, un ganglion du volume d'une noisette, dur, mobile, absolument seul.

Dans l'aisselle, à la nuque, quelques autres ganglions plus petits.

Sur tout le corps, roséole boutonneuse très nette (datant du 7 mars), très exubérante, également à la face. Les cheveux sont rares, mais ne tombent pas encore ; il existe aussi de nombreux éléments éruptifs dans le cuir chevelu ; quelques-uns au pubis ; les ganglions inguinaux petits, durs. Rien à la gorge ni à l'anus.

Depuis le début de la maladie, cet homme n'a pas eu de fièvre ; il a conservé son appétit et n'a nullement maigri.

M. *Fournier*. Je ne saurais donner à l'éruption dont ce malade est porteur le nom de roséole : il y a un élément papuleux, une tuméfaction et une induration coïncidant avec la rougeur, et, pour moi, la dénomination à employer doit être : syphilide érythémato-papuleuse.

M. *E. Besnier*. Je désigne sous le nom de *roséole boutonneuse* l'éruption érythématopapuleuse *contemporaine du chancre*, quand elle est saillante comme chez ce malade, parce qu'elle ne sort pas du type érythémateux du fait de son état papuleux, pas plus que l'érythème papuleux multiforme ou la rougeole ne sortent de leur type, parce qu'elles affectent le mode saillant. Je la distingue soigneusement de la syphilide papuleuse néoplasique *véritable*, qui survient *plus tard*, à la fois au titre chronologique et au titre pronostique, la durée et la résistance des deux éruptions étant tout à fait différentes.

M. *Hallopeau*. Il faut tenir compte avant tout, dans la classification et dans la désignation des lésions cutanées, de leur morphologie : du moment où le doigt constate une petite saillie solide et consistante, il n'y a pas de doute à avoir : il s'agit d'une lésion papuleuse et, dans l'espèce, d'une syphilide papuleuse.

M. *Vidal*. S'il est vrai que, dans la très grande majorité des cas, les accidents secondaires de la syphilis débutent par la roséole, il n'est pas moins exact que cette règle comporte des exceptions. Ici, je vois précisément le polymorphisme des lésions qui est le propre des syphilides, et les saillies dures qui existent en certains points ne se rencontrent pas dans la roséole. Quant à une distinction histologique de ces lésions et des syphylides papuleuses, elle est impossible: on trouverait certainement ici les caractères anatomiques du syphilome.

M. *Fournier*. Je ne saurais admettre l'argument que M. Besnier tire de la chronologie des lésions. Il est des cas où les manifestations de la syphilis débutent d'emblée par des ulcérations, qui peuvent être contemporaines du chancre. Il y a d'ailleurs une manière très simple de nous mettre d'accord : désignons les lésions par le mot qui convient le mieux à leurs caractères objectifs. La première manifestation qui suit le chancre est une manifestation polymorphe, ainsi que le faisait très bien remarquer M. Ricord ; elle est à la fois érythémateuse et papuleuse ; comme elle est de nature syphilitique, il est tout naturel de lui donner le nom de syphilide érythémato-papuleuse.

M. *E. Besnier*. Bien que la chronologie ne soit qu'un des éléments de la classification des syphilides, je tiens l'élément pour important, et je prends grand soin de l'y faire intervenir.

M. *Lailler*. Il me semble que l'on doit admettre chez ce malade l'existence simultanée de la roséole et d'une éruption papuleuse.

VIII. — Lupus érythémateux symétrique des mains, survenu consécutivement à des engelures «Lupus chilblain.»

M. **Vidal**. Voici une jeune fille de 14 ans qui est atteinte de lupus érythémateux des mains et de la face. Cette enfant, qui ne présente aucun antécédent héréditaire de tuberculose, a eu dans son enfance de la gourme, des adénopathies, de l'otorrhée. Actuellement, elle n'a aucun signe de tuberculose pulmonaire, aucune trace d'engorgements ganglionnaires. L'affection dont elle est atteinte a débuté, s'il faut l'en croire, l'hiver dernier par des engelures avec sensation de cuisson et de démangeaison. Aujourd'hui, on voit, en effet, sur les deux mains, surtout sur la main droite, des lésions d'aspect particulier qui pourraient être confondues avec l'érythème pernion : ce sont ces lésions que Hutchinson a décrites sous le nom de « lupus chilblain » (lupus engelure), et si on voyait cette enfant dans la saison d'hiver on pourrait s'y tromper. Les lésions occupent le bord interne des mains, la face dorsale de toutes les phalanges de tous les doigts, la face palmaire des troisième phalanges ; elle sont constituées par des plaques arrondies ou allongées, entourées d'une zone saillante rouge violacé, dont le centre est légèrement déprimé, de coloration blanc grisâtre : le siège des lésions est certainement à la fois dans les glandes sébacées et sudoripares et dans l'épiderme et même profondément dans le derme. Je crois que les engelures dont cette enfant a été atteinte ont été la cause qui a fixé et localisé le lupus sur ces régions elles sont aussi la cause de la symétrie des lésions.

Ce sont bien là des lésions typiques du lupus érythémateux. Si l'on conservait quelque doute à ce sujet, le diagnostic serait éclairé par l'état de la face, qui présente sur la joue droite, sur la joue gauche à un moindre degré et sur l'extrémité du nez des lésions indiscutables de lupus érythémateux, d'érythème excentrique de Biett ; enfin, sur le pourtour de l'oreille, on voit des lésions semblables.

Je traiterai cette malade par des applications de savon de potasse dissous dans l'alcool et, si cela ne suffit pas, par des applications de compresses enduites de savon noir, en prolongeant suffisamment ces applications pour provoquer un certain degré d'inflammation.

M. *E. Besnier*. Ce cas est très intéressant, parce qu'il n'est pas fréquent de rencontrer des malades de cet ordre et parce que la confusion est souvent faite avec d'autres maladies. Le diagnostic peut cependant être fait ici directement. Aucune autre lésion que le lupus érythémateux ne présente les petits points comédoniens crétacés que l'on remarque ici, ni une surface blanche, cornée, ne pouvant être enlevée que par un grattage énergique, comme celle que l'on trouve en.certains points de la face palmaire de la main ; en outre, on voit en d'autres points de petits foyers de culture de l'agent infectieux dus à des lésions des glandes cutanées, sébacées et sudoripares. Je ne doute pas qu'il s'agisse là d'une forme de tuberculose cutanée : j'ai toujours fait l'enquête étiologique dans des cas de ce genre, et j'ai presque toujours retrouvé la tuberculose. Cette forme se voit souvent chez des sujets de la campagne, exposés au grand air, exposés aussi à la contagion tuberculeuse par les contacts répétés de leurs mains avec des objets divers souillés par des animaux, et principalement par des vaches tuberculeuses. La symétrie des lésions n'est pas une raison pour rejeter leur origine externe : la cause de cette symétrie est dans la symétrie même de la porte d'entrée des agents contagieux, dans la symétrie de l'érythème pernio de la face et des mains qui est ici la préculture.

M. *Vidal*. Au sujet de la nature tuberculeuse de ces lésions, je ferai remarquer que parmi les nombreux lupiques que j'ai traités en ville par les scarifications, une trentaine environ, deux seulement sont tuberculeux; ils étaient atteints de lupus érythémateux. D'ailleurs, dans les expériences d'inoculation du lupus aux animaux, de M. Leloir, une des premières inoculations qui aient donné un résultat positif (tuberculose) avait été faite avec des fragments de lupus érythémateux.

17ᵉ SÉANGE. — LE JEUDI 28 MARS 1889

Président : M. LAILLER.

I. — Folliculites ombiliquées et ulcéreuses, discrétes et généralisées. Ecthyma des mains et des pieds.

M. Vidal. L'enfant que j'ai l'honneur de vous présenter est âgé de 11 mois. Il est exclusivement nourri au sein et bien développé. Le père et la mère sont bien portants. Leurs autres enfants, trois garçons et une fille, sont également bien portants. Deux autres filles sont mortes à 15 mois, l'une de méningite, l'autre de cholérine. Il ne paraît pas y avoir eu d'antécédents syphilitiques.

Il y a deux mois, cet enfant a eu la rougeole ; 15 jours après a débuté l'éruption qui persiste encore actuellement et pour laquelle je vous le fais voir. On a pensé tout d'abord à la varicelle.

L'enfant, qui est resté robuste et gai, est couvert d'une éruption généralisée d'aspect acnéique, lorsqu'on la regarde d'un peu loin. En réalité, il s'agit d'une folliculite dont certains éléments deviennent vésico-pustuleux à leur centre. Cette vésico-pustule renferme peu de liquide ; elle se dessèche rapidement. Sur quelques points il existe une véritable ombilication, sur d'autres encore une petite croûte enchâssée dans la peau avoisinante. Une petite cicatrice succède ultérieurement. Il faut signaler aussi des éléments plus rares, bulleux, à base enflammée, entourés d'une aréole rouge et d'aspect véritablement ecthymateux, qui siège surtout aux mains et aux pieds.

Quelle est cette affection ?

Il ne s'agit certainement pas de l'acné rodens, à laquelle on pourrait songer à première vue. Il ne s'agit pas non plus d'une manifestation syphilitique.

On a pensé au début à la varicelle, mais la varicelle ne dure pas pendant six semaines.

S'agit-il d'une forme de strophulus ? Le strophulus est assez souvent confondu avec la varicelle; on trouve au pourtour de ses papules une aréole rouge semblable à celle que l'on constate ici sur plusieurs points; il peut se développer au centre une vésicule volumineuse.

Je dois signaler aussi ce point qu'une raie faite sur la peau n'est pas suivie de saillie ortiée. On ne peut pas provoquer d'urticaire factice.

Cependant l'observation attentive montre qu'on se trouve ici en présence d'une variété de folliculite qu'il faut rapprocher des folliculites ulcéreuses.

II. — Lichen plan typique.

M. E. Besnier. Voici un homme de 39 ans qui, sans cause connue, est atteint depuis 6 mois d'une éruption qui pourrait servir de canevas à une description typique de lichen plan, parce qu'il en représente les diverses variétés réunies avec une extraordinaire profusion : papules miliaires visibles seulement à la loupe, isolées ou conglomérées et mosaïquant la peau, papules plates polygonales, arrondies, de toutes les dimensions, brillantes comme de la cire, ou légèrement farineuses, un grand nombre ombiliquées, d'un rouge variable du rose au rouge sombre et au brun sépia, réunies en groupes, ou formant des anneaux ronds, ovalaires, allongés dans les régions des grands plis obliques, comme les régions inguino crurales, présentant un centre pigmenté et une collerette de papules sertissant le lac pigmenté comme les perles qui encadrent un bijou.

Les lieux de profusion sont le sens de la flexion des membres, la dépression lombo-sacrée, les creux poplités, puis les points de pression de la ceinture ; mais on en retrouve aussi sur tous les autres points du corps, la face et la cuir chevelu exceptés.

Les faces palmaires et plantaires des extrémités demeurent indemnes, ainsi que cela est le plus ordinaire, quoique non constant.

La verge est couverte de papules et d'anneaux pigmentés cerclés de papules qui semblent en déprimer le centre;   c'est par cet organe que la maladie a débuté.

La muqueuse buccale et la langue sont intactes.

Le prurit est vif surtout la nuit.

M. *Vidal.* M. Besnier vient de signaler, au point de vue du diagnostic différentiel de cette affection, l'immunité de la paume des mains. Ce caractère est, en effet, exact d'une façon générale. Les lésions de la paume des mains sont très rares dans le lichen plan, et elles se manifestent par des sortes de petites taches blanchâtres, ne s'exfoliant pas facilement et ressemblant beaucoup à celles qui, dans le lichen plan,

existent sur la muqueuse de la langue et de la bouche : **MM.** **Mayor et
Pautry** ont publié une observation de ce genre dans la *Revue médicale
de la Suisse Romande* (1886), et moi-même, j'en ai vu un cas tout à fait
caractérisé.

III. — Lymphomatose cutanée généralisée, ou dermatite lymphoïde généralisée, avec nodules, plaques et tumeurs. — Lymphodermie pernicieuse de KAPOSI.

M. E. Besnier. Le malade que je mets sous vos yeux est atteint
d'une affection rare et d'un diagnostic délicat, dont on doit la connaissance au professeur KAPOSI, qui l'a décrite et représentée avec son
talent habituel, dans un remarquable travail intitulé : Ueber eine
neue Form von Hautkrankheit « Lymphodermia perniciosa », zugleich in Beitrag zur Pathologie der Leukämie (*Mediz. Jahrbüch.
d. k. k. Gesellsch. d. Ærtze, in Wien*, 1885. Traduction intégrale
par A. DOYON in *Annales de Dermat. et de Syph*, 2° série, 1885,
t. VI, p. 400).

C'est un vieillard de 76 ans, ayant fait grand usage du vin, et à
ébriété fréquente, qui était encore cependant, il y a peu de mois, vigoureux, bien portant, dont la sénilité est relativement peu avancée, et
qui nous est arrivé ayant encore une chevelure abondante.

Des pieds à la tête sa peau est d'un rouge bigarré étrange, rose, rose
pâle, violâtre, rouge bleu, suivant les régions ; la couleur pathologique
est universelle ; il s'agit d'une de ces grandes dermatoses que je réunis
sous le nom commun d'*érythrodermies*.

Immédiatement après la *couleur* du tégument, deux autres caractères
sautent aux yeux, l'*épaississement de la peau et son état extraordinairement plissé ;* elle paraît trop grande pour le corps qu'elle recouvre,
et forme partout des plis qui laissent voir l'extrême épaississement du
chorion.

A la face, il en résulte une physionomie spéciale, un léontiasis
propre ; et si vous comparez le visage du malade de KAPOSI, dont voici
la représentation chromolithographique, avec celui du malade que
vous avez sous les yeux, vous reconnaissez au rictus, aux plis extraordinaires du front et du col, aux oreilles épaissies et projetées en avant,
que les deux sujets ont, malgré la grande différence des âges, une ressemblance manifeste.

Le derme est donc universellement épaissi, infiltré, dans un état
subphlegmasique prononcé ; cette érythrodermie est une *dermatite* au
sens vrai du mot.

Cette dermatite généralisée présente un troisième caractère typique : elle est extrêmement *prurigineuse*, et elle s'accompagne d'une *exfoliation légère de la couche cornée*, avec exsudations partielles du corps de MALPIGHI (épidermite) ; c'est une *dermatite généralisée, prurigineuse, exfoliante* et *exsudative*.

Voilà le terrain préparé, et nous allons pouvoir conclure rapidement.

La dermatite *n'est pas* la représentation d'une cachexie cutanée secondaire à une autre dermatose ; avant cette éruption il n'y en avait jamais eu aucune autre ; elle est *idiopathique* et *primitive*.

Ce n'est pas davantage une dermatite simple commune, purement trophopathique, comme le psoriasis, l'eczéma, le pemphigus, etc. Le suintement eczématique que l'on observe aux points où la couche cornée est excoriée, ni l'exfoliation elle-même, ne sont au point qui appartient à ces affections, et nulle formation bulleuse ne lui est reliée.

Nous voici arrivés sur un terrain plus restreint bien qu'il soit encore très vaste, sur lequel nous rencontrons le pityriasis rubra, types Devergie et Hebra ; la maladie de Wilson, dermatite exfoliatrice, dermatite exfoliatrice de Vidal et de Brocq, dermite aiguë grave primitive de Quinquaud.

On pourrait penser au pityriasis rubra en voyant l'état squameux de la face et du cuir chevelu, la rougeur généralisée, et en tenant compte du prurit, ; mais nous ne saurions nous arrêter à cette idée. Le pityriasis rubra n'évolue pas avec cette rapidité ; il ne comporte pas une infiltration dermatique aussi considérable ; la peau est tendue et non plissée comme ici à l'extrême, l'absence d'infiltration cutanée est un des caractères essentiels du type de Hebra. Enfin, notre malade n'a pas de pityriasis véritable, et la mue cutanée est à peu près nulle.

Nous ne pouvons pas davantage nous arrêter aux types de dermatite ou de dermites exfoliatrices de Wilson, Vidal, Brocq, Quinquaud. Toutes ces affections s'accompagnent d'une exfoliation abondante qui est, ici, absente ; ce sont des dermatites à périodes hyperthermiques et fébriles ; la rougeur de la peau y est intense, éclatante ; les ongles y subissent des altérations ici complètement absentes ; le prurit y est moins violent et moins constant ; l'état général est beaucoup plus altéré dans la première phase ; ici il n'y a pas eu un seul jour de la maladie pendant lequel le patient ait été obligé de garder le lit. On trouve bien des lésions de la peau ayant quelques analogies avec les foyers phlegmoneux des dermatites, mais qui en diffèrent en réalité complètement, comme nous allons le voir.

Enfin, il n'y a pas de sucre dans l'urine, et à aucun titre il ne peut être question d'une dermatose glycosurique.

Je touche au terme de cette exposition ; en effet, Messieurs, ce qui me reste à dire pour caractériser définitivement ce cas termine la discussion éliminatoire.

La maladie de notre pauvre patient a commencé d'une manière toute particulière, au mois d'octobre 1888, par un « furoncle » de la jambe, lequel, non encore fermé le 15 novembre, le décida à entrer à l'hospice d'Ivry; là se développa une vaste tumeur du dos qui fut dénommée « anthrax », ouverte au thermocautère, et qui ne fut guérie que vers le milieu du mois de janvier de cette année.

Dès le mois de décembre, apparurent de nouvelles tumeurs de petite dimension, les unes s'ouvrant spontanément et donnant un peu de pus, puis s'affaissant, les autres persistant. En même temps, la peau devenait rouge ; un prurit violent se déclarait et constituait l'état actuel, qui dure depuis trois mois.

Aujourd'hui, nous comptons seize à dix-huit nodosités ou tumeurs nodulaires furonculoïdes, et indépendamment des vastes nappes livides infiltrées de divers points du tégument, nous relevons à la partie supérieure du sacrum une tumeur saillante en forme de macaron, dans laquelle il est impossible de voir autre chose qu'une néoplasie massive, et non rien qui soit furonculoïde ou anthracoïde, ou idradénique.

Enfin, sous le mamelon droit, on constate une nodosité du volume d'une amande.

Nul doute, il s'agit d'une dermatite lymphadénique, lymphoïde, de la lyphodermie pernicieuse de Kaposi.

La maladie encore récente n'est pas complétée ; les hyperadénies sont encore peu considérables, bien que nettement accentuées; la rate n'est pas grosse, et le malade n'a qu'une légère augmentation de globules blancs. Ces lésions, la lymphadénie et la leucohémie ne sont pas initiales; elle peuvent provisoirement faire défaut aussi bien que dans les lymphadénies viscérales. La malade de Kaposi avait déjà de longs mois de maladie quand on a fait le compte de ses globules blancs, et la leucémie est restée relativement peu intense. Dans ces cas l'anémie précède et prime la leucémie, qui, elle-même, est antérieure à l'hypersplénie.

N'était la tumeur en macaron que le malade porte à la région dorsale, laquelle prolifère lentement et insidieusement, et les nappes violâtres du même ordre, ce cas de lymphodermie serait tout à fait pur, et bien distinct du type « mycosis fungoïde » ; la suite de l'observation et les constatations ultérieures qui seront faites avec grand soin serviront sans aucun doute à étudier cette question, qui n'a peut-être pas beaucoup progressé depuis le second travail de Kaposi (Ueber « mycosis fungoïdes » und ihre Bezichungen zu anderen ähulichen, Erkrankungs formen, in *Wiener Mediz Wochenschrift*, 1887, n°s 19 à 22).

Cliniquement, les grandes lignes de la maladie sont la dermatite à plis épais et à peau trop large, le prurit incessant, les exfoliations épithéliale et eczématique modérées et partielles, l'hyperadénie, l'anémie avec leucocytose tardive et progressive, les pseudofuroncles ou anthrax précoces et successifs, les nappes infiltrées rouge bleu, les tumeurs éventuelles, etc.

Ce qui malheureusement ne fait pas question, c'est la fatalité du pronostic après une durée dont la moyenne extrême ne dépasse pas deux années.

Voici, aussi réduits que possible, les détails de l'observation recueillie par mon interne M. Hautecœur :

C..., Claude, 76 ans, manouvrier, hôpital Saint-Louis, salle Cazenave, n° 51, service de M. Ernest Besnier.

Au mois d'octobre 1888, cet homme, étant au travail et bien portant, vit, sans cause connue, apparaître au pied gauche, en dedans de la malléole interne, « un clou » de la grosseur d'un pois.

Ce clou perça tout seul, il en sortit de l'humeur, mais pas de sang. Ce clou ne le gênait nullement ; mais comme il ne se fermait pas, il entre à l'infirmerie de l'hospice d'Ivry, le 12 novembre. Simple pansement de diachylon. Pendant son séjour à l'infirmerie, il se forme un gros « anthrax » dans le dos ; ouverture à la fin de novembre au thermocautère ; la suppuration dure assez longtemps. Le malade sort de l'infirmerie le 14 décembre ; mais l'arthrax ne se ferme complètement qu'au milieu de janvier 1889. A la fin de décembre, il a eu, en outre, une série de « petits clous », gros « deux fois comme le bout du sein », à peu près symétriques, siégeant des deux côtés un peu au-dessous du rebord costal, sur le trajet de la ligne mamelonnaire, qui ne paraissent pas avoir laissé de traces appréciables.

Ces clous se sont ouverts, mais sans jamais donner issue ni à du sang, ni à du pus ; il sortait un liquide blanc, en tout semblable à celui constaté aujourd'hui sur une petite tumeur située dans l'aisselle droite.

Il ne peut dire quand la peau a commencé à rougir ; ce qu'il a d'abord constaté, ce sont des démangeaisons très vives, qui ont débuté « par le croupion », et qui l'obligeaient à se gratter avec fureur. Il souffrait beaucoup de ces démangeaisons, était réveillé la nuit. Sur les places qu'il grattait, il se formait des écorchures qui « jetaient un peu ».

Le 1er janvier 1889, la peau était déjà rouge partout ; la rougeur était plus prononcée au niveau de l'hypochondre droit et au-dessous du sein droit, mais moins que maintenant ; elle était moins épaisse, et elle ne donnait pas beaucoup de squames.

Les démangeaisons étaient toujours vives.

La rougeur a augmenté rapidement ; depuis six semaines, le malade est dans l'état actuel.

Il n'a suivi d'autre traitement que de prendre neuf bains d'amidon, qui ne lui ont procuré aucun soulagement. Il a gardé le lit cinq ou six jours ; mais, c'est sur l'avis du médecin, car il n'avait rien perdu de ses forces ; il ne croit pas avoir maigri. Il n'a jamais eu de fièvre ; mais depuis le mois de décembre l'appétit était très languissant, en même temps qu'il souffrait d'une soif assez vive, qui ne lui était pas habituelle.

Actuellement, la peau, dans son ensemble, apparaît plissée, beaucoup trop large pour le malade, comme s'il avait beaucoup maigri. Elle est rouge dans sa totalité, mais d'un rouge uniforme, car il y a des places plus violacées.

Elle desquame dans toute son étendue en fines squames non agglomérées. Elle présente par place des fissures, surtout prononcées aux doigts et aux mains. Elle est partout infiltrée, épaissie considérablement ; cet épaississement est universel, mais il est beaucoup plus marqué au niveau de certains points, particulièrement de l'abdomen et de la région dorso-lombaire, au niveau desquels la coloration rouge pâle de la peau fait place à une coloration vineuse, livide. Cette même coloration se retrouve plus accentuée encore dans les points où cet épaississement fait saillie au-dessus du niveau et forme des plaques.

Les cheveux étaient encore très abondants ; ils ont commencé à tomber par touffes au début du mois de mars ; ils sont de couleur grise, s'arrachent par touffes avec leurs gaines. Le cuir chevelu est recouvert d'une couche blanchâtre pulvérulente peu épaisse, adhérente, donnant au grattage une furfuration pityriasique. La figure est rouge pâle, recouverte de squames petites et fines, présentant de petites excoriations de grattage dans les plis, un très léger suintement eczématique, lequel est plus prononcé dans la région pilaire du visage. Les paupières sont rouges, tuméfiées, ce qui fait paraître les yeux petits. Ceux-ci sont sains, mais présentent l'arc sénile.

Aux oreilles, les deux tiers supérieurs du pavillon sont rabattus en avant, mais à son rapport cette disposition serait normale chez cet homme. En outre, toute l'oreille est épaisse, gonflée ; sur la face externe du pavillon, fissures nombreuses, suintant et recouvertes de petites croûtes, limitées aux surfaces fissurées ou à leur périphérie. Même état de la face interne du pavillon : fissures dans la ligne séparant l'oreille de la région mastoïdienne. La barbe est peu abondante, bien que non rasée ni coupée depuis trois mois ; elle présente des croûtes dans la moustache, comme sur la lèvre inférieure. Les poils sont peu adhérents, viennent facilement à la traction, avec leurs gaines.

La langue, les muqueuses sont intactes.

Sur le cou la barbe est également rare et présente au niveau des plis un peu de sécrétion coagulable. Au niveau du muscle mylo-hyoïdien, sur la ligne médiane et tout de suite au-dessous du bord inférieur du maxillaire, nodosités comme une noisette, assez dures ; par la pression on en fait sourdre, par deux petits orifices différents, un liquide puriforme.

Un peu au-dessous, sur la même ligne, deux autres nodosités donnant également du liquide, mais ici beaucoup plus clair et plus séreux.

Au-dessous et jusqu'à la fourchette sternale, la peau est fissurée, avec issue de liquide eczématoïde coagulable.

Sur la nuque, la peau est si épaisse, qu'on ne peut facilement constater s'il existe de l'adénopathie. Cependant, on trouve quelques petits ganglions indurés, roulants, à la nuque et dans les creux sus-claviculaires.

Les aisselles sont entièrement dégarnies de poils depuis le début de la maladie ; la peau y est rouge, suintante. Sur le pli antérieur de l'aisselle droite, une grosse nodosité faisant partie de la peau, présentant deux petites perforations superficielles, un peu sensible à la pression et de laquelle on fait sourdre assez facilement un liquide clair, légèrement collant au doigt, faiblement alcalin.

Dans l'aisselle du même côté, quatre nodosités petites, pisiformes, développées à même dans le chorion, plus superficielles dans la peau que ne le sont les idradénites de la partie conglomérée. Des deux côtés et symétriquement, ganglions indolores, roulants, multiples, du volume d'un pois à celui d'une amande.

Petites nodosités semblables à la partie antérieure de l'abdomen, à trois travers de doigt au-dessous de l'ombilic ; une dernière enfin sur l'épaule droite, moins nette et plus profonde.

Sur la face antérieure du thorax, la peau est rouge, mais présente des plaques de couleur plus foncée, notamment au-dessous de la clavicule droite et au niveau de l'appendice xiphoïde. Fissures nombreuses au niveau des clavicules. Le volume de la glande mammaire droite est occupé par une nodosité du volume d'une amande, la glande mammaire gauche est normale.

Sur l'abdomen, la couleur de la peau est plus foncée qu'au niveau du thorax ; cette teinte violacée est surtout accentuée sur les parties latérales, la peau épaissie, excoriée, surtout au niveau des flancs. Sur le pubis, poils rares, peau très épaissie ; comme aux autres régions pilaires, le liquide coagulable, retenu en plus grande abondance, forme de petits amas eczématiques.

Les testicules et épididymes sont sains ; rien sur le pénis. A droite, dans le tiers interne du pli inguino-crural, deux ou trois petites grosseurs, comme des grains de chènevis, d'où, par la pression, on fait sourdre une gouttelette de liquide puriforme ; ganglions petits, profonds dans les aines.

En arrière, dans la région dorsale, deux grandes cicatrices : l'une, médiane, suivant la ligne des apophyses épineuses, est la trace de l'abcès survenu il y a dix ans ; l'autre, un peu en dehors du bord axillaire de l'omoplate gauche, remonte au mois de décembre dernier. Ici encore, peau rouge, desquamante, mais en outre, et surtout au milieu de la région dorsale, plusieurs taches de nuance vineuse, tranchant sur le rose pâle des autres régions de la peau, taches au niveau desquelles il y a aussi de l'infiltration de la peau, mais sans tumeur.

A la partie supérieure du sacrum, presque sur la ligne médiane, une éleuare ayant les dimensions d'une pièce de 5 francs en argent, et la forme d'un gros macaron, faisant une saillie nette au niveau de la peau, qui présente d'ailleurs les mêmes caractères que sur les autres points, et qui n'en diffère que par le degré et par la localisation.

Membres supérieurs. — Mêmes caractères de rougeur et de desquamation ; la peau des bras, beaucoup trop large, forme de grands plis épais en la soulevant.

Sur les coudes, couleur plus foncée, fissures nombreuses.

Sur les avant-bras, couleur et induration, plis marqués à la face externe.

Mains. — Les fissures prédominant la couche cornée des faces palmaires est tombée ; il existe de larges plaques et l'épiderme est très mince. Sur tous les plis naturels de la main, des doigts, fissures transversales, profondes, suintant beaucoup. *Les ongles sont sains.*

Membres inférieurs. — Mêmes caractères. Au niveau des plis poplités, fissures et état eczématique léger.

Sur les jambes, peau infiltrée, moins large que sur le reste du corps ; il est assez difficile de la plisser par des nodosités. Sur la face externe, aspect farineux.

Pieds. — Peau moins altérée ici, moins rouge ; elle desquame sur la face dorsale. Sur la face plantaire, très peu de chose, les ongles n'ont rien.

Le prurit paraît avoir marqué le début de la maladie ; il a persisté sans interruption jusqu'à aujourd'hui ; il existe jour et nuit, avec des exacerbations, et tourmente sans cesse le malheureux patient, rend le sommeil presque impossible, est la principale cause des souffrances qu'il éprouve. Sous l'action du grattage, se produisent ces excorations et ce suintement qui sont une des causes caractéristiques de l'état général de la peau, laquelle, malgré la desquamation, n'est pas, à proprement parler, sèche, mais paraît dépourvue de sécrétion sudorale. On peut affirmer qu'il n'y a pas, et qu'il n'y a pas eu hyperidrose à aucune époque de l'affection. L'hyperesthésie prurigineuse paraît être peu variée dans les sensations qui se résument dans les démangeaisons et dans les brûlures. Il n'y a pas d'hyperalgésie, et la température sur les parties découvertes, aussi bien qu'à la surface du corps, est d'un demi à un degré supérieure à la normale.

Il n'y a pas davantage d'hyperthermesthésie ; le malade, même découvert, n'éprouve ni froid, ni frissons. Lorsque le malade, découvert ou non, éprouve quelques tremblements analogues à ceux que produit le frisson, la température superficielle n'est pas abaissée et il n'éprouve lui-même aucune sensation de froid.

Organes thoraciques, cœur et poumons normaux ; foie de volume normal. Rate augmentée de volume sans être appréciable au palper.

Urines, 1,500 grammes, ne contenant ni glucose ni albumine.

Le malade dit avoir beaucoup maigri ; son poids actuel est de 56 kilogrammes.

Il n'a pas de soif intense ; son appétit est presque nul ; sa température rectale moyenne + 38° centigrades. Il n'a pas de diarrhée habituelle.

M. *Quinquaud.* Il faut remercier M. Besnier de sa présentation, car on voit rarement cette maladie, hier encore nouvelle chez nous. Je l'ai rencontrée toujours chez des personnes ayant dépassé 40 ans ; c'est une affection rare, mais ses caractères différentiels sont tellement évidents que la confusion est impossible.

Il est cependant des malades chez lesquels, surtout au début, le diagnostic différentiel est difficile à établir. Tel fut le cas d'une vieille femme où l'on *devait* tout d'abord penser à un eczéma aigu généralisé, jusqu'au jour où les *nodi* se sont montrés, puis développés.

Un élément important de pronostic repose sur la façon dont se comportent les reins ; or, ils deviennent de plus en plus *insuffisants*. Chez le malade de M. Besnier, l'urée du sang a doublé, montant à $0^{gr},31$ au lieu de $0^{gr},16\ 0/00$; ses reins commencent donc à devenir insuffisants, ce qui indique une aggravation de l'affection.

Il est curieux de constater un pareil retentissement secondaire sur le rein, absolument comme dans les dermatites expérimentales.

Autrefois, ces lymphodermies graves et pernicieuses étaient confondues avec d'autres dermatites à *nodi ;* pourtant ici il y a un caractère important, c'est le liquide séro-gommeux, et non furonculiforme, qui s'échappe de certaines tumeurs. Cet état morbide, caractérisé par une dermatite eczématiforme et développement de tumeurs lymphatiques, devient grave par les altérations nutritives se produisant dans les viscères, spécialement dans les reins.

M. *E. Besnier*. Il est vrai, l'âge avancé est ordinaire, mais non constant; la malade de Kaposi, entre autres, n'avait que trente-neuf ans. Quant aux *nodi*, ils ont dans ce cas une importance considérable, on les retrouve au premier accident, et ils sont encore aujourd'hui en pleine activité.

M. *Hallopeau*. Quel rapport **M.** Besnier établit-il entre la maladie qu'il vient de montrer et le « mycosis fongoïde » ?

M. *E. Besnier*. Le rapport n'est pas contestable, mais il est encore, dans l'état actuel de la question, difficile de le préciser complètement; dans les deux cas, il est manifeste que le réseau lymphatique est le terrain morbide, et que les lésions histologiques sont du même ordre. Cliniquement, le prurit et les poussées eczémateuses appartiennent aussi aux deux affections; mais combien de formes intermédiaires entre le mycosis en tumeurs précédé ou non de dermatoses eczématiformes prémycosiques ou périmycosiques, le mycosis bénin, discret ou abondant qui peut guérir ou durer de très longues années sans devenir infectieux, et la lymphodermie pernicieuse dans laquelle la maladie débute, comme chez mon malade, par des *nodi* furonculoïdes ou anthracoïdes, et se généralise rapidement à tout le tégument, infiltrant profondément le derme dans toute son étendue, et ne donnant naissance aux tumeurs proprement dites que secondairement et tardivement. Les cas qui déterminent le mieux la transition sont ceux dans lesquels, après une période souvent longue de dermatite prurigineuse ordinairement appelée « eczéma généralisé », on voit survenir le mycosis fongoïde typique. Voyez, parmi les exemples les plus récents et les mieux étudiés, HENRY WM. BLANC (Report of a case of the mycosis fongoïde of Alibert in *Journal of Cutaneous and genit. uri. diseases*, vol. VI, July-August, 1888).

APPENDICE. — Le malade a maigri rapidement; dans le courant de mai il a été pris de diarrhée incoercible, et il a succombé le 7 juin 1889. Les résultats de l'examen anatomique seront communiqués ultérieurement.

IV. — Observation de lymphodermie pernicieuse.

M. **Vidal.** J'ai eu dans mes salles, il y a quelques années, un homme de 66 ans que je regardais comme atteint de « mycosis fongoïde », au début, à la période eczématiforme, et qui a succombé à une complication de congestion pulmonaire rapidement mortelle ; ce serait un fait de « lymphodermie pernicieuse », si on doit admettre comme type morbide cette nouvelle affection.

En voici l'observation rédigée par M. le Dr Marfan, alors interne de mon service. Elle a les plus grands rapports avec celle de la malade de Kaposi et du malade que vient de présenter M. Besnier.

Le nommé D..., André, âgé de 66 ans, maçon, entre à l'hôpital Saint-Louis, le 15 septembre 1884, dans le service de M. Vidal, salle Devergie, n° 27 (1).

Antécédents héréditaires. — D... avait 7 ans quand son père est mort, de la fièvre cérébrale. Sa mère, qui tenait un débit de vins, est morte à 76 ans. Elle avait eu les jambes enflées pendant quatre ans. Des quatre frères et sœurs, une sœur serait morte d'une maladie du cœur.

D... a eu un seul enfant, un fils, qui actuellement est âgé de 42 ans et est très fort. Il est veuf depuis dix-huit ans : sa femme serait morte à 42 ans, de la poitrine.

Antécédents personnels. — D... a eu dans sa vie de nombreux accidents traumatiques (trois fractures du bras, luxation de la clavicule). Il n'a eu qu'une fluxion de poitrine après la guerre ; à l'âge de 30 ans, il aurait eu une gastrite avec vomissements très fréquents pendant dix-huit mois. Jamais de syphilis. Pas d'antécédents rhumatismaux.

Jusqu'en 1875, le malade avait eu une vie très calme, il avait toujours exercé son métier de maçon dans la banlieue de Paris. Il buvait deux litres de vin rouge par jour.

En 1875, le malade a été obligé d'abandonner son état de maçon ; il est devenu chauffeur à la Villette ; souvent il a dû travailler la nuit ; et alors il buvait un litre de vin pur dans sa nuit, sans manger. Il éprouva alors des troubles d'obnubilation cérébrale qu'il attribua à l'influence de l'alcool. Il ne s'est jamais bien remis de ces troubles : il a toujours eu depuis la mémoire paresseuse et l'intelligence lente.

Début de l'affection actuelle. — Il y a trois ans, il prit un bain très chaud, brûlant. A la suite, il vit paraître des boutons rouges, disséminés sur les avant-bras ; il aurait vu en même temps paraître sur la poitrine et le dos des plaques discrètes, rouges, suintantes, très prurigineuses. Il y aurait même eu parfois des croûtes.

A une époque qu'il lui est impossible de préciser, mais probablement à la fin de 1883 ou au commencement de 1884, il fit un court séjour à la salle Devergie : il avait à ce moment la main enflée et couverte de pustules. On diagnostiqua un eczéma par cause artificielle. Ce qui semble corroborer ce diagnostic, c'est que cette affection disparut très vite. Quand le malade sortit, il était guéri de son eczéma des mains, mais il lui resta l'éruption de l'avant-bras, du dos et de la poitrine.

L'état des avant-bras, du dos et de la poitrine, alla en empirant ; les plaques devinrent plus suintantes, croûteuses, prurigineuses ; elles s'étendirent en

(1) La tête de ce malade a été moulée per M. Baretta. Musée de l'hôpital Saint-Louis, n° 1076.

surface, et le 15 septembre le malade, ayant la face prise, entra à l'hôpital.

Etat du malade le 15 septembre 1884. — La face a une physionomie toute spéciale ; elle est rouge, légèrement tuméfiée : la peau est luisante, vernissée, surtout à la région malaire. Les cils et les sourcils sont tombés ; il y a un peu d'atrésie de la fente oculo-palpébrale. Il existe un peu d'œdème des paupières. Le front seul conserve quelques rides ; la peau y est plus sèche qu'ailleurs. Dans toutes les régions de la face, la peau est épaissie et indurée. Le cuir chevelu participe à l'épaississement.

Le cuir chevelu ne présente d'ailleurs qu'une particularité intéressante : les cheveux, tout blancs, s'arrachent avec une extrême facilité et les tempes sont complètement dégarnies.

Les ganglions parotidiens sont très développés et donnent à la tête un spect piriforme.

Au cou et à la nuque, la peau rouge, épaissie, présente des plis linéaires assez accusés.

Sur la poitrine et dans le dos, la peau est tigrée de larges taches rouges qui présentent çà et là de nombreuses traces de grattage. Saisie entre les deux doigts et violemment pincée, elle devient jaune et conserve à peine l'empreinte du doigt. On constate aussi par cette exploration un épaississement très irrégulier de la peau du dos et de la poitrine.

Au niveau du mamelon, on constate une tuméfaction dure, résistante, des deux côtés ; cette tuméfaction semble bien correspondre à la glande mammaire tuméfiée et indurée, et du volume d'une noix.

Les poils des aisselles et du pubis sont tombés. Quelques poils restent encore à la région pubienne. On trouve à l'aisselle des tuméfactions correspondant aux glandes sudoripares et des ganglions lymphatiques durs et indolores.

Sur les régions du ventre et des reins, dont la peau est blanche et contraste avec celle de la poitrine, il existe un épaississement sclérémateux de la peau très accusé sur les bras et les avant-bras ; le derme paraît à peine épaissi en quelques points. La peau est sèche, mince, sénile. Sur le bras gauche, quelques plaques rouges suintantes et croûteuses.

Ganglions durs et indolores dans les plis de l'aine.

Sur les cuisses, il y a par places un peu d'épaississement de la peau ; néanmoins on pince le tégument facilement. Sur les jambes et sur les pieds, on ne constate rien qu'un léger œdème.

Rien à noter pour la sensibilité, qui paraît normale. Cependant le malade a une grande sensibilité au froid et il éprouve des démangeaisons très vives, surtout au lit.

Le foie et la rate ne sont pas volumineux. L'urine ne renferme ni sucre, ni albumine. Le malade a bon appétit, dort bien, n'a pas de fièvre. Tous les viscères paraissent normaux.

30 septembre 1884. Dans bien des points, il semble que l'épaississement de la peau ait disparu. Les plaques rouges du dos sont devenues plus épaisses et plus saillantes ; au toucher, elles sont douloureuses. L'œdème des jambes est plus marqué. Pas d'albuminurie.

Octobre 1884. On voit apparaître de nouveaux placards rouges et suintants, surtout à la poitrine : ces placards disparaissent assez vite. La peau de l'abdomen varie d'épaisseur et de consistance d'un jour à l'autre. A la fin du mois d'octobre apparaissent de nombreuses petites tuméfactions incluses dans le derme et siégeant sous le menton. Ces petits nodules prennent un aspect acuminé et du sommet incisé sort du pus épais.

Novembre 1884. Les ganglions ont augmenté de volume, et ceux qui entourent la glande parotide sont énormes. A l'aisselle et au pli de l'aine, la tuméfaction ganglionnaire a aussi augmenté.

Il se fait de temps en temps des poussées d'érythème sur la face, le cuir chevelu ; alors on constate que le derme s'épaissit, que les joues sont gonflées, que les ganglions parotidiens sont encore plus gonflés et la face prend un aspect encore plus piriforme. La peau rouge violacé, tendue, luisante, est le siège d'une ardeur intense. Ces poussées s'accompagnent de fièvre ; elles se calment au bout d'un ou deux jours, et reparaissent à des intervalles d'un à deux mois.

20 décembre 1884. Le malade présente tout à coup, sur la face et sur les jambes, une éruption qui s'est formée en quelques heures : ce sont des papules rouges, livides, plates, qui se recouvrent bientôt d'une croûte par un processus pustuleux : ces pustules sont plus petites que celles de l'ecthyma, même sur les jambes ; elles ne sont pas entourées d'un cercle rouge, mais fréquemment d'une petite zone d'induration. Cette éruption s'efface en cinq ou six jours. Ni sucre, ni albumine dans les urines.

28 décembre 1884. Le malade, se trouvant très bien, demande à sortir. On l'en dissuade aisément. Actuellement la face présente l'aspect déjà décrit. L'épaisseur du derme est considérable sur les joues. L'œdème ne se laisse déprimer que difficilement. Cependant la peau serrée entre les doigts en conserve l'empreinte.

Les ganglions parotidiens sont toujours gonflés : les ganglions sous-maxillaires et de la nuque font aussi des saillies appréciables, grosses comme des avelines.

Les poils de la barbe sont éclaircis, sans qu'il y ait alopécie, et sans qu'on y trouve l'altération observée sur les cheveux. Dans la région de la barbe, on trouve dans le derme de petites nodosités dures et résistantes.

Le haut du corps est un peu rouge et a un fond eczémateux ; l'abdomen est plus pâle ; mais partout on sent des épaississements irréguliers de la peau ; en certains points, le pincement de la peau laisse entre les doigts 2 à 3 centimètres.

Au bras gauche, on constate aussi de l'œdème dur, irrégulièrement réparti ; au bras droit, la peau est mince, fine, sèche, sénile.

Le malade dit que le sang ne circule pas bien dans les doigts, et de fait ils sont rouges et les téguments ne peuvent se plisser. Outre l'engorgement ganglionnaire précité, qui existe toujours, on constate un engorgement très manifeste des ganglions sus-épitrochléens du côté gauche. A droite, le ganglion est normal.

La peau des cuisses présente un épaississement considérable et irrégulier. Au mollet, la peau est devenue dure comme du bois et les jambes sont volumineuses.

L'état général est excellent.

Depuis quelque temps, il semble au malade que son intelligence et sa mémoire sont moins paresseuses ; il est plus gai, cause et joue avec ses voisins.

1er *janvier* 1885. Le cuir chevelu est complètement dégarni ; l'alopécie est complète ; les cheveux qui sont tombés ont leur place marquée par un piqueté blanchâtre dont chaque point répond à un amas épidermique obstruant le follicule pileux dont l'orifice est élargi. D'ailleurs le cuir chevelu présente une teinte rouge violacé, pas très intense et à peu près uniforme.

Sur la face, qui, à cause de l'engorgement parotidien, a toujours l'aspect piriforme, on constate une rougeur diffuse, violacée, avec quelques érosions couvertes de croûtelles et épaississement de la peau.

La conjonctive est un peu rouge et injectée; le bord libre des paupières, œdémateux, est comme un peu renversé en dehors.

Rien dans la bouche.

Le cou et la nuque sont couverts par une peau sèche et ridée par places, présentant en d'autres points des nodosités exulcérées et rouges.

Le front, dont la peau est épaissie irrégulièrement, est tigré de placards rouges, suintants, croûteux. Dans l'intervalle de ces placards, la peau est sèche et jaunâtre.

Aisselles et pubis toujours glabres.

Presque rien en ce moment sur les membres, sinon une peau d'apparence sénile.

On prescrit au malade la solution arsenicale.

15 *janvier* 1885. Le malade a une poussée aiguë semblable à celles qui ont été signalées plus haut. Il a de la fièvre (38°,7), il est abattu; sa face est d'un rouge presque érysipélateux, et les bras et les jambes sont couverts de placards rouges. On cesse tout traitement, pour administrer du sulfate de quinine (0ᵍʳ,75).

Le 17 *janvier*, cette poussée a disparu ; mais il reste toujours au malade les placards rouges des membres; ces placards, à contours irréguliers, sont maintenant suintants, avec des exulcérations couvertes de croûtelles.

Le 26 *janvier.* Nouvelle poussée fébrile avec inflammation violente de la joue gauche ; les ganglions parotidiens de ce côté sont énormes. En même temps le malade se plaint d'un violent point de côté à gauche ; mais les deux poumons sont sonores à la percussion ; à l'auscultation des deux bases, la respiration est un peu faible, avec quelques râles sous-crépitants peu distincts. Nouvelle administration de sulfate de quinine. Tout disparaît en trois jours.

Du mois de janvier au mois d'avril 1885, le malade n'a pas eu de nouvelle poussée fébrile. La face et son cuir chevelu, épais et indurés, présentent une teinte rouge pâle, parsemée de plaques violacées qui disparaissent incomplètement par la pression du doigt. L'état du tronc est toujours le même. Les membres, dont la peau présente des plaques d'épaississement, sont couverts de petites plaques du diamètre d'une pièce de 50 centimes, rouges, dures, un peu exulcérées et suintantes. Œdème léger des membres inférieurs. Pas d'albumine dans les urines. Pas de mégalo-splénie, ni d'hépato-mégalie. Rien à l'auscultation de la poitrine.

13 *avril* 1885. Poussée fébrile nouvelle qui dure trois jours, et se montre en tout semblable aux précédentes.

Mai 1885. Le malade a perdu tous ses cheveux et tous ses poils ; le cuir chevelu, les aisselles et le pubis sont glabres. Les cheveux, cassés au ras de la peau, sont engainés d'une gaine épidermique volumineuse. Le fond du cuir chevelu est rouge ; il en est de même pour la face ; mais dans le cuir chevelu, comme sur la face, on constate des plaques à peu près circulaires et d'inégale grandeur, les plus grandes comme une pièce de 5 francs, faisant des saillies mamelonnées correspondant à une peau plus indurée, ayant une teinte rouge violacé très foncé sur les régions temporales. Partout à gauche et sur le sommet de la tête, plaques brunâtres violacées. Au cuir chevelu, ces plaques s'observent surtout dans les régions temporales. A la face, on les observe surtout dans les régions parotidienne, malaire et nasale.

Au niveau de l'avant-bras gauche, on observe sur la face antérieure une plaque d'induration et d'épaississement œdémateux. Cette plaque a disparu au bout d'une semaine. D'ailleurs l'état du tronc et des membres n'a pas changé.

20 *juillet* 1885. Nouvelle poussée fébrile; le malade a 38°,5; il éprouve des douleurs dans le nez et dans les pommettes; la conjonctive oculaire est rouge et injectée ; toute la face a d'ailleurs pris une teinte plus ardente. (Sulfate de quinine ; cataplasme d'amidon arrosé d'eau blanche. Cette poussée est finie le 23 juillet.)

5 *août*. A l'occasion d'une nouvelle poussée, il se produit une ulcération superficielle de la cornée; cette ulcération est guérie le 20 août.

25 *août*. A la suite d'une poussée analogue aux précédentes, on voit sur le cuir chevelu, au niveau de l'angle postéro-supérieur du pariétal droit, une tuméfaction limitée, peu saillante et ulcérée en plusieurs points. D'ailleurs le cuir chevelu et la face ont conservé dans leur ensemble la même teinte rouge lie de vin, le même gonflement général, la même tuméfaction ganglionnaire, la même chute des poils.

2 *septembre* 1885. Sur le devant de la poitrine, l'ancienne éruption eczémateuse, lichénoïde, avec épaississement irrégulier de la peau, a fait place à des lésions d'un aspect nouveau et qui semblent s'être produites rapidement. Toute la face antérieure du tronc est couverte de plaques rouges foncées, arrondies sur leurs bords, très saillantes, grandes comme des pièce de 50 centimes ou de 1 franc. La consistance de ces plaques est mollasse. La peau, au voisinage, est pigmentée; elle laisse voir de nombreuses traces de grattage, car la nouvelle lésion est très prurigineuse. On prescrit l'huile de chaulmoogra à la dose initiale de 20 gouttes, en augmentant de 5 gouttes par jour.

8 *septembre*. Sur le dos, il existe de grandes taches rouges très foncées, non saillantes, très grandes, à bords mal délimités, ne disparaissant pas par la pression et très prurigineuses. Sur la poitrine, l'éruption s'est éteinte.

9 *octobre*. Poussée aiguë nouvelle avec rougeur presque universelle du segment. Cela dure trois jours et disparaît.

1er *novembre*. Le malade se gratte violemment : on constate des pustules d'impétigo vrai sur l'abdomen.

12 *novembre*. Le malade se plaint de ne plus avoir d'appétit. On supprime l'huile de chaulmoogra, dont le malade prenait 50 gouttes par jour.

15 *novembre*. Le malade se plaint toujours d'anorexie; les taches saillantes de la poitrine ont disparu et ont fait place à un grand placard diffus rouge violacé. Ce placard ne s'efface pas par la pression ; à ce niveau, la peau ne paraît pas très infiltrée; il s'étend à toute la région sternale, jusqu'au mamelon. La glande mammaire paraît toujours hypertrophiée et dure.

1er *décembre*. Le malade a beaucoup maigri : il se gratte constamment et a toujours çà et là de l'impétigo et de l'ecthyma. Dans certains points des membres, la peau a des nodules très durs qui se déplacent d'un jour à l'autre. En dehors de ces lésions, il existe une pigmentation très accusée du tégument.

10 *décembre*. Le malade s'est beaucoup gratté autour de l'anus; ulcération superficielle tout autour de l'orifice. L'anorexie ne disparaît pas; l'amaigrissement fait des progrès.

5 *janvier* 1886. Depuis quelques jours, les forces du malade déclinent visiblement. L'état du tégument s'est lui-même modifié. En voici la description complète. Le cuir chevelu est uniformément rouge. On n'y remarque plus l'aspect piqueté et blanchâtre du passé. L'alopécie est absolue. Quelques squames blanchâtres. Quelques croûtes enchâssées dans la peau se voient sur le cuir chevelu. L'orifice palpébral est atrésié et il existe de l'ectropion. Les conjonctives sont injectées, les deux cornées sont couvertes d'opacités et de fausses membranes. Toute la face est rouge et luisante ; il en est de même des oreilles. Sur ce fond rouge et luisant, on remarque quelques fines squames et quelques croûtelles. Il reste encore quelques poils à la moustache et au menton ; ces poils s'arrachent facilement et leur racine est engainée par une masse blanchâtre.

Dans la bouche, sur la face externe des lèvres, on constate de petites ulcérations superficielles, blanchâtres, un peu semblables à des plaques muqueuses ou à des érosions herpétiques.

Les régions parotidiennes, encore gonflées, le sont moins que par le passé. Sur le cou et dans toute la région thoracique, on constate quelques placards rouges, dont quelques-uns sont nettement purpuriques. Dans l'intervalle, la peau est très pigmentée.

A la région lombaire, il y a de petites nodosités, enchâssées dans le derme, un peu acuminées, très dures et violacées. Dans l'intervalle, la peau est très pigmentée.

Aux fesses, il y a des ulcérations superficielles, très irrégulières, très suintantes, allant jusqu'à l'aine.

La verge est très pigmentée. Tous les poils du pubis ont disparu. Les ganglions de l'aine sont moins volumineux qu'autrefois. Les membres supérieurs sont très amaigris : la peau est pigmentée dans toute leur étendue ; par places on observe soit des nodosités infiltrées dans le derme, soit des croûtes noires, sanguinolentes, recouvrant des ulcérations assez profondes.

Les membres inférieurs sont dans un état analogue. Mais il existe de plus, aux pieds, à la face plantaire, dans le pli des orteils, une ulcération linéaire rappelant les rhagades de la syphilis.

Depuis quelques jours, le malade présente un délire monotone et tranquille. Ce délire est constant et n'est pas coupé par des intervalles de lucidité. La motilité ne paraît pas affaiblie, mais la sensibilité commune et spéciale est très diminuée.

Incontinence d'urine et des matières fécales.

Un peu de congestion pulmonaire aux deux poumons. Le cœur paraît normal. Le malade refuse les aliments.

Le volume du foie et celui de la rate paraissent normaux.

10 *janvier*. D... divague toujours ; il marmotte des paroles incomprehensibles, mais ne commet aucun acte déraisonnable. L'incontinence d'urine et des matières fécales persiste.

Le malade meurt le 21 janvier 1886.

Recherches microscopiques faites pendant la vie, par M. Marfan.

1° *Numération des globules.* — A plusieurs reprises le sang du malade a été examiné ; les globules blancs ne paraissaient pas beaucoup plus nombreux que dans un sang normal.

Une numération exacte a été faite avec l'aide de M. Gilbert, le 19 octobre 1885. Le sang fut pris au sommet de l'oreille gauche.

Le nombre des globules rouges est de 3,410,000 par millimètre cube ;

celui des globules blancs est de 31,000. Le nombre des globules **rouges** est donc insuffisant, et la proportion des globules blancs par rapport au nombre des globules rouges est augmentée : le rapport est un peu supérieur à 1 pour 100. Il y a leucocythose, mais il n'y a pas leucémie.

2° *Examen des amas épidermiques.* — Coloration (après dissociation dans la potasse et lavage complet) avec le violet de méthyle en solution d'Erlich. Traitement de la préparation par le procédé de Gram. On constate qu'il n'y a dans les préparations qu'une seule espèce de micro-organisme. Ce sont des microcoques égaux comme volume, colorés en bleu par le violet ; ces microcoques sont entassés dans ou sur les cellules épidermiques dissociées. Il n'y en a pas en dehors de ces cellules.

3° *Examen du sang au point de vue microbien.* — Sang pris au niveau d'une plaque violacée de la tête. La coloration a été faite comme précédemment sur trois préparations; deux ne représentaient rien de particulier. Sur la troisième il semble qu'on trouve dans le derme des amas de microcoques qui paraissent assez semblables à ceux des germes épidermiques.

4° *Inoculation à des cobayes.* — Un fragment de plaque violacée du cuir chevelu d'une épaisseur d'un demi-centimètre a été extrait avec un scarificateur le 17 juillet. Ce fragment a été coupé en trois morceaux. Deux ont été inoculés dans le péritoine. Le troisième fragment doit servir à un examen microscopique. Deux autres cobayes ont été inoculés aux oreilles avec le sang de la plaie.

Le 23 juillet les cobayes inoculés aux oreilles paraissent guéris complètement de la plaie d'inoculation. Ils n'ont rien présenté plus tard.

Les cobayes inoculés dans le péritoine ont une ulcération au niveau de la plaie d'inoculation. Cette ulcération repose sur une base dure et est recouverte d'une croûte sanguinolente au-dessous de laquelle on peut faire sourdre du pus. Quelques jours après, ces cobayes étaient absolument guéris.

5° *Examen microscopique de la peau.* — Le fragment de la peau dont nous avons parlé a été examiné ensuite. L'examen n'a pas révélé de micro-organismes dans le tissu du derme ou de l'épiderme. Les altérations histologiques consistent dans une dilatation considérable des capillaires, qui sont gorgés de sang, et une infiltration du derme par des cellules rondes plus ou moins abondantes suivant les points ; autour des follicules pileux, qui sont très atrophiés pour la plupart, ces cellules sont assez abondantes.

Quelque temps avant la mort du malade, un fragment a été pris sur l'avant-bras, au niveau d'une plaque eczématiforme. Enfin un fragment enlevé après la mort, au niveau de l'aisselle en un point où il y avait un épaississement très marqué du tégument, a été examiné aussi. Les lésions sont semblables dans les deux fragments. Elles consistent dans une distension des capillaires qui sont gorgés de sang, avec hypertrophie des papilles. Le derme est infiltré de cellules rondes; cette infiltration est diffuse, mais plus ou moins marquée suivant les points.

L'épiderme est atteint de lésions qui varient suivant les régions examinées : par places aminci, réduit au corps muqueux et privé de cellules cléidines ; dans d'autres points la couche granuleuse existe avec son cléidine. Partout les cellules, même les plus superficielles, possèdent leurs noyaux.

Nulle part l'examen microscopique ne décela de tissu réticulé dans les amas de cellules rondes du derme.

Autopsie (faite le 23 janvier 1886, à 11 heures du matin). — On remarque tout d'abord que l'aspect des téguments n'a pas changé, qu'il est semblable à ce qu'il était pendant la vie. La paroi abdominale est verdâtre.

Au-dessus de l'épitrochlée gauche, un ganglion suppuré, renfermant un pus verdâtre et bien lié.

Thorax. — Le poumon droit est couvert d'adhérences pleurales. A gauche, les adhérences existent aussi, mais sont moins développées. Pas d'épanchement. Emphysème et anthracosis. Vers la base du poumon droit, on trouve un tubercule fibreux. Un peu de congestion aux deux bases.

Le cœur est normal : pas d'endocardite, pas de lésion des valvules. Le myocarde et le péricarde paraissent normaux. L'aorte est saine.

Abdomen. Foie. — La vésicule biliaire est pleine de bile un peu décolorée. Le foie est jaune blanchâtre. Sa surface est parsemée de petites taches blanchâtres et opaques. A la coupe, le scalpel ne crie pas. Pas d'état granuleux. La capsule du foie présente des adhérences avec les organes voisins au niveau de la face inférieure. A la coupe, le foie est blanc jaunâtre et très mou. Le volume est normal. La dégénérescence graisseuse est évidente.

Rate. — Volume normal, plutôt plus petit. Poids: 250 grammes. La surface de la rate est parsemée de granulations fibreuses, très larges, dues à un épaississement de la capsule d'enveloppe. A la coupe, la rate est dure et scléreuse. La boue splénique est d'un rouge vif.

Rein gauche. — Son volume et sa consistance sont normaux. Au sommet, kyste de la grosseur d'une noix. Le tissu paraît normal à la coupe.

Rein droit. — Paraît normal, si ce n'est que son volume est un peu gros.

Estomac. — Non dilaté. Muqueuse ardoisée, état qui tient probablement à la putréfaction.

Intestin. — Le contenu est verdâtre et puriforme. L'iléon est très injecté. Pas de proxenterie. Plaques de Peyer normales.

Cerveau. — Minceur excessive de la boîte crânienne. Plaques blanchâtres sur la dure-mère. La pie-mère s'enlève facilement sans emporter de fragments de substance cérébrale ; elle est très injectée et opalescente en certains points. Le tronc basilaire est athéromateux. A la coupe, le cerveau et le cervelet paraissent normaux.

Moelle. — Paraît normale à l'œil nu.

Testicule. — Le testicule gauche présente une *induration de l'épiderme.* Le testicule droit est normal.

Les *ganglions* lymphatiques qui ont été si volumineux, comme ceux de la région parotidienne, ou ceux de la région inguinale, sont devenus presque normaux comme volume. L'un d'eux, examiné au microscope, paraît normal.

Voici le moulage de la tête du malade dont je viens de lire l'observation. Voyez cette alopécie et ces follicules pileux remplis de petits cônes épidermiques engainant les cheveux (je rappelle que nous y avons trouvé de petits micrococci, analogues à ceux qu'on retrouvait dans le sang pris alentour) ; remarquez l'état œdémateux de la peau et cet aspect variqueux violacé, que j'avais déjà observés chez un malade reproduisant exactement le type de Ranvier (publié *in* Thèse Demange, en 1873).

Ce moulage nous montre l'alopécie, les excoriations de la peau et enfin les tumeurs caractéristiques du mycosis fongoïde.

Pour moi, je ne partage pas l'opinion de Kaposi sur l'existence à part de la *lymphodermie pernicieuse;* il ne me semble pas encore démontré que ce soit une maladie différente du mycosis fongoïde.

Quand j'ai vu tout d'abord mon malade, j'ai cru à un mycosis fongoïde au début; qui sait, si la malade de Kaposi eût vécu plus longtemps, si elle n'aurait pas présenté de tumeurs mycosiques ? Existe-t-il une *lymphodermie pernicieuse*, ou bien n'est-ce là qu'une lymphadénie destinée, à moins d'une terminaison prématurée, à présenter plus tard des tumeurs ?

V. — Pemphigus arthritique de Bazin. — Dermatite herpétiforme de Duhring. — Dermatite polymorphe chronique à poussées successives de M. Brocq.

M. Hallopeau présente un cas typique de la maladie décrite par Bazin sous le nom de *pemphigus arthritique*, par Duhring sous celui de *dermatite herpétiforme*, et par M. Brocq sous celui de *dermatite polymorphe prurigineuse chronique à poussées successives*. C'est la seconde fois que le sujet entre dans son service. Il y est venu une première fois le 9 mars 1889, quatre jours après le début de la maladie : elle était alors limitée aux membres inférieurs, où elle affectait une disposition remarquablement symétrique. Il s'est produit à ce moment, pendant une semaine environ, une série d'éruptions bulleuses. Elles avaient cessé lorsque le malade est sorti le 15 mars, mais dès le 21 elles se sont manifestées de nouveau en se généralisant alors à toute la surface tégumentaire et en envahissant l'isthme du gosier, le sillon balano-préputial et l'entrée des narines ; les bulles sont plus nombreuses et plus volumineuses que la première fois. L'affection paraît au premier abord mériter pleinement la dénomination de polymorphe proposée par M. Brocq ; on voit en effet simultanément des plaques érythémateuses, saillantes ou non, de grosses vésicules, des bulles dont les dimensions varient entre celles d'un grain de chènevis et celle d'une cerise, et dont le contenu, ordinairement citrin, devient parfois purulent; ces bulles sont, les unes isolées, les autres disposées en fragments de cercles à la périphérie des plaques érythémateuses ; certaines d'entre elles *ne* sont entourées d'aucune aréole érythémateuse ; on voit enfin des saillies papuleuses plus sombres et surmontées d'une croûtelle. D'après M. Hallopeau, ce polymorphisme n'a qu'une importance secondaire : il répond seulement à divers degrés dans l'évolution d'un même processus. L'éruption, dans son type complet, est constituée par une hyperhémie que suit bientôt une exsudation de liquide citrin. Cette exsudation vient-elle à faire défaut? l'éruption est simplement érythémateuse ou papulo-érythémateuse ; d'autres fois, la bulle recouvre toute la surface préalablement injectée et semble alors s'être développée dans un tégument parfaitement sain d'ailleurs ; plus souvent les éléments bulleux se disposent irrégulièrement à la périphérie d'une plaque érythémateuse ; le contenu, venant à communiquer avec l'extérieur, subit assez fréquemment la transformation purulente, sans doute par le fait de la pénétration des microbes du pus ; enfin les papules surmontées de croûtelles représentent les bulles desséchées. Le processus est donc bien réellement univoque.

Comme il est de règle en pareil cas, le malade éprouve dans les parties malades une sensation de cuisson très pénible. L'urine renferme une quantité considérable d'albumine.

Relativement à la nature de la maladie, les deux hypothèses les plus vraisemblables sont celle d'une tropho-névrose et celle d'une auto-intoxication par des leucomaïnes. En faveur de la tropho-névrose, on peut invoquer l'intensité de la douleur, la symétrie des lésions et la possibilité de l'apparition d'éruptions vésiculeuses sous l'influence d'affections nerveuses. Mais aucune de ces raisons n'est péremptoire. La douleur peut s'expliquer par le travail phlegmasique qui aboutit à la production de lésions ; la symétrie la plus parfaite s'observe dans des éruptions purement toxiques, et les éruptions vésiculeuses liées aux lésions nerveuses ont des caractères objectifs très différents de ceux qui appartiennent au pemphigus arthritique. Celui-ci présente, au contraire, une analogie frappante avec certaines éruptions iodiques, et on est ainsi conduit à lui chercher une origine toxique. Le malade n'ayant ingéré aucun médicament ni aucun poison, il est vraisemblable qu'il s'agit chez lui d'une auto-intoxication par ces substances chimiques, ces leucomaïnes que l'organisme fabrique incessamment et dont les propriétés chimiques et physiologiques se modifient sous l'influence de causes qui nous échappent et qui peuvent être vraisemblablement d'origine accidentelle ou diathésique. Cette maladie a-t-elle, comme le voulait Bazin, des rapports avec l'arthritisme ? les antécédents du sujet ne sont pas en rapport avec cette manière de voir.

M. *Brocq*. Je tiens à faire remarquer que l'affection n'est pas toujours prurigineuse. Souvent ce n'est pas d'une démangeaison qu'il s'agit, mais d'une sensation de véritable *cuisson*.

Il faut attirer aussi l'attention sur l'évident polymorphisme de l'éruption chez le malade présenté par M. Hallopeau.

M. *E. Besnier*. Cette maladie n'est évidemment ni rare ni nouvelle. Tous les médecins de cet hôpital l'avaient observée depuis longtemps.

Il est curieux de rechercher quelles étaient les dénominations par lesquelles on la désignait.

Pour Bazin, ce ne pouvait être que de l'hydroa bulleux ou du pemphigus arthritique. Pour ma part, je considérais les cas de ce genre comme des érythèmes polymorphes bulleux.

Chez le présent malade, il est à noter, comme on l'a fait remarquer, que les troubles de la sensibilité ne consistent pas en sensations prurigineuses, mais en sensations de brûlure. C'est à peu près la règle.

Il y a donc là quelque chose d'analogue à ce qu'on observe dans la vésication, et les bulles observées donnent bien l'idée, en effet, d'une sorte de vésication spontanée.

En tout cas, il ne s'agit pas d'une maladie, au sens propre du mot. -

M. *Hallopeau.* Bazin appliquait indifféremment à la même affection les dénominations d'hydroa bulleux et de pemphigus à petites bulles; c'était pour lui des synonymes.

M. *Lailler.* Ce qui caractérise surtout, me semble-t-il, l'hydroa bulleux de Bazin, c'est l'évolution en cocardes des éléments bulleux.

Les bulles ne sont pas toujours précédées par une tache érythémateuse, et quelquefois ils se montrent d'emblée sur la peau saine, sans lésion prémonitoire. La rougeur peut être consécutive et ne se développer qu'ultérieurement au pourtour de la bulle.

M. *E. Besnier.* L'érythème précède le plus souvent la bulle ; mais tantôt celle-ci ne couvre que le centre de la tache érythémateuse, tantôt elle la recouvre complètement. La bulle, dès lors, paraît être primitive ; en réalité, il n'en est rien. La tension du liquide dans la bulle est quelquefois assez considérable pour amener au pourtour une véritable anémie, ce qui atténue encore l'érythème primitif. Cependant il y a toujours un certain nombre de bulles aberrantes.

M. *Lailler.* Il y a certainement des bulles d'emblée.

M. *Vidal.* Les deux opinions doivent être conciliées ; on peut voir et des bulles succédant à des taches érythémateuses et des bulles d'emblée sans érythème antérieur.

M. *E. Besnier.* Ce sont ces « bulles d'emblée » que j'appelle bulles aberrantes, à cause de leur éloignement des lésions érythémateuses. Ces bulles développées en pleine peau saine sont cependant plus rares que les bulles liées à l'érythème.

VI. — Pseudo-paralysie syphilitique de Parrot.

M. Fournier. Voici une petite fille de 3 mois, syphilitique, qui présente un cas typique de la lésion que nous avons l'habitude de désigner sous le nom de *pseudo-paralysie syphilitique de Parrot.*

Marguerite C..., âgée de 3 mois, entrée le 2 mars 1889 dans le service de la clinique, est le troisième enfant de parents vivants sur lesquels nous possédons les renseignements suivants :

Mariés depuis 8 ans, ils ont eu : 1° un garçon né au bout d'un an de mariage; cet enfant vit et se porte bien; 2° dix-huit mois après, un petit garçon venu à terme, mort à 6 semaines avec du muguet, mais n'ayant offert aucune éruption; 3° l'enfant actuelle, née à 7 mois et demi.

Il y a un an environ, le père, âgé de 36 ans, aurait eu une lésion à la verge, suivie d'éruption et de maux de gorge.

Six mois après, la jeune femme (elle a 28 ans) se plaignait à son tour de mal de gorge; elle va consulter un médecin qui la traite avec la liqueur de Van Swieten; elle avait alors des lésions aux parties génitales. Déjà enceinte de 4 mois, elle entre à l'hôpital Saint-Louis, salle Biett, et y reste cinq semaines pendant lesquelles elle suit un traitement antisyphilitique. Elle passe bientôt au service d'accouchement, et met au monde la petite fille le 26 novembre 1888.

Celle-ci ne présentait rien d'anormal au moment de sa naissance; il y a seulement trois semaines (l'enfant ayant alors 2 mois) que l'on a constaté du coryza, et huit jours après apparut une éruption.

Actuellement (3 mars 1889), l'enfant présente des syphilides papulo-croûteuses de la face et du cuir chevelu. Il y a prédominance autour des orifices de la bouche et du nez. Plaques muqueuses de la commissure palpébrale, nombreuses fissures des lèvres, rougeur de l'isthme du gosier, coryza, syphilide psoriasiforme des bras, syphilide squameuse des régions trochantériennes, rougeur diffuse de la peau des membres inférieurs, petite ulcération sur les cuisses et le mollet. Rien à la vulve. L'enfant est amaigrie; sa peau est plissée et semble trop large pour le corps qu'elle contient.

Poids : 3ᵏᵍ,60. Le foie paraît normal; pas de diarrhée : l'enfant a été nourrie au sein pendant 15 jours, et depuis au biberon. L'enfant est soumise aussitôt au traitement suivant : frictions avec 1 gramme d'onguent mercuriel et 15 centigrammes d'iodure de potassium.

Une amélioration rapide et considérable se produit; les syphilides de la face disparaissent en quelques jours. Mais le 14 mars on s'aperçoit que l'enfant a le bras droit inerte, comme paralysé; en même temps on constate un gonflement manifeste au niveau de l'articulation du coude. Les extrémités inférieures de l'humérus et supérieures des os de l'avant-bras présentent un épaississement énorme. Douleur à la pression; les mouvements communiqués sont moins étendus que du côté gauche et sont très douloureux; le bras soulevé retombe inerte. — Le diagnostic porté est *pseudo-paralysie syphilitique;* on porte les frictions à 2 grammes d'iodure à 0,25. — 17 mars : plus de douleurs à la pression; gonflement diminué. — 20 mars : amélioration s'accentue KI 0,35. — 22 mars : réapparition de petits mouvements; le bras est moins flasque, le gonflement diminue. — 26 mars : poids de l'enfant 3ᵏᵍ,750; amélioration continue. La mère, également traitée, voyait disparaître des syphilides secondaires cutanées et muqueuses qui persistaient encore.

Vous voyez donc cette enfant déjà très améliorée; mais les lésions sont encore assez marquées pour que le diagnostic soit facile à porter.

Ce cas est un cas absolument typique de pseudo-paralysie syphilitique, de maladie de Parrot. Je tiens à insister sur une particularité qui est la suivante : les accidents osseux sont apparus au cours même d'une amélioration énorme des accidents cutanés. C'est là un fait rare, mais non exceptionnel ; car on voit parfois des accidents syphilitiques nouveaux entrer en scène au moment même où se produit, sous l'influence du traitement, une régression des accidents anciens. En outre, je ferai remarquer l'amélioration considérable obtenue, du côté des os, sous l'influence du traitement par les frictions mercurielles et par l'iodure de potassium à l'intérieur. Parrot avait toujours vu mourir les enfants atteints de pseudo-paralysie syphilitique ; pour mon compte, je les ai toujours vu guérir.

M. *Lailler*. Cela tient à ce que Parrot observait à l'hospice des Enfants-Assistés, dont les enfants sont dans de mauvaises conditions générales.

M. *Fournier*. La remarque de M. Lailler est parfaitement exacte : le pronostic, chez les enfants atteints de pseudo-paralysie syphilitique, dépend avant tout de l'état général.

M. *E. Besnier*. Je ferai remarquer chez cet enfant l'état des lèvres : on y voit encore les traces de la lésion cutanée antérieure, sous la forme de cicatrices linéaires, d'incisures qui persisteront indéfiniment et seront ultérieurement des éléments importants du diagnostic rétrospectif de syphilis héréditaire.

Appendice (24 *avril* 1889). — Le 1er avril, la pseudo-paralysie pouvait être considérée comme guérie : l'état général de l'enfant est très bon, malgré l'apparition de deux petits adéno-phlegmons du cou à gauche ; ceux-ci ont été incisés, sont cicatrisés maintenant. L'enfant va aussi bien que possible.

18e SÉANCE. — LE JEUDI 4 AVRIL 1889.

Président : M. LAILLER.

SOMMAIRE. — I. *Syphilis acquise, simulant la syphilis héréditaire*, par M. A. Fournier. — II. *Mélanodermie généralisée avec pigmentation des ongles, de la muqueuse buccale et du prépuce, sans signes certains de cachexie surrénale*, par M. E. Besnier. — III. *Pelade généralisée*, par M. Vidal. — Discussion : M. Hallopeau. — IV. *Lupus vaccinal*, par M. E. Besnier. — Discussion : M. Vidal. — V. *Acné chéloïdienne*, par M. Vidal. — VI. *Lésions trophiques d'origine congénitale, à marche progressive*, par M. Vidal. — Discussion : M. E. Besnier. — VII. *Mycosis fongoïde*, par M. Bruchet. — Discussion : MM. Hallopeau, Quinquaud, Morel-Lavallée et Vidal.

I. — Syphilis acquise simulant la syphilis héréditaire.

M. **Fournier**. Voici un malade qui est la preuve vivante que la syphilis acquise peut simuler la syphilis héréditaire, en atteignant profondément la nutrition générale de l'individu, à la condition d'être acquise dans le très bas âge.

Le malade présente un type remarquable d'infantilisme. Il a l'apparence, à 17 ans, d'un enfant de 11 à 12 ans. Il n'a ni moustaches, ni barbe, ni poils au pubis, et est manifestement microrchide. Il semble assez bien portant. Son intelligence est bien développée : à 13 ans, il avait terminé ses études primaires, dans le cours desquelles il a remporté plusieurs prix. Cependant il n'exerce aucun métier. Le malade se plaint de douleurs dans la cuisse droite, pour lesquelles il entre à l'hôpital; ces douleurs paraissent être localisées à l'extrémité supérieure du fémur, qui n'est cependant pas modifié au point de vue du volume. Au-dessous de la tubérosité antérieure du tibia, on constate une saillie osseuse peu prononcée, reste d'une ancienne exostose. Le malade se plaint aussi d'être oppressé le matin. L'examen des poumons et du cœur ne révèle rien d'anormal.

L'appétit est régulier, mais modéré. Les autres fonctions sont normales.

Il existe un certain degré de paralysie du muscle droit externe de l'œil gauche; la pupille est dilatée de ce côté. Mais le malade voit aussi bien de l'œil gauche que du droit et lit très distinctement de cet œil.

Il présente aussi un peu d'affaiblissement de l'ouïe du côté gauche.

Les dents n'ont aucun caractère spécifique; on ne trouve ni encoche ni sillon. Il manque une incisive supérieure droite; à gauche, la canine est placée en dent surnuméraire.

Le voile du palais est entamé à gauche par suite d'une ulcération.

Antécédents. — Dans le tout jeune âge, le malade contracta la syphilis de sa mère, qui la tenait elle-même d'un nourrisson. Traité quelques mois à cette époque, il parut bientôt guéri, et jouit d'une bonne santé jusque vers l'âge de 5 ans. A ce moment il fut atteint d'ophthalmie chronique, qui fut jugée scrofuleuse, et soumis sans succès à un long traitement antiscrofuleux; deux ans après, à l'âge de 7 ans, survinrent des lésions osseuses des deux tibias qui persistèrent un an, laissant à leur suite des hyperostoses permanentes. Elles furent traitées par l'huile de foie de morue et l'application locale d'emplâtre de Vigo.

Enfin à 11 ans et demi apparurent des maux de tête violents, persistants, surtout nocturnes, qui obligèrent l'enfant à garder le lit; il fut pris en même temps de vomissements répétés se produisant sans efforts et qui durèrent plusieurs mois. On porta, en ville, le diagnostic de *méningite tuberculeuse*.

C'est à partir de ce moment que l'enfant aurait cessé de grandir et de se développer.

Il entra alors à l'hôpital Saint-Louis dans le service, en mai 1884.

Au bout d'un mois de séjour, il fut pris d'hémiplégie gauche totale, puis bientôt après de strabisme et de paralysie faciale droite; mais les vomissements et les maux de tête cessèrent. Il fut traité par l'iodure de potassium (4 grammes) et resta 18 mois dans le service. A sa sortie de l'hôpital l'hémiplégie était améliorée, mais non guérie.

Il rentra de nouveau à l'hôpital en décembre 1887. A ce moment l'hémiplégie était encore manifeste; il en était de même de la paralysie faciale, qui affectait également la partie droite du voile du palais. Du côté des yeux il existait encore un léger strabisme convergent; à droite, de la parésie du droit externe de l'œil; à gauche, de la parésie du droit externe, de la paralysie du droit interne, des droits supérieur et inférieur, rien au droit interne, pas d'inégalité pupillaire ; mais l'enfant voyait moins bien de l'œil gauche et ne pouvait lire de cet œil ; surdité de l'oreille gauche.

Soumis au traitement spécifique, l'enfant vit son état s'améliorer, et il sortit le 21 janvier 1888. L'hémiplégie, déjà très améliorée, guérit complètement ; il en fut de même du strabisme et de la paralysie faciale, et au moment de la troisième entrée du malade dans le service, le 26 mars 1889, on ne constate plus aucun signe de ces affections.

Après six semaines de séjour à l'hôpital, le malade, reposé et remis en bon état, quitte de nouveau le service.

II. — Mélanodermie généralisée, avec pigmentation des ongles, de la muqueuse buccale et du prépuce, sans signes certains de cachexie surrénale.

M. E. Besnier. Voici un homme de 62 ans, atteint d'une affection complète et actuelle, dont je ne donnerai peut-être pas une interprétation tout à fait ferme, mais dont la discussion soulève les questions les plus importantes.

Il est venu à l'hôpital, amené par la misère et un peu parce qu'il avait de la vermine ; mais vous pouvez voir sur-le-champ, du premier coup d'œil, que, d'une part, il ne présente pas de lésions de grattages ni d'excoriations, comme nous le voyons si communément dans cet hôpital, et comme le montre si bien la pièce 633 du musée que voici et que j'ai fait exécuter pour montrer ces lésions.

Mais, en outre, sur la plus grande partie du corps, la peau est noire, d'un brun sépia universel, avec des localisations prédominantes d'une grande importance, qui reviendront dans la discussion ; il est donc atteint de peau noire, *melasma* ou *melanoderma* des anciens auteurs ou des auteurs étrangers, mélanodermie des Français, mélodermie d'ALIBERT. (Voy. *Monogr. des dermatoses*, in-4°. Paris, 1835, pl. numérotée « I », mais qui est, en réalité, la dernière du volume. Cette planche, sauf le visage, qui est pigmenté chez mon malade, donne une représentation presque absolue du cas que je présente. L'observation avec nécropsie en a été publiée par CHOMEL en 1814 dans le *Bulletin de la Faculté de médecine*, et c'est un résumé qui a été donné par ALIBERT, page 746 de la *Monographie des dermatoses*.

Quant au terme de mélanodermie, qui doit être entendu des hyperpigmentations généralisées ou diffuses du tégument, il n'est que la francisation du terme de *melanoderma*, et la transformation du mot « mélodermie » d'ALIBERT ; on l'attribue à A. FAUVEL, qui l'avait employé le premier. (Observation d'un cas de mélanodermie générale datant de 18 mois, suivie de quelques remarques sur les rapports de ce fait avec la mélanémie et avec la maladie bronzée d'ADDISON ; lu à la Soc. imp.

de médec. de Constantinople, le 4 sept. 1863. *Gazette méd. d'Orient*, oct. 1863. Cit. de la Thèse de Paul Fabre, *Des mélanodermies, et en particulier d'une mélanodermie parasitaire*. Paris, 1872.)

Dans notre cas, la mélanodermie peut-elle être considérée comme une *coloration naturelle* au patient ? comme *congénitale?* Non ; il n'en existe pas de semblable. Il y a des sujets des climats à race blanche qui naissent et restent d'une coloration plus brune que les autres, mais non de cette sorte ni avec ces localisations ; il n'y a pas de mélanodermie congénitale ; il n'y a que des pigmentations partielles, localisées.

Cette mélanodermie est *accidentelle, pathologique ;* reste à déterminer sa nature.

Est-ce une *mélanodermie addisonienne ?* en a-t-elle les caractères typiques avant tout autre examen ? Non. Voyez ce beau type de mélasma surrénal tiré de la collection de la Société de Sydenham ; la coloration n'y est pas très différente de celle de notre malade, mais elle en diffère essentiellement par la localisation des prédominances. Dans le mélasma surrénal, ce sont les parties découvertes, ici ce sont les parties couvertes qui sont les plus atteintes ; enfin, dans la cachexie surrénale, le mélasma est tardif, succède à l'asthénie et aux autres éléments de la tétralogie : crises gastriques, diarrhée intestinale, névralgie lombosacrée, parésie des membres inférieurs ; il n'y a rien de tout cela chez notre malade, qui boit, mange, dort et marche comme tout le monde.

Ce n'est pas davantage un *diabète bronzé* analogue à celui des observations de Hanot et Chauffard (*Revue de médecine*, 1882. Cirrhose hypertrophique pigmentaire, p. 385, 403), de Letulle (Deux cas de cirrhose pigmentaire du foie dans le diabète sucré. *Société méd. des Hôp.*, 27 nov. 1885, p. 406), ni de Brault ou de H. Barth (Cirrhose hyperthrophique du foie chez un diabétique ; mélanodermie (diabète bronzé), etc., *Société anat.*, 1888, p. 560) ; car mon malade n'a pas dans l'urine un atome de sucre ; son foie n'est ni trop gros ni trop petit ; il n'est ni polyurique ni polydypsique ; il a l'appétit des affamés, mais n'est pas polyphagique ; chose étrange et au moins bien singulière comme coïncidence, il a, comme les deux sujets des observations de Letulle, une rétraction double et symétrique des aponévroses palmaires.

La mélanodermie n'est pas davantage symptomatique du *paludisme*, ni de la *tuberculose*, ni de la *carcinose*, pas plus que de la *sarcomatose ;* le malade est indemne de tout cela, et son sang (examiné par M. Jacquet) ne contient aucune granulation pigmentaire dans les globules blancs, lesquels sont légèrement surabondants 1/350; il n'a pas davantage de *lèpre*, ni de *pellagre.*

Trouverons-nous dans les conditions des *mélanodermies irritatives par cause externe* une meilleure piste? Il n'y a ni action du froid intense, ni action solaire, lesquelles ont toutes deux été considérées comme pouvant exciter la fonction pigmentaire au point de produire la pigmentation cutanée universelle; et pour l'action solaire, il suffira de faire remarquer que ce sont particulièrement les parties découvertes : front, avant-bras, bas des jambes, qui sont *les moins* pigmentées.

Serions-nous en présence d'un cas de *mélanodermie parasitaire*, de l'une de celles qui ont été, mieux que par aucun autre, étudiées par Fabre de Commentry? Ma réponse singulière est Oui et Non.

Oui, parce que le malade nous est arrivé avec un véritable luxe de *pediculi vestimentorum;* voici dans un tube un échantillon de ces hôtes parasites; ses vêtements en sont farcis, chemise et pantalon, et voici un fragment du drap de son manteau dont tous les plis du tissu sont garnis de magnifiques rangées alignées de lentes brillantes comme des perles.

J'ai déjà souvent montré dans mes cliniques de semblables échantillons qui montrent bien que c'est aux vêtements et non aux malades que doit être appliquée la cure insecticide. Vous remarquerez néanmoins que, chez cet homme, cette pédiculose, quelque excessive qu'elle soit, ne *s'accompagne pas* de ces nombreuses lésions de grattage si communes chez nos nombreux pouilleux, et que l'aspect de ce malade n'est pas celui des pédiculeux de chaque jour.

Mais ce n'est pas tout : notre malade n'est pas seulement un phthiriasique; c'est encore un *déshérité*, un *malheureux;* depuis de longues années, il ne couche jamais que dans des écuries d'ordre inférieur. Voici sa garde-robe entière que je vous présente, et CALLOT n'a jamais rien rêvé de pareil.

On ne peut éloigner de soi l'idée qu'il s'agit d'un *mal de misère*, d'une de ces mélanodermies de *misère cachectique* analogue à celle du malade de Chomel, de ceux dont BOUCHER DE LA VILLEJOSSY a présenté deux observations à la Société médicale des hôpitaux, en 1861 (*Bulletin*, 1re série, t. V, p. 7, Observation de coloration particulière de la peau liée à un état cachectique), qui sont rapportées en grand nombre dans les Thèses de GILLET (1869) et de FABRE (*loc. cit.*), de ceux qui sont appelés en Angleterre et en Allemagne, par VOGT et GREENHOW, des noms de *vagabond's disease* ou *pseudo-maladie* d'ADDISON (GREENHOW, *Trans. of the Pathological Society of London*, t. XV, p. 226, et *Trans. of the Clinical Society of London*, t. IX, p. 44).

Eh bien! *je ne puis pas* conclure sur cette donnée qui serait très satisfaisante, car le malade présente des altérations qu'il me reste à dire, et qui n'ont rien de commun avec les mélanodermies de misère ou de phthiriase ; ce sens des pigmentations du *voile du palais*, de la *face interne des joues*, de la *muqueuse préputiale* et enfin des *ongles*, lesquels, altérés, en état d'hyperplasie en moelle de jonc, présentent systématiquement aux trois premiers doigts de chaque main des stries noires élégantes extrêmement curieuses, vues par transparence à travers la corne

Je sais que dans un des cas de GREENHOW (*Clin. Transact.*, vol. IX) il y avait sur les lèvres quelques lignes légèrement foncées, et des traces brunâtres sur la membrane muqueuse des joues, bien qu'à l'autopsie les capsules surrénales aient été trouvées saines ; mais je juge plus prudent de considérer ces cas comme réclamant une étude et une discussion nouvelles, et comme ne pouvant pas encore être interprétés complètement dans l'état actuel de la science. J'ajouterai que ce malade est le second du même type que j'observe ; le premier était dans cet état depuis deux ans, et aucun signe d'addisonisme n'était apparu.

Voici l'observation recueillie par M. Hautecœur, interne de service :

M..., Auguste, 62 ans, taille 1ᵐ,64, poids 59 kilogrammes, se présente à l'hôpital Saint-Louis le 29 mars 1889, à la fois parce qu'il est dans la misère, et couvert de poux.

Il est né dans le Loiret, près de Montargis, n'a jamais quitté la France et ne paraît pas avoir été soumis à l'intoxication paludique. Ses parents sont morts à un âge avancé, 70 à 75 ans.

Sa santé habituelle est bonne ; on trouve seulement la trace d'un bubon suppuré qu'il aurait eu vers l'âge de 30 ans, mais rien ne permet de supposer qu'il ait eu la syphilis. Il ne tousse pas, et on ne trouve chez lui aucune trace de localisation tuberculeuse.

Ses fonctions s'exécutent bien ; il n'est pas sujet à la diarrhée. Étant jeune, il avoue avoir fait quelques excès de boisson ; mais il paraîtrait que depuis plusieurs années il est sobre, et son examen actuel ne dénote pas chez lui de signes manifestes d'alcoolisme.

Bien que ce malade ne se considère que comme n'étant que depuis deux mois dans la misère, il est habituellement dans des conditions d'existence dure particulières.

Le malade n'a jamais été marié, et depuis un grand nombre d'années il couche dans les écuries, manquant, par conséquent, de tous soins les plus élémentaires de l'hygiène. Pour lui, il n'aurait eu de la phthiriase que depuis peu de mois et il n'en aurait pas eu antérieurement. Il déclare avoir toujours été, ainsi que ses parents, brun de peau ; mais il ne fait pas remonter à plus de deux ou trois mois le degré actuel de coloration vraiment noire.

Ce qui frappe lorsqu'on examine, au premier abord, ce malade, c'est une teinte brune très foncée des téguments à peu près universelle.

A la face, elle est relativement peu prononcée et ne dépasse pas beaucoup le teint hâlé des ouvriers de la campagne, à la fin de la saison d'été. Cependant, on remarque que cette coloration existe aux oreilles, au col, à la nuque, et qu'elle se prolonge sur tout le haut de la poitrine, prédominant d'une manière très accentuée aux aisselles, à la région sus-scapulaire et dans la rainure interscapulaire; et, d'autre part, à l'inverse de ce qu'on observe dans la pigmentation solaire, les parties couvertes sont plus teintées que les parties découvertes. Ces dernières particularités sont très évidentes à la face dans toute la partie supérieure, la région frontale notamment, sont peu colorées, et aux avant-bras, qui perdent leur couleur tout à fait foncée, précisément aux points où commence l'hyperpigmentation solaire.

Les deux seins se décolorent un peu, mais l'aréole des deux mamelons présente une coloration tout à fait semblable à celle de la grossesse chez la femme. La teinte brun foncé reparaît au maximum autour de la ceinture au niveau de la crête de l'os des îles, aux organes génitaux, à la face interne des cuisses et à la face interne des jambes. Mais le quart antéro-inférieur de la cuisse reprend la coloration normale, laquelle ne présente plus qu'un dernier point maximum aux creux poplités.

Les cheveux, autrefois très noirs, restent abondants, grisonnants, ils ne tombent pas; la moustache est noire, la barbe du menton blanche. Dans les aisselles, poils absents, et au pubis, très rares.

Aux mains, dont la coloration, assez foncée à la face dorsale, est normale à la face palmaire, on constate une rétraction de l'oponévrose palmaire très caractérisée dans le point d'élection à la main gauche, maintenant dans la flexion l'annulaire et le médius. A la main droite, même lésion, laquelle atteint son maximum au bord cubital de l'arcade palmaire, et le malade déclare, en outre, avoir éprouvé un traumatisme. Ces altérations sont très anciennes; elles remontent à plus de 20 ans.

Mais ce n'est pas seulement la peau qui présente des pigmentations (et elle-même en offre qui sont d'une autre nature), mais encore les muqueuses.

a) Peau. — On trouve, disséminées sur le tronc et sur les membres, discrètes, quelques taches lisses ou légèrement saillantes, absolument comparables à des taches d'encre, présentant un très léger relief, et qui sont des taches pigmentaires absolument distinctes des épithéliales proprement dites. Les quelques cicatrices que le malade porte sur le corps sont pigmentées, mais partiellement et très légèrement.

b) Muqueuses. — Les conjonctives et l'appareil oculaire n'ont aucune coloration pathologique, mais la cavité buccale en présente un grand nombre, toute la portion molle du voile du palais est comme tatouée, ressemblant à la peau infiltrée de grains de poudre ou de grains d'acier; à la face intérieure des joues, les taches sont plus larges, paraissant occuper surtout la ligne interdentaire.

Elles n'existent pas manifestes à la face interne des lèvres. La langue est altérée, mais sans aucune tache pigmentaire, présentant un état scrotal léger, et un peu de stomatite épithéliale diffuse. Le malade n'est pas fumeur, mais il chique.

On retrouve ces mêmes taches sur le prépuce dans sa portion cutanée et dans sa partie dite muqueuse, sous forme de petites stries linéaires, absolument noires, comme faites avec un pinceau chargé d'encre.

c) Ongles. — Les ongles présentent une altération générale aux extrémités supérieures et inférieures; aux extrémités inférieures, lésions diverses d'onychogriphose, affectant toutes les variétés possibles de cette déviation trophique. Mais aux mains, la lésion est beaucoup plus remarquable. Elle consiste dans une hyperplasie très accentuée et généralisée du lit de l'ongle, lequel soulève la lame cornée dans son tiers inférieur et laisse voir l'épaississement en moelle de jonc du lit de l'ongle, se continuant sans interruption avec la lésion unguéale. Mais ce qui est particulièrement remarquable, c'est que les striations normales de l'ongle, que l'exagération proliférative rend plus évidentes qu'à l'état normal, présentent, en un grand nombre de points, une pigmentation linéaire extrêmement remarquable, particulièrement au pouce, à l'index, et l'annulaire de la main droite, et très nette encore, quoique moins prononcée, aux mêmes doigts de la main gauche.

Interrogé sur la chronologie de toutes ces pigmentations, le malade reste absolument muet. Il croit savoir que son père était brun, et lui-même il semble croire qu'il n'a jamais été autrement qu'il n'est actuellement.

Il ne sait pas davantage à quel moment ses ongles se sont altérés et striés de noir. On obtient une affirmation un peu plus accentuée à l'égard d'une petite tache noire que le malade offre sur le bord antérieur du grand pectoral gauche, et sur la coloration des mamelons, qu'il aurait toujours eus de cette nuance.

État général. — Il semble assez bon; le malade a de l'appétit, ses digestions se font bien; il n'a pas de vomissements, pas de pituites, il n'a pas la diarrhée et il n'est pas sujet à cet accident. Depuis quelques mois il a pâti, n'ayant plus de travail, continuant à coucher dans l'écurie, et depuis ce temps il aurait un peu maigri; ses forces ont diminué, cependant l'énergie musculaire paraît normale, il peut marcher sans difficulté ni faiblesse et poursuivre une assez longue course. Les réflexes rotuliens sont normaux, et la sensibilité est tout à fait intacte.

Il n'a ni douleurs de reins, ni sensibilité de la région lombaire, ni rien d'appréciable à l'examen le plus attentif de cette région; il en est de même pour les viscères, foie, rate, cœur, poumon, corps thyroïde, qui paraissent à l'état normal aussi bien dans leurs caractères physiques que dans leurs fonctions.

Les urines, pâles, ont une densité de 1,020; leur quantité est de 18 à 1,900 grammes par 24 heures. Elles ne contiennent ni sucre, ni albumine. (Le malade ne présente ni polyphagie, ni polidypsie.)

Appendice. — Au commencement de juin, deux mois après la présentation, ce malade se porte toujours bien, et il engraisse (59 kilogrammes à l'entrée à l'hôpital; — 66 le 26 juin); il ne présente aucun indice morbide nouveau.

III. — Pelade généralisée.

M. Vidal. J'ai l'honneur de vous présenter un homme atteint d'une de ces formes graves de *pelade* qui rapidement arrivent à se généraliser et à déterminer une alopécie complète.

Elle a débuté au mois de juin 1887 par une petite plaque, dans la moustache, sous la narine droite, plaque qui fut d'abord le siège d'un prurit intense.

Six mois après, sous le menton, apparut une plaque médiane de petite dimension, et ce n'est qu'en août 1888 que le cuir chevelu fut atteint d'une *façon absolument symétrique.* Jusque-là, nous avions affaire à une simple pelade symétrique du cuir chevelu, comme cela est assez fréquent ; mais, au mois de décembre 1888, les deux avant-bras ont été envahis simultanément et symétriquement. En même temps, la généralisation s'étendait aux sourcils, cils, poils des aisselles, pubis, etc.

Je traite le cuir chevelu et la face de ce malade depuis six mois au moyen du vésicatoire liquide de Bidet avec lequel je badigeonne toutes les plaques peladiques, en ayant bien soin de toujours dépasser de 1 centimètre 1/2 environ la zone atteinte, afin d'empêcher l'envahissement des parties voisines.

Il fallut plusieurs mois d'application constante de ce vésicatoire pour empêcher la chute des poils ; puis l'état resta longtemps stationnaire ; enfin, depuis un mois, les cheveux repoussent avec vigueur.

Cette application du vésicatoire doit se pratiquer avec certaines précautions ; il faut avoir soin à chaque fois de ne pas enduire une surface de plus de 5 à 6 centimètres pour empêcher toute intoxication cantharidique et pour éviter une irritation trop étendue.

En même temps que sur la tête et la face nous employions le vésicatoire, nous faisions usage sur toutes les parties du corps de lotions excitantes à l'alcool, essence de térébenthine et ammoniaque.

M. *Hallopeau.* Malgré l'extension absolument symétrique des alopécies, on ne peut affirmer qu'il s'agisse ici d'une pelade trophonévrotique non parasitaire. Le nombre des pelades de ce genre doit se restreindre de plus en plus ! L'absence constatée de spores ne signifie rien puisqu'elles ont aussi bien manqué dans des cas épidémiques, contagieux et par conséquent parasitaires ; et, d'autre part, la symétrie n'exclut pas le parasitisme.

M. *Vidal.* S'il n'y a pas de spores dans les cheveux, il y en a peutêtre profondément dans l'épaisseur du cuir chevelu. C'est là que Robinson de New-York dit avoir constaté le parasite de la pelade.

Quant aux altérations des cheveux, je ne les ai jamais vues différentes dans les cas à contagion de celles observées dans les cas dits trophonévrotiques.

M. *Hallopeau.* La pelade, je crois, se transmet surtout par contacts directs : ici nous avons été sept médecins contagionnés au contact des malades. En ville, ce sont surtout les individus soumis au contact mécanique du même peigne ou de la tondeuse qui sont pris.

Quant au parasite, il doit certainement siéger très profondément, n'y en eût-il pour preuves que les troubles de nutrition et la canitie.

IV. — Lupus vaccinal.

M. **E. Besnier.** Voici un jeune homme de 18 ans, qui porte sur le bras gauche, au niveau d'une cicatrice vaccinale, une lésion qui y existe depuis la vaccination, c'est-à-dire depuis 17 ans.

C'est un lupus tuberculeux vulgaire, manifeste.

Il n'y a dans la famille du sujet aucun cas de tuberculose sous aucune forme.

J'appelle ce lupus « vaccinal » non pas seulement parce qu'il existe depuis la vaccine, ou qu'il occupe les cicatrices du vaccin, mais parce que je le suppose né par inoculation au moment de la vaccination, ou introduit pendant la période d'évolution de la vaccine.

M. *Vidal.* Il est bien difficile d'affirmer que ce lupus, d'aspect banal (que l'on pourrait dénommer lupus tuberculeux exedens superficiel), malgré sa situation, est consécutif à la vaccination. Il n'est pas démontré que l'on puisse inoculer le lupus de l'homme à l'homme ; j'ai fait, pour ma part, des tentatives nombreuses d'auto-inoculation, qui sont toutes restées également négatives. Je ne crois pas que d'autres aient été plus heureux. On n'est donc pas en droit d'attribuer ce lupus à l'inoculation.

M. *E. Besnier.* Je n'ai pas dit que ce lupus provenait d'un autre lupus, ni soulevé la question de l'inoculabilité du lupus ; j'ai dit simplement que je considérais ce lupus comme inoculé au malade par le vaccinateur, le vaccin ou quelque autre agent extrinsèque avant la fin de l'éruption vaccinale.

Qu'on ne vienne pas dire que la lymphe vaccinale ne contient pas de bacille de Koch, cela importe peu ici, car la vaccination, surtout telle qu'on la pratiquait il y a dix-sept ans, ne peut en rien être comparée à une expérience menée scientifiquement ; rien n'était, à cette époque, aseptique, ni la lancette, ni le vaccinateur, ni rien de ce qui a pu être en contact avec la plaie vaccinale jusqu'à sa cicatrisation.

M. *Vidal.* Je persiste à maintenir qu'au point de vue expérimental l'inoculabilité du lupus à l'homme n'est nullement démontrée.

M. *E. Besnier.* Quand un lupus se développe sur un moignon d'amputation, quand un lupus se produit au pourtour de l'orifice d'ouverture d'un ganglion tuberculeux, la lésion est un lupus, bien qu'elle ne provienne pas d'un lupus.

M. *Vidal.* Il s'agit d'individus déjà tuberculeux ; cela ne prouve rien autre chose. Quant au lupus lui-même, on n'a jamais pu le transplanter par inoculation.

M. *E. Besnier.* Je n'ai pas dit un instant que le lupus sur vaccine de cet homme provenait d'un autre lupus, mais j'ai supposé qu'il s'était produit là parce que le vaccinateur, par un élément quelconque, y avait introduit un germe tuberculeux ; et encore une fois il n'a pas été question un seul instant qu'un lupus ait été l'origine de celui-là ni d'aucun autre.

V. — Acné chéloïdienne.

M. Vidal présente un malade atteint de chéloïde acnéique de la région sus-hyoïdienne. On constate à ce niveau une bande chéloïdienne assez lisse et régulière, de 3 centimètres de large sur 6 centimètres de long, surélevée de 6 à 8 millimètres ; à sa surface, et principalement aux bords, on voit des faisceaux de poils rapprochés, caractéristiques des chéloïdes acnéiques. A la barbe se rencontrent des lésions de folliculite, d'acnés indurés avec tendance au processus chéloïdien. A la nuque et aux parties supérieures du tronc, il y a de fréquentes poussées d'acné.

Appendice. — Cette altération chéloïdienne, deux mois après le début du traitement, est en pleine voie de disparition.

M. *Vidal* a pratiqué tout d'abord le raclage à fond de la chéloïde et a fait appliquer ensuite l'emplâtre de Vigo. Comme on s'y attendait, la cicatrice nouvelle a vivement présenté une tendance au développement chéloïdien. Mais ce processus, attaqué énergiquement dès le début par les scarifications répétées tous les huit jours, profondes et quadrillées, selon la méthode de M. Vidal, et par le pansement au Vigo, a paru céder, et actuellement la cicatrice est plus souple et superficielle.

VI. — Lésions trophiques d'origine congénitale à marche progressive.

M. Vidal. La petite malade que nous avons l'honneur de présenter, âgée de 13 ans, d'aspect scrofuleux, est depuis plusieurs années soumise à notre observation. En 1887, nous avons fait mouler ses doigts ; la pièce porte le n° 957.

Vous voyez aux genoux et aux cous-de-pied de chaque côté, au coude gauche et à la face dorsale des articulations digitales de chaque main, des *surfaces d'un rouge assez vif*, plus ou moins étendues, non squameuses, ressemblant beaucoup à des plaques de *psoriasis* dont les squames auraient été enlevées. Leur siège même et l'apparition par le grattage de squames blanches engagent au diagnostic de psoriasis. Mais un examen quelque peu attentif modifie rapidement l'impression première. On est, en effet, frappé de trouver disséminées en nombre, dans ces espaces psoriasiformes, des lésions toutes spéciales consistant en de *petits points blancs, non saillants, de la largeur d'une à deux têtes d'épingle, analogues à de petites pustules.* Microscopiquement, ces éléments sont formés d'une enveloppe épaisse, blanche, difficile à rompre, enkystant une substance molle sébacée au milieu de laquelle se décèlent au microscope quelques éléments cornés. On y voit rarement des globes épidermiques. Ces corps, analogues à de gros grains de milium, laissent après leur énucléation un large orifice béant. En examinant d'une façon plus complète notre malade, vous verrez que l'épiderme en général est un peu plus rugueux qu'à l'état normal. Mais les remarquables altérations des ongles attirent surtout l'attention. *Considérablement épaissis, rétrécis dans leur largeur, couverts de sillons, recourbés à leur extrémité,* les *ongles* des doigts et des orteils rappellent exactement des *griffes* ou *des becs de perroquet.* Quelques-uns sont tombés et n'ont pas repoussé. Les phalangettes offrent un certain degré d'atrophie.

Ces diverses *lésions* sont nettement d'*ordre trophique,* et si l'on remonte à l'origine, on ne tardera pas à apprendre que tout est là *congénital,* aussi bien l'*onychogryphose que les plaques rouges.* Les lésions ont paru successivement dès la naissance pendant le cours de la première année et se sont ensuite progressivement développées. Comme fait particulier, *la mère indique l'apparition, dans le premier mois, d'une éruption passagère de bulles à contenu liquide citrin développée aux talons.* Dans les antécédents héréditaires, il faut noter que le père de la malade est actuellement aliéné, et qu'avant son mariage il était atteint d'une affection de la moelle. L'enfant ne présente pas de sensibilité nerveuse spéciale.

Il s'agit là d'une affection évidemment rare, datant de l'enfance, et que je ne saurais mieux classer que sous l'étiquette de : « Lésions trophiques d'origine congénitale, à marche progressive. »

M. E. Besnier. On peut se demander si ce cas relève d'une maladie extraordinaire, constitue un fait unique ou à peu près, ou si cette lésion rentre dans la catégorie des altérations congénitales de l'épiderme, si c'est une kératose, une ichthyose. Pour moi, c'est une forme particulière d'ichtyose, que l'on peut appeler ichthyose à poussées bulleuses.

Quant à ces granulations singulières du dos de la main, j'en ai déjà observé deux cas ; dans l'un d'eux, que j'étudie en ce moment même, il se produit une bulle pemphigoïde au fond de laquelle se produit une perle épidermique ; c'est seulement un épiphénomène en rapport avec le développement des bulles.

VII. — Mycosis fongoïde.

M. Bruchet. J'ai 'honneur de présenter un malade que je suis dans le service de **M.** le professeur Fournier depuis l'année 1886 : il s'agit d'un homme âgé de 65 ans qui, dans ces trois dernières années, a été amené à faire à l'hôpital des séjours fréquents et prolongés pour des lésions cutanées dont il offre aujourd'hui plusieurs spécimens arrivés à des degrés divers d'évolution.

Le début de l'affection remonte à l'année 1882, époque à laquelle il se produisit chez C..., à la cuisse droite, au-dessus du genou, une sorte de nodosité sous-cutanée, puis une seconde, qui, celle-là, s'ulcéra : ces deux productions guérirent spontanément.

Dix-huit mois plus tard, apparition d'une nouvelle tumeur cutanée sur le bord externe du tendon d'Achille; elle se développa en s'allongeant et forma, en fin de compte, un bourrelet en demi-cercle analogue aux lésions que nous devions voir se produire plus tard. Guérison en trois mois environ, se maintenant jusqu'au commencement de 1886.

A ce moment commença la lésion pour laquelle le malade se présenta à l'hôpital Saint-Louis, vers le mois de mai.

Ce fut d'abord — toujours à la jambe droite — une petite tumeur cutanée située au niveau du péroné, au-dessus de la malléole, tumeur qui grossit, atteignit le diamètre d'une pièce de cinq centimes et s'ulcéra alors en un point de sa surface. La lésion continua à progresser en s'allongeant et se courbant en arc de cercle, de telle sorte qu'à l'entrée du malade elle forme un bourrelet en demi-cercle à peu près régulier et complet, ayant tout à fait l'apparence d'une forte chéloïde : la peau inscrite dans cet arc de cercle était amincie, brunâtre, d'aspect cicatriciel; elle a été primitivement le siège de la lésion qui se développe excentriquement : celle-ci, en effet, gagne les parties saines par sa périphérie en même temps qu'elle s'affaisse et se cicatrise par sa circonférence interne ulcérée sur plusieurs points.

On a une idée très exacte de cette lésion d'après une pièce du musée (p. n° 1180).

En outre, le malade présentait au cou-de-pied, à la cuisse, plusieurs nodosités, les unes dermiques, les autres sous-cutanées; il s'en produisit encore une au scrotum.

Il parut tout d'abord assez difficile de porter un diagnostic précis : S'agissait-il de sarcomatose cutanée? c'était peu admissible en raison de la résorption spontanée des tumeurs; celles-ci pouvaient-elles être rapportées à une syphilis méconnue ? car le malade ne présentait aucun antécédent d'accidents spécifiques : cette hypothèse était encore peu satisfaisante; nous ne voyions pas là les caractères évolutifs des gommes ou des tubercules syphilitiques. Pourtant M. le professeur Fournier, pour ne rien négliger, voulut tenter l'épreuve thérapeutique: l'iodure de potassium ne produisit aucune modification dans l'allure des lésions

Restait l'hypothèse d'un « mycosis fongoïde »; le malade n'avait, il est vrai, jamais présenté de période prémonitoire; il n'avait, à aucun moment, été atteint de ces éruptions « eczématiformes » ou « lichénoïdes » qui précèdent habituellement l'apparition des tumeurs mycosiques; mais on sait que ces éruptions peuvent manquer et qu'il est une forme dans laquelle l'affection s'affirme immédiatement par les productions néoplasiques caractéristiques. C'est, en fin de compte, le diagnostic qui fut adopté et qui aujourd'hui est devenu d'une évidence incontestable.

Les lésions que nous avons énumérées se comportèrent de différente façon ; les nodosités se résorbèrent peu à peu, sauf une qui persista à la cuisse : le grand bourrelet d'apparence chéloïdienne se développa en s'agrandissant, puis se divisa, par résorption et affaissement de sa partie médiane, en deux arcs de cercle secondaires qui évoluèrent séparément, s'agrandirent, s'ulcérèrent en partie et finirent par se résorber et disparaître, en laissant comme trace de leur existence un état cicatriciel de la surface du derme qui avait été intéressée.

Le malade quitte l'hôpital à ce moment (octobre 86), ne conservant qu'une des petites tumeurs de la cuisse. Celle-ci, au lieu de disparaître graduellement comme les autres, se développe ; elle s'excave en un point de sa circonférence et forme bientôt un petit croissant dur et saillant infiltré dans l'épaisseur du derme. Comme le malade ne souffre pas, il continue à travailler et ne se présente de nouveau à Saint-Louis qu'au mois de mars 1887 ; il porte alors à la partie antérieure de la cuisse une lésion néoplasique en forme de bourrelet semi-circulaire, identique, peut-on dire, à celle qui a évolué à la jambe l'année précédente (p. du musée n° 1243).

L'évolution fut la même : développement excentrique du bourrelet néoplasique, qui devint énorme, puis phénomènes de régression commençant en son milieu ; division en deux segments, puis en trois, qui s'éloignent les uns des autres et se résorbent peu à peu. Mais ce travail de régression s'accomplit beaucoup plus lentement que l'année précédente ; les nodosités résultant de l'émiettement en quelque sorte du premier grand bourrelet persistent beaucoup plus longtemps, et au mois de novembre 1887 l'une d'elles rentre en activité plus grande, augmente rapidement de volume et s'ulcère en formant, cette fois, une tumeur « fongoïde » vraiment caractéristique ; c'est l'analogue de celle que nous observons aujourd'hui (p. du musée n° 1295).

Comme d'habitude, cette période d'accroissement fut suivie d'une phase de décroissance et la tumeur ulcérée disparut complètement.

En octobre 1888, le malade ne présentait plus que deux nodosités sans importance, lorsqu'il fut pris d'accidents d'un autre genre qui ne parurent pas tout d'abord en rapport avec l'affection cutanée ; ce fut en premier lieu un écoulement uréthral abondant bientôt suivi d'une tuméfaction inflammatoire des testicules, le gauche d'abord, le droit un peu plus tard.

La tuméfaction fut énorme, surtout à gauche, et due à la fois à l'augmentation de volume de la glande elle-même, surtout de l'épididyme, et à la production d'une hydrocèle importante. L'évolution fut au début nettement aiguë, et on eut naturellement la pensée qu'il s'agissait d'une uréthrite blennorrhagique suivie d'une épididymite double de même nature.

Mais une enquête aussi complète que possible a paru démontrer que cet homme, non atteint d'uréthrite antérieure, ne s'était exposé à aucune contagion vénérienne (c'est du moins l'affirmation absolue et non intéressée du malade, âgé de 67 ans). De plus l'évolution ultérieure de l'affection testiculaire nous a paru différente de celle d'une orchite ordinaire; bien que la douleur eût diminué assez vite, puis complètement disparu, la tuméfaction persista longtemps très marquée, puisque au mois de février de cette année (5 mois après) on constatait encore à droite une petite hydrocèle flasque avec légère induration de la queue de l'épididyme, et à gauche un testicule resté très volumineux, de la grosseur d'un petit œuf de poule, augmentation de volume portant principalement sur l'épididyme gros et dur surtout à ses extrémités intimement soudées au testicule.

C'est à cette dernière date (février 89) que nous trouvons les premiers vestiges de la lésion actuelle : sur la face antérieure de la cuisse, à la réunion du tiers supérieur et du tiers moyen est apparue une petite tumeur hémisphérique, soulevant la peau légèrement vascularisée, tumeur dure, résistente, absolument indolore, nettement limitée des parties voisines : elle est immédiatement sous-cutanée, mobile sur l'aponévrose sous-jacente. Cette nodosité s'est progressivement accrue en envahissant l'épaisseur du derme, devenu rouge-violacé et prenant l'aspect de la peau d'orange.

A la fin du mois dernier la tumeur avait pris des dimensions beaucoup plus considérables : elle formait un disque saillant de près d'*un* centimètre d'épaisseur sur *cinq* centimètres de diamètre, et portait un commencement d'ulcération vers sa partie externe.

En outre, à la cuisse gauche, au-dessus de la rotule, petite tumeur récemment apparue et déjà un peu ulcérée.

Actuellement, nous avons à la cuisse droite une tumeur arrondie ayant la forme d'un gros macaron avec centre surélevé, ulcérée sur toute sa surface ; ulcération formée de bourgeons charnus rouges et fongueux : c'est bien la tumeur fongoïde « frambœsoïde » du mycosis.

Enfin, quatre nouvelles tumeurs ont apparu récemment sur la partie antérieure gauche du thorax ; elles sont groupées entre l'aisselle et le mamelon, d'inégal développement, la plus volumineuse comparable à une noix, les autres du volume d'une grosse noisette ; la peau est encore intacte à leur surface, la première est surtout hypodermique, les autres sont développées dans l'épaisseur du derme, avec lequel elles font corps.

Toutes ces productions mycosiques sont complètement indolores, et, fait important à relever, malgré l'ancienneté déjà grande de la maladie, l'état général du malade se conserve excellent; nous n'avons, du reste, constaté chez lui aucune lésion viscérale, et toutes les fonctions organiques se font bien ; il est plutôt gras que maigre; il n'y a eu en somme jusqu'à présent aucun retentissement sur la santé générale.

J'ajoute qu'il y a une lacune dans notre observation : il manque l'examen histologique et bactériologique; mais jamais, malgré nos instances, le malade n'a voulu consentir à la plus petite opération de biopsie.

M. *Hallopeau* remarque combien l'allure de cette affection, son développement excentrique sont en faveur de l'hypothèse parasitaire.

M. *Quinquaud*. La détermination testiculaire survenue dans le cas de M. Bruchet n'est pas chose exceptionnelle dans le mycosis fongoïde; j'en ai observé un exemple chez un malade où l'autopsie a montré qu'il s'agissait véritablement d'altérations mycosiques du testicule. Comme les tumeurs mycosiques, cela évolue du reste vers une résorption plus ou moins complète. Mais il faut insister sur ce fait que la lésion s'est déclarée ici avec les allures violentes, douloureuses, aiguës de l'orchite blennorrhagique, ainsi que je l'ai observé pour le cas présent avec M. Morel-Lavallée, alors chef de clinique de M. Fournier.

M. *Morel-Lavallée*. Je viens d'autant plus volontiers corroborer la remarque de mon maître, M. Quinquaud, que la ressemblance avec l'orchite blennorrhagique a encore été plus frappante qu'on ne vient de le dire. C'est à la suite d'un écoulement uréthral subit, violent, puriforme, inexpliqué, d'une durée de huit jours, que — après une exagération de la douleur au niveau du col vésical qui accentuait l'apparence d'une uréthrite postérieure — s'est déclarée une *panorchite* (gonflement en masse du testicule, de l'épididyme et de la vaginale), si bien que nous avons partout cherché l'origine d'une contagion dont il n'a point été trouvé de traces. Il semble donc que, même en admettant l'existence d'une orchite mycosique, ce qui me paraît probable, cette détermination testiculaire se soit produite, suivant le mécanisme ordinaire de la blennorrhagie, par transport secondaire de l'élément morbide de l'urèthre au testicule. S'est-il ouvert ici un foyer mycosique dans l'urèthre postérieur ?... Cet écoulement de huit jours s'est malheureusement produit pendant les vacances, au moment où les malades avaient, pendant les réparations des salles, changé de service, si bien que l'examen microscopique du pus uréthral n'a pu être fait.

M. *Quinquaud*. Dans le cas de mon malade, il n'y avait pas eu d'écoulement uréthral.

M. *Vidal*. Ces faits de mycosis avec tumeur ont été interprétés différemment à l'étranger, où on a voulu en faire la lésion cutanée analogue à celle du rhinosclérome, en raison de la dureté ligneuse du bord abrupt du pourtour. La première fois que j'ai vu moi-même le malade de MM. Fournier et Bruchet, j'ai été aussi frappé de la ressemblance de consistance des deux affections... C'est, je crois, en Italie que des observations de ce genre ont été décrites comme du rhinosclérome de la peau. Je crois qu'il s'agit ici de mycosis fongoïde. Dans mes leçons publiées avec M. Brocq, nous avons admis deux formes de cette maladie : 1° celle décrite sous le nom de *lymphadénie cutanée*, forme généralisée, débutant par des éruptions eczématiformes et des œdèmes durs suivis ou non, *in situ*, de la production des tumeurs bien connues ; 2° une autre forme commençant de prime abord par des tumeurs non précédées de prodromes superficiels... Celle-ci ressemble à la sarcomatose. Mais la biopsie des tumeurs nous y a fait voir le type décrit par Ranvier, les amas de cellules rondes au milieu d'un réticulum lymphoïde. A l'étranger, cette forme est partout confondue avec le sarcome.

M. *Quinquaud*. J'ai vu la malade à laquelle fait allusion M. Vidal, elle avait dépassé 50 ans.

19° SÉANCE. — LE JEUDI 11 AVRIL 1889

Président : M. LAILLER.

I. — Inoculation de lupus conjonctival dans l'œil du lapin.

M. A. Trousseau. J'ai l'honneur de présenter deux lapins, dans les yeux desquels j'ai pu, avec succès, inoculer des morceaux de lupus provenant de la conjonctive d'une jeune femme. La malade m'avait été confiée par M. le professeur Fournier, au service duquel elle appartient encore aujourd'hui. Elle vint passer quelques jours à la clinique des Quinze-Vingts, et je profitai des opérations que nécessitait l'état de ses yeux pour pratiquer les inoculations dont je montre aujourd'hui les résultats.

Les deux inoculations ont été faites le même jour, le 21 février de cette année.

Avant de détacher les parcelles de produit lupique qui devaient être utilisées, je nettoyai à l'eau bouillie la conjonctive de la malade, afin de débarrasser la membrane de toute sécrétion.

Sur le lapin n° 1 je fis, avec un couteau triangulaire, au niveau du limbe scléro-cornéen, une ponction aseptique, et je pus introduire dans la chambre antérieure, sans érailler l'iris, une parcelle de lupus grosse comme deux fois la tête d'une épingle; je la déposai avec une mince spatule d'argent, juste au centre de la pupille, moyennement dilatée au contact de la cristalloïde antérieure. Je ne fis point de pansement, la nature de mon incision permettant une coaptation parfaite de la plaie, et j'évitai la hernie de l'iris en instillant l'ésérine.

Tout se passa le mieux du monde, il n'y eut pas la moindre réaction inflammatoire; le nodule diminua peu à peu de volume, et huit jours après l'opération *il était totalement résorbé*. Pendant dix à douze jours, on ne remarqua rien dans la chambre antérieure. Le douzième jour après la résorption, on put constater un certain gonflement, un plissement particulier de l'iris. A sa surface, apparurent alors de petits points blancs qui ne tardèrent pas à augmenter de nombre et de volume et à prendre l'aspect de véritables nodules. Aujourd'hui, la chambre antérieure est remplie de ces nodules jaunâtres, les uns minuscules, les autres gros comme un pois qui semblent adhérer à l'iris hypérémié.

J'avais choisi un lapin aussi robuste que possible; il est facile de voir que sa santé générale n'a pas souffert.

Sur le lapin n° 2 j'ai tenté une expérience plus difficile, soit une inoculation dans les lames mêmes de la cornée. Sans ouvrir la chambre antérieure, j'ai pu introduire dans l'épaisseur de la membrane une fine parcelle de lupus conjonctival qui, sans la moindre réaction, était résorbée du 8e au 10e jour. Quinze jours après, apparaissait dans la cornée, un point grisâtre qui grandit et finit par former la tumeur jaunâtre, assez volumineuse, qui soulève aujourd'hui les lames antérieures de la cornée et est bien isolée de la chambre antérieure.

L'état général du lapin est très satisfaisant.

Je tiens à appeler l'attention sur un fait capital, à savoir la résorption complète des produits lupiques et l'apparition de nouvelles tumeurs en des parties qui semblaient rendues à leur intégrité primitive. J'opposerai encore l'unité, la localisation de la production intra-cornéenne à la multiplicité, à la dissémination des nodules de la chambre antérieure; l'humeur aqueuse joue certainement un rôle dans l'extension des phénomènes, ainsi que la vascularisation irienne. On remarquera la marche parallèle de la résorption et de la pullulation chez les deux lapins.

Doit-on considérer ces résultats comme favorables à la théorie qui proclame l'identité du lupus et de la tuberculose? On serait tenté de le faire, si on s'en rapportait à l'aspect clinique des lésions.

En tous cas, il m'a paru intéressant de montrer ces animaux avant le sacrifice, avant le jugement du laboratoire.

Le Dʳ Haensell, chef du laboratoire des Quinze-Vingts, a, sur des produits de raclage du lupus, recherché la présence des bacilles qu'il a constatée, malgré une grande difficulté de coloration.

J'apporte une de ses préparations faite à ce point de vue spécial.

M. *Fournier.* La malade qui a servi aux inoculations faites par **M.** Trousseau, présentait des localisations lupiques multiples : outre le lupus de la conjonctive, elle portait un lupus de la face, un lupus du voile du palais, un lupus de la muqueuse buccale, au niveau de l'arcade maxillaire supérieure et peut-être même un lupus du tympan.

M. *Quinquaud.* J'ai vu l'année dernière un jeune enfant qui présentait des lésions localisées à la conjonctive inférieure sous la forme d'une petite granulation jaunâtre entourée d'une zone érythémateuse; en raison de la longue durée des lésions, j'ai pensé au lupus et j'ai pratiqué sur un lapin des inoculations qui ont donné lieu à des tubercules des plus nets. Il existe donc bien un lupus primitif de la conjonctive : c'est là, certes, un fait rare, et le diagnostic, sans cette preuve expérimentale, serait d'autant plus difficile que les bacilles y sont très rares.

II. — Syphilis héréditaire. — Sarcocèle syphilitique.

M. Comby. Voici un petit garçon, âgé de six semaines, qui présente, depuis cinq ou six jours, une éruption abondante occupant le front, le pourtour des narines, la région anale, les cuisses et différentes parties du corps. Cette éruption est constituée par des éléments arrondis, papuleux, érodés pour la plupart; ce sont des plaques muqueuses ou syphilides papulo-érosives des plus nettes. De plus, lorsqu'on examine les testicules de l'enfant, on constate que le testicule gauche paraît sain, tandis que le testicule droit est augmenté de volume surtout au niveau de l'épididyme qui est gros, bosselé et dur. C'est un exemple de sarcocèle syphilitique, *variété épididymaire,* analogue aux cas rapportés par **M.** Hutinel.

La mère de l'enfant, âgée de 24 ans, est saine, elle déclare n'avoir jamais eu le moindre accident spécifique ; elle a bénéficié de la loi de Baumès-Colles ; car le père, âgé de 26 ans, fait des aveux qui ne laissent aucun doute. Comme traitement, j'ai prescrit des frictions quotidiennes avec de l'onguent napolitain et des bains de sublimé. Plus tard, je donnerai le sirop de Gibert. La guérison est probable, car l'enfant est nourri au sein par sa mère, qui est bonne nourrice.

M. *Fournier*. *Ce fait est extrêmement intéressant.* Il *démontre que* l'épididyme peut, à l'exclusion de la glande, être le siège de lésions syphilitiques congénitales. Jusqu'à présent, on n'avait signalé que des lésions du corps du testicule dans le sarcocèle hérédosyphilitique.

M. *Vidal*. Il est intéressant aussi de noter que cet enfant n'a pas encore de coryza syphilitique.

III. — Neuro-fibromes multiples.

M. **Hallopeau**. Voici un malade atteint de nombreuses tumeurs sous-cutanées et adhérentes à la face profonde du derme; *on les trouve dans toutes les régions; le malade en a constaté l'existence, il y a huit ans. Leur volume varie entre celui d'un grain de millet et celui d'une* noisette. Quelques-unes forment une saillie appréciable à l'inspection. Au niveau de certaines d'entre elles, la peau présente une coloration violacée ; elle porte alors le plus souvent un bouquet de poils très développé. La plupart des tumeurs sont de consistance ferme et roulent sous le doigt ; plusieurs adhèrent à la face profonde du derme *et ne glissent pas sous la peau; quelques-unes sont molles dans la plus grande partie de leur étendue ; on y retrouve cependant, par la palpation, de petits noyaux indurés ; la ponction n'en fait pas sourdre de liquide.* Toutes les tumeurs sont légèrement sensibles à la pression. Le malade accuse des crampes pénibles dans les membres et est atteint depuis quelques jours d'une paralysie faciale d'origine probablement intra-pétreuse, car l'orbiculaire et le voile du palais sont intéressés, et la *langue* n'est pas déviée : *l'évolution ultérieure montrera s'il s'agit d'une paraly-sie a frigore ou d'une compression par une tumeur,* car dans ce dernier cas, elle serait indélébile. On voit sur le tronc et les membres de nombreuses taches pigmentaires.

Le malade a été antérieurement dans le service de **M. Fournier**, et **M. Darier** a fait une biopsie qui lui a permis d'étudier la structure de ces tumeurs. *La présence des poils semble indiquer qu'il s'agit de néoplasmes complexes liés à un trouble probablement congénital dans le développe-ment des tissus.*

Examen histologique des tumeurs sous-cutanées et cutanées dans un cas de neuro-fibromes multiples (présenté par M. Hallopeau), **par M. Darier.**

Le malade que vient de présenter M. Hallopeau a fait, en 1887, un séjour de quelques semaines dans le service de M. le Professeur Fournier. Je lui ai, à cette époque, extirpé plusieurs tumeurs grosses et petites et de siège varié pour en faire l'étude histologique.

Les tumeurs sous-cutanées, mobiles entre la peau et l'aponévrose, ont pour la plupart une configuration fusiforme et se continuent par leurs deux extrémités avec un cordon nerveux. Les coupes longitudinales de l'une de ces tumeurs, après fixation par l'acide osmique, m'ont permis de reconnaître que le néoplasme est constitué par une hyperplasie du tissu conjonctif intra-fasciculaire du nerf et qu'il est, par conséquent, entièrement compris dans la gaine lamelleuse dilatée à ce niveau. Les tubes nerveux sont non seulement écartés, mais encore dispersés par les éléments conjonctifs au milieu desquels ils cheminent isolément, ainsi qu'on peut s'en assurer sur des coupes transversales. Mais ils ne sont pas altérés dans leur texture, et sont aussi nombreux à l'extrémité périphérique du fuseau qu'à son extrémité centrale. L'élément nerveux ne prenant aucune part, sinon passive, à la formation de la tumeur, on voit qu'il ne s'agit pas de névromes vrais mais de fibromes des nerfs.

Parmi les tumeurs intradermiques, qui font une saillie notable ou à peine appréciable à la surface du tégument, ce sont les plus petites qui m'ont paru les plus intéressantes. Elles siègent dans l'intérieur même du derme, mais sont recouvertes par sa couche la plus externe, c'est-à-dire le corps papillaire, qui est amincie et par l'épiderme normal. Elles sont constituées par un tissu conjonctif mou, très riche en cellules fusiformes ou étoilées, dont les faisceaux sont mal dessinés et montrent à peine une structure fibrillaire, et dont les fibres élastiques sont complètement absentes. La masse du tissus néoplasique est, par places, nettement délimitée sur ses bords; ailleurs elle se confond par une transition progressive, ou plutôt par une sorte d'infiltration réciproque, avec le tissu conjonctif du derme. C'est, en un mot, la structure du fibrome molluscum.

Dans l'intérieur de ces tumeurs, on trouve des vaisseaux artériels et veineux entourés d'un peu de tissu conjonctif lâche. Les follicules pilosébacés y pénètrent également et m'ont paru agrandis et hypertrophiés dans toutes leurs parties élémentaires au moins dans les plus grosses tumeurs. Les glandes sudoripares se voient en grand nombre au milieu du néoplasme; leur canal excréteur est normal; les circonvolutions du glomérule sont manifestement écartées les unes des autres, mais ne sont pas altérées dans leur texture.

La coïncidence que l'on observe si habituellement entre ces deux formes de tumeurs fibreuses, l'une intra-nerveuse, l'autre intra-dermique, a inspiré, comme on le sait, à Recklinghausen (1) une théorie d'après laquelle il y aurait un rapport intime entre elles, au point de vue de leur nature et de leur point d'origine réel. Pour cet éminent anatomopathologiste, toutes ces tumeurs seraient des neuro-fibromes développés les uns dans les troncs nerveux, les autres dans leurs ramifications terminales dermiques. J'ai saisi l'occasion qui s'offrait de contrôler si possible cette manière de voir, et n'ai pas réussi à me convaincre de sa justesse. Mes observations n'ayant porté que sur des pièces en nombre restreint et provenant d'un seul cas, je ne leur attribue pas une valeur exagérée. Il me suffira d'exposer en quoi les faits que j'ai constatés cadrent mal avec la théorie de Recklinghausen. J'ai coupé plusieurs de ces tumeurs, préalablement traitées par les bichromates ou sur-

---

(1) F.-V. RECKLINGHAUSEN. Ueber die multiplen Fibromen der Haut und irhe Beziehung zu den multiplen Neuromeu. Berlin, 1882, avec 5 planches.

tout par l'acide osmique, dans un sens perpendiculaire à la surface de la peau, et d'autres parallèlement à cette surface; ce dernier est préférable pour résoudre la question litigieuse. Sur les coupes les plus profondes, portant sur l'extrémité la plus profonde de la tumeur qui plonge généralement en s'effilant dans l'hypoderme, je n'ai jamais vu de tubes nerveux entrer dans cette extrémité pour s'y disperser. On trouvait, au contraire, des nerfs tout à côté qui ne montraient aucune hyperplasie de leurs éléments conjonctifs. Plus haut quand des nerfs pénètrent dans la tumeur, et il y en a toujours quelques-uns, on ne les voit pas se dépouiller de leur gaine lamelleuse qui devrait, selon la théorie, s'étaler sur le néoplasme, tandis que les tubes à myéline devraient se disséminer à l'intérieur; ils continuent à présenter dans la tumeur leur aspect fasciculé normal et sont revêtus d'une gaine lamelleuse ou d'une gaine de Heule, ce qui est la même chose. Enfin, en aucun point, même au niveau de son extrémité profonde et effilée, le fibrome ne paraît renfermé dans une membrane qui pourrait être une gaine lamelleuse dilatée pour le renfermer.

Ce sont là des résultats qui sont en discordance avec l'interprétation donnée par Recklinghausen des dermato-fibromes coïncidant avec des neuro-fibromes multiples; mais ils ne me permettent pas d'édifier une autre hypothèse pour expliquer la relation et la coïncidence fréquente de ces tumeurs. Des recherches ultérieures sont nécessaires, et je les reprendrai à la prochaine occasion.

M. *E. Besnier*. On n'est pas encore fixé d'une façon définitive sur l'histogénie de ces tumeurs. En attendant, il est, dans leur histoire clinique, un fait intéressant sur lequel M. Hallopeau a insisté avec raison, c'est qu'il s'agit de productions congénitales. Cela les rapproche des nævi avec lesquels elles coïncident habituellement. C'est là une constatation très importante, car elle permet de déclarer qu'il s'agit de tumeurs congénitales et bénignes.

M. *Vidal*. La tumeur volumineuse enlevée par M. Péan correspondait par son aspect au molluscum pendulum. Cela montre que ces tumeurs peuvent être notablement différentes les unes des autres. C'est affaire de siège.

Il est à noter aussi que certaines de ces tumeurs, sont douloureuses, en vertu sans doute de leur connexion avec les rameaux nerveux.

IV. — Vaccine ulcéreuse.

M. Portalier. J'ai l'honneur de présenter un malade porteur d'une *vaccine ulcéreuse*. Cet homme est entré dans le service de M. Fournier pour un érythème iodoformé. Il reçut, le 23 mars, 3 inoculations de vaccin, dont 2 avortèrent; la 3° a évolué normalement pendant une dizaine de jours, mais, le 5 avril, la croûte, étant tombée, fit place à une lésion ulcérative, douloureuse, et reproduisant l'aspect du chancre mou expérimentalement inoculé.

En même temps que cet homme, il y eut 44 sujets vaccinés à Saint-

Louis, dont 7 chez **M.** Fournier ; chez 5 de ceux-ci la vaccine avorta. Il serait intéressant de voir si, chez les 37 autres, il y a eu des accidents ulcéreux ; dans le cas contraire, il faudrait, ce qui est vraisemblable, admettre que la vaccine n'est pas directement responsable du processus ulcératif, et incriminer le terrain.

M. *Fournier*. L'observation de M. Portalier est fort importante, et de tels cas sont faits pour jeter la terreur dans l'âme des praticiens : il y a 3 ou 4 ans, on nous a amené des sujets porteurs de vaccine ulcéreuse, et, en particulier, un enfant dont le médecin désespéré venait s'accuser de lui avoir transmis la vérole. Or, il n'en était rien ; ce sont à des « pseudosyphilis vaccinales. »

V. — Xérodermie pilaire érythémateuse ou congestive progressive, ou ichthyose rouge (Folliculitis rubra de Erasmus Wilson, variété de l'ichthyose cornée de Hardy, etc.)

M. E. Besnier. Voici un jeune charcutier de 26 ans, venu à l'hôpital pour un ecthyma du membre inférieur, mais que je présente comme exemple d'une autre affection qui n'est pas encore classique, et dont **M.** Brocq nous a donné, il y a peu de temps, une observation remarquable.

L'affection en question, que je propose de désigner sous le nom de xérodermie pilaire érythémateuse, ou d'ichthyose rouge, se caractérise sur ce malade par l'existence d'une multitude de petits points rouges, *saillants ou non*, disséminés sur la face et sur les membres, dans tous les lieux d'élection de la peau ansérine, c'est-à-dire de l'ichthyose pilaire. Mais l'éruption, dont il s'agit, diffère de celles dont il vient d'être question surtout par ce phénomène particulier qu'au lieu d'être simplement hyperkératosiques, les saillies pilaires sont très généralement colorées en rouge individuellement, ou accompagnées d'une rougeur qui s'étale dans les portions de tégument intermédiaires ; de plus, dans un grand nombre de points, au lieu d'être simplement cornés et d'avoir la coloration normale de la peau, les éléments éruptifs ne présentent qu'au minimum l'exfoliation cornée, font très peu de saillie, au point que, pour un grand nombre, elles ne sont pas perçues par le toucher, et ne représentent qu'une toute petite tache érythémateuse miliaire, occupant le périphérie de l'orifice folliculaire, disparaissant sous la pression du doigt, pour reparaître immédiatement. Ces caractères sont très accentués chez ce malade, à la région fémorale externe, à la région fessière et à la région des coudes.

D'ailleurs, comme dans l'ichthyose pilaire commune, les poils qui existent au niveau des éléments éruptifs, sont cassés à niveau, atrophiés, ou enroulés dans le comédon corné. Mais c'est surtout à la face que les altérations présentent des caractères remarquables sur lesquels il me reste à attirer l'attention.

Dans cette dernière région, l'éruption occupe les véritables lieux d'élection, mais y atteint un degré particulier qui en montre les caractères les plus nets. Ce sont, d'abord, les deux sourcils, dont le fond, au lieu d'avoir la coloration normale blanche, est rouge, légèrement squameux, finement granité à la base des poils, lesquels, dans toute la moitié externe, sont atrophiés, très rares, et déviés dans les directions les plus diverses. Mais c'est surtout dans la barbe, dans toute la région correspondant à la branche du maxillaire inférieur et au niveau de la houppe du menton, que la lésion existe dans toute son intégrité.

Sur un fond rouge pâle, on aperçoit un granité confluent faisant au doigt, mais surtout à la vue, des saillies appréciables, lesquelles sont toutes constituées par une toute petite éminence conoïde, à sommet squameux, centrée par un poil presque constamment cassé, atrophié ou engainé ; le tout formant, à la vue, un semis finement granuleux, lequel, là où il est le plus confluent, a détruit à peu près complètement les poils, et donné lieu à de petites zones cicatricielles, que l'on apprécie très bien par un examen à la loupe. Dans toute cette région, la plupart des poils sont absents, atrophiés ; tous ceux qui persistent sont, comme au sourcil, déviés dans les directions les plus diverses.

Ces diverses altérations n'amènent chez le malade aucune incommodité, c'est-à-dire qu'il n'a ni démangeaison, ni phénomènes subjectifs d'aucune sorte ; il a simplement remarqué que, chez lui, la région de la barbe était d'une sensibilité spéciale ; qu'il lui est impossible de se raser sans s'écorcher ; raison pour laquelle il se rase habituellement lui-même.

Cliniquement, la xérodermie pilaire érythémateuse se caractérise : *a)* par l'hyperkératose de l'infundibulum pilaire ; *b)* par la congestion du réseau superficiel du derme, produisant la *rougeur* de la peau soit au niveau même de la lésion, soit dans les espaces interfolliculaires, phénomène important en ce qu'il aggrave la lésion primaire, en la rendant visible ; *c)* par l'altération secondaire de la fonction pilaire qui amène l'atrophie, l'inclusion, la déviation, et même la destruction dn poil, c'est-à-dire l'alopécie.

La rougeur qui accompagne la kératose folliculaire a été bien vue par M. Hardy (*Traité pratique et descriptif des maladies de la peau*, Paris, 1886, p. 76) qui déclare avoir été très fréquemment consulté par des jeunes filles et par des femmes « désolées de cet aspect de la peau qui s'associe souvent avec une rougeur habituelle des épaules et des bras ». Mais la description la plus précise qui ait été donnée de l'affection qui nous occupe appartient à Erasmus Wilson, dans ses conférences de 1876, 1877, 1878 (*Lectures on Dermatology*, London, 1878, p. 217), où il la décrit comme une inflammation des follicules cutanés, sous le nom de *Folliculitis rubra* ; ce travail n'était pas arrivé à ma connaissance quand j'ai attiré l'attention sur cette altération dans la note 1 de la page 100 du tome II de la *Traduction française* de KAPOSI, Paris, 1881.

Bien que la direction du travail s'éloigne un peu de mon sujet, je mentionnerai ainsi une très bonne étude de Lemoine, inspiré par Aubert, et intitulé : De l'ichthyose ansérine des scrofuleux. (*Annales de Dermatologie*, 2ᵉ série, t. III, 1852, p. 276, 346.)

Pour E. Wilson, la folliculite rouge est caractérisée par des *points rouges* plus ou moins proéminents, cachés par l'orifice pilaire surmontant un canal distendu par la desquamation épithéliale. Ses lieux d'élection sont pathognomoniques : les sourcils, la région maxillaire des joues, le dos du bras. On l'observe surtout, non exclusivement, chez les enfants et les jeunes personnes.

Une seule chose à ajouter, c'est que l'éruption n'est presque jamais localisée exclusivement aux points indiqués par Wilson ; non seulement on la retrouve là, et on peut la prédire à la simple vue des altérations des parties découvertes, mais elle réside aussi, comme chez ce sujet, aux avant-bras, aux membres inférieurs, aux régions fessières.

Deux points doivent être mis en saillie, en outre ; c'est d'une part, ce fait que les *points rouges* peuvent n'être pas proéminents, et d'autre part, que la rougeur peut, accidentellement ou en permanence, atteindre des proportions considérables. Chez ceux de ces sujets qui, sont émotifs, tous les réflexes angioparésiques se traduisent par une vive augmentation de la couleur, causes morales, travail digestif, etc. Chez quelques-uns, cet état d'érythème accidentel ou permanent, prend de si grandes proportions, que le diagnostic en pourra être rendu alors très ambigu, surtout si l'observateur ignore ce détail, que tous les points rouges de parésie folliculaire ne sont pas saillants, en manière d'ichthyose cornée.

Comme chacun de vous, j'ai observé un grand nombre de ces faits, et depuis notre dernière réunion même, les circonstances ont permis à M. Fournier et à moi d'en relever un exemple extraordinaire chez une de nos clientes communes.

Il s'agit d'une dame, jeune encore, affligée sur la face, sur le dos du bras et sur les membres inférieurs, de vastes nappes d'érythème télangectiasique constituées par la réunion confluente et cohérente d'innombrables points rouges folliculaires ; et ce qui rend le diagnostic ambigu, c'est que les saillies pilaires sont très peu cornées sur beaucoup de points, et, là où la couche cornée de l'épiderme est peu active comme à la face interne de l'avant-bras, les saillies pilaires, visibles à l'œil, **sont** à peine sensibles au toucher.

Chez cette malade, que j'avais observée trois ans auparavant, *et qui*, découragée par l'insuccès de mon traitement (qu'elle avait d'ailleurs médiocrement exécuté), s'était adressée à M. Fournier qui a eu l'extrême amabilité de me la ramener, l'affection avait *progressé*. Ce dernier caractère appartient à cette affection dont *l'évolution* progressive se peut suivre très activement chez les jeunes filles à l'époque de la puberté où elle s'accentue.

Erasmus Wilson rapporte même le cas d'une dame chez qui elle aurait DÉBUTÉ entre vingt et trente ans, à la suite d'un grave accident de cheval.

Je ne crois guère au *début véritable* de l'affection à cet âge ; je suis plus porté à penser que c'est seulement l'aggravation de la congestion dermique qui s'est produite et qui a attiré l'attention de la malade.

Erasmus Wilson n'a pas manqué non plus d'insister sur le fait de la lésion atrophique du poil ; l'altération complexe qui se produit dans les régions où la maladie se développe sur des régions velues, a besoin d'être étudiée de plus près. Je me contente pour aujourd'hui de spécifier l'alopécie et ces déviations pilaires que l'affection laissée à elle-même peut produire ; et son importance dans la majorité des cas pour la région sourcilière, et accessoirement pour la partie velue du visage. Ce que Wilson a dit de ce qui concerne le cuir chevelu, serait trop long à discuter, je saisirai l'occasion d'y revenir un autre jour.

Quelle est la nature de cette affection ? peut-on la dénommer *lichen pilaire ?* certainement non ; c'est initialement une pure hyperkératose superficielle de l'infundibulum pilaire, sans aucune prolifération dermique qui puisse la constituer à l'état de *lichen vrai*.

D'ailleurs, ni M. Hardy qui en fait une variété de l'ichthyose cornée, ni E. Wilson ne songent un instant à en faire du lichen.

Sa parenté, si non son identité avec l'ichthyose paraît manifeste, ne fut-ce que par l'hérédité.

C'est une aberration de la fonction pilosébacée ; une hyperkératose congestive, dans laquelle s'allient les deux phénomènes dans un ordre qui reste à déterminer mais qui pourrait très bien s'expliquer par un même trouble d'innervation trophique et vasculaire ; je propose de la désigner *sous le nom de xérodermie pilaire érythémateuse progressive*, ichthyose rouge, ou d'ichthyose pilaire ou ansérine rouge, n'acceptant pas le mot de folliculite, ne serait-ce qu'à cause de sa banalité.

M. *Vidal.* Je ferai remarquer la desquamation du cuir chevelu qui existe chez ce malade. Tous les sujets qui sont atteints de cette affection sont des sujets à peau sèche, des xérodermiques. A la loupe, on constate, tout autour du follicule pileux surmonté de son cône épidermique, un lacis vasculaire, une mosaïque rougeâtre.

M. *Brocq*. Au début de ces lésions, la rougeur fait défaut, et il y a simplement une petite papule blanche. D'ailleurs, on en peut observer plusieurs variétés : parfois la lésion est simplement papuleuse, d'autres fois il y a surtout de la rougeur, enfin au sourcil, on observe une sorte d'œdème blanc avec chute partielle des poils.

M. *Vidal*. Il y a dans cette affection des poussées congestives comme dans la couperose ; aussi la rougeur est-elle d'autant plus intense que les sujets sont plus exposés aux poussées congestives.

VI. — Pityriasis rosé de Gibert ; plaque initiale, concomitance d'une dilatation gastrique.

M. **Feulard**. Voici une jeune femme de 28 ans, atteinte de pityriasis rosé classique. L'éruption se présente avec des médaillons tout à fait remarquables, et tellement nets dans leur forme orbiculaire et dans leurs bords, que l'on songerait volontiers à une éruption trichophytique. Mais c'est bien de la maladie de Gibert qu'il s'agit ; et je vous présente ce cas pour deux petites particularités. La première, c'est que cette malade ainsi que celle que j'ai montrée dans une des séances précédentes, a une dilatation d'estomac très accentuée ; la seconde est que l'éruption a débuté par une plaque restée à l'état isolé pendant un certain temps, en un mot, qu'il y a eu comme dans les faits rapportés par M. Brocq (*Ann. derm.*, 1887, p. 615) une plaque initiale. — Cette plaque s'est montrée il y a un mois sur le sein gauche ; elle y est restée localisée pendant quinze jours, et c'est seulement au bout de ce temps que l'éruption s'est généralisée ainsi que vous le voyez aujourd'hui, avec prédominance sur le thorax.

20e SÉANCE. — LE JEUDI 23 MAI 1889.

Président : M. LAILLER.

I. — Lupus érythémateux du cuir chevelu et de la muqueuse buccale.

M. Vidal présente une malade atteinte de lupus érythémateux du cuir chevelu et de la muqueuse des deux joues.

Jeanne X..., 59 ans, sans profession.

Antécédents héréditaires. — Son père est mort de maladie inconnue à un âge avancé. Sa mère est morte à 75 ans.

Collatéraux. — La malade a eu cinq frères tous morts entre 30 et 40 ans, elle ne peut préciser la cause de leur mort. Toutefois, sauf pour l'un qui est mort d'une maladie de poitrine douteuse, les autres ne paraissent pas avoir eu de tuberculose.

Personnels. — La malade n'a eu elle-même aucun antécédent scrofuleux de la première enfance.

Ni gourme, ni otorrhée, ni conjonctivite, ni ganglions.

Elle jouissait d'une très bonne santé jusqu'au début de sa maladie actuelle.

Il y a 2 ans, elle a eu une attaque et est demeurée hémiplégique du côté gauche.

La *maladie actuelle* a débuté vers la même époque et par le cuir chevelu.

Elle a progressé lentement et, au dire de la malade, c'est à peu près vers le même temps qu'aurait commencé la lésion des parois buccales.

Actuellement, on constate sur chaque côté de la paroi interne des joues, une plaque de lupus érythémateux.

Sur la muqueuse de la *joue gauche*, la lésion commence à un centimètre de la commissure labiale, et s'étend par une pointe jusqu'au niveau de la deuxième grosse molaire du maxillaire inférieur.

Au centre, on voit un fond rougeâtre déprimé, cerclé d'une bordure blanchâtre formant des festons et des arborisations.

Le bord blanc forme un léger relief, apparent à la vue et facile à constater au toucher.

Sur la muqueuse de la *joue droite*, la lésion commence à un centimètre en arrière de la commissure labiale et s'étend jusqu'au niveau de la troisième molaire inférieure. Elle a le même aspect que celle du côté gauche. Là où elle est le plus large, on trouve au centre un fond rouge un peu déprimé, cerclé de blanc.

Cet infiltrat blanchâtre forme aussi un léger relief. Ces lésions ne sont pas très douloureuses ; cependant la malade se plaint de picotements spontanés et dit éprouver un peu de douleur, au contact des aliments, en particulier quand elle mâche le pain.

Sur le côté gauche de la langue, on voit une surface lisse dépapillée ayant environ un centimètre de long sur cinq à six millimètres de large.

La malade ne peut donner aucun renseignement à cet égard.

Sur le sommet de la tête, on voit une large plaque de lupus érythématheux, à bords irréguliers, ayant douze centimètres de longueur sur sept de largeur.

Je compte traiter les lésions du cuir chevelu par les applications de savon noir et non par les scarifications qui, je rappelle ce point en passant, doivent être dans le lupus érythémateux très profondes et très serrées en raison du siège profond des lésions. En général, le meilleur traitement du lupus érythémateux est le traitement mixte : applications de savon noir tant qu'elles réussissent, puis scarifications et retour aux applications de savon noir.

M. E. Besnier. — Pour le lupus des muqueuses, j'ai renoncé aux scarifications, plus absolument encore que pour la peau et j'emploie le tatouage galvanocaustique.

II. — Sur un cas de lichen plan avec dilatations considérables et isolées des orifices sudoripares.

M. Hallopeau. L'éruption du malade que nous avons l'honneur de présenter semble indiquer que l'altération des orifices sudoripares, déjà signalée dans le lichen plan, par Neumann et Balzer, est un des éléments importants de cette maladie.

F. est atteint depuis huit ans d'un lichen plan qui, après avoir été longtemps limité aux pieds, a envahi depuis six mois les cuisses, les avant-bras et la verge. L'affection offre ses caractères classiques ; on remarque, particulièrement aux avant-bras surtout, la présence dans la plupart des éléments de nombreuses dépressions punctiformes. Ce qui ne rentre pas dans la règle, et nous paraît mériter l'attention, c'est la présence dans les paumes des mains ainsi qu'à la face palmaire des doigts et à leur extrémité de nombreuses dépressions isolées dont le diamètre dépasse parfois un millimètre ; un certain nombre d'entre elles sont entourées d'une saillie appréciable à la vue et au toucher ; on trouve ainsi des éléments intermédiaires entre ces dépressions isolées et celles des plaques de lichen complètement développées. Le malade assure que ces altérations se sont produites récemment, en même temps que les papules des avant-bras. Nous rappellerons que, dans notre premier fait de lichen scléreux, M. Darier avait constaté au niveau des papules une altération des conduits sudoripares. Köbner qui l'a vue la considère comme secondaire. Son existence isolée chez notre malade montre bien qu'elle peut être primitive. Ce n'est pas à dire que le lichen plan reconnaisse exclusivement pour point de départ ces conduits glandulaires : il suffit, pour se convaincre du contraire, d'examiner la bouche du malade ; on y voit des plaques de lichen bien caractérisées, avec dépression centrale. On peut s'assurer également chez notre sujet qu'un certain nombre de plaques se sont développées autour d'un poil. Il semble que les conduits excréteurs des glandes sébacées et sudoripares puissent être affectés simultanément dans cette maladie. Cela conduit à penser qu'il y a pénétration dans ces conduits d'agents irritants pathogènes probablement de nature infectieuse (1).

M. Fournier. Pour ma part, j'insisterai sur la ressemblance extraordinaire des lésions de la paume des mains avec des lésions syphilitiques. A la vue des paumes des mains seules, on serait presque forcément amené à diagnostiquer : syphilis. Encore un nouvel et curieux exemple de manifestations syphiloïdes !

M. Vidal. Je ne retrouve pas là l'aspect habituel du lichen plan à la paume des mains. La lésion du lichen palmaire ressemble souvent à celle de la langue dans la même affection. Elle est également représentée par des points blanchâtres saillants. L'aspect particulier, que nous relevons ici, ne tient-il pas à ce que le malade s'est vigoureusement savonné les mains ? Cela me donne tout à fait l'idée d'une lésion modifiée par des manœuvres d'une certaine énergie.

III. — Psoriasis rubra exfoliant. — Psoriasis aigu.

M. Ernest Besnier. Voici un homme de 33 ans qui présente une érythrodermie exfoliante généralisée. Sauf la face et les extrémités, le corps entier est d'un rouge intense, en même temps que la couche

(1) Le malade a quitté le service le 25 juillet très amélioré par des applications réitérées de collodion bi-ioduré à 1 0/0.

cornée desquame sur de grandes surfaces et avec une extrême abondance. Le lit du malade est rempli de squames ; et il en tombe autour de lui une véritable pluie, quand il est déshabillé.

Ces phénomènes sont si intenses qu'on ne peut, au premier aspect, s'empêcher de songer au pityriasis rubra et à la dermatite exfoliatrice, mais pour les rejeter immédiatement et d'emblée. Pour le pityriasis rubra malgré le prurit, il suffit de remarquer la largeur des squames et l'existence d'un grand nombre d'îlots de réserve existant même au milieu des parties les plus vivement colorées, et pour la dermatite exfoliatrice on peut l'éliminer immédiatement en constatant l'absence de réaction générale, la conservation des cheveux et l'extrême irrégularité ou inégalité des squames, opposée à la régularité typique de la desquamation dans la maladie de Wilson.

On est mis de suite sur la voie du diagnostic en constatant en plusieurs points, aux sommets articulaires, au dos et à la paume des mains, des plaques ou des gouttes plâtreuses de kératose psoriasique, en même temps que l'on trouve le cuir chevelu bossué de monticules desquamatifs épais, caractéristiques.

Il s'agit donc d'un psoriasis avec une rougeur et une desquamation particulières qu'il reste à présent à interpréter.

S'agit-il d'un psoriasis de nature irritable, ou d'une dermite provoquée par des applications médicamenteuses ? Non.

La maladie, dans les attaques antérieures auxquelles le sujet est exposé depuis dix ans, n'a jamais cessé d'être torpide, facilement guérie par l'huile de cade et les bains, et le plus habituellement ne se manifestant que par des éruptions localisées ; il n'a été fait aucune application médicamenteuse, et le malade n'a pris avant l'efflorescence actuelle qu'un seul bain, dans un établissement public, dans une baignoire ordinaire de métal, et qui n'avait pas d'odeur sulfureuse.

Je ne serais pas aussi affirmatif à l'égard d'une action pathogénétique de médicaments internes ordonnés par un médecin, mais je ne sais lesquels.

Serions-nous alors en présence d'une dermatite grave de l'ordre de celles que Bazin a décrites à la période avancée des grandes dermatoses, sous le nom d'herpétide maligne exfoliatrice?

Certainement non. Le malade est jeune, bien portant, et avant cette poussée, sa maladie était restée dans les mesures les plus modérées.

Je le considère comme atteint d'une forme particulièrement aiguë et exfoliante de psoriasis, que l'on a déjà confondue, à tort, avec les dermatites exfoliatrices secondaires, que Devergie a décrite avec quelques lacunes ou imperfections sous le nom de *psoriasis aigu* ou *psoriasis rubra*.

Le pronostic est bon sous la réserve de la question de *durée ;* ceux des malades que j'ai observés ont tous guéri en quelques semaines ou en peu de mois.

Par les bains émollients prolongés, les onctions simples, avec l'axonge ou la vaseline, ou les enveloppements avec le liniment oléocalcaire. — le régime lacté, — réservant la médication arsenicale, et les agents de réduction pour la période de retour à l'état torpide ; mais la guérison peut se faire complètement, sans avoir recours à d'autres moyens.

La durée de la maladie actuelle ne remonte qu'à peu de jours, la généralisation s'est faite le dimanche 12 mai.

M. Vidal. L'urine a-t-elle été examinée au point de vue de l'urée ?

Dans les diverses variétés des dermatites exfoliatrices, j'ai toujours constaté une diminution notable, parfois même de moitié dans l'urée ; par contre les squames analysées en ont toujours contenu une certaine quantité.

J'ajouterai que dans ces formes morbides la notion étiologique d'éthylisme est importante à considérer, car elle implique un pronostic grave.

M. Besnier. L'urine est ici normale. Je rappelle qu'il ne s'agit pas là d'une dermite, d'un psoriasis irrité, ni d'une dermatite exfoliatrice secondaire, mais bien d'une forme toute particulière du psoriasis, bénigne, à guérison rapide, dans laquelle n'est intervenue aucune cause d'excitation.

IV. — Stomatite de l'hydroa.

M. Quinquaud. Cette jeune femme présente des lésions de la bouche et de la gorge dont le diagnostic pourrait présenter de réelles difficultés : on pourrait penser, en cas semblable, à des plaques muqueuses syphilitiques, à de la stomatite ulcéro-membraneuse, à des lésions diphtériques ou tout au moins diphtéroïdes, à des aphtes, à de l'angine herpétique.... Je puis affirmer qu'il ne s'agit de rien de tout cela.

Les lésions syphiloïdes des lèvres et de la cavité buccale ont la plus grande ressemblance avec des plaques muqueuses. Ce sont des exulcérations arrondies, rouges, recouvertes çà et là d'un exsudat blanchâtre. Parfois au pourtour un cercle d'un rouge plus foncé qui encadre l'exulcération.

Il s'agit d'une lésion bénigne, rarement grave, destinée à une rapide guérison. A la main nous voyons encore de petites bulles dont quelquesunes sont à la période de dessiccation ; pas trace d'érythème. C'est le reliquat de véritables bulles. Toutes ces lésions buccales ou autres ont été bulleuses à leur début. Leur apparition s'est accompagnée d'une poussée fébrile ; il y avait des microbes dans les urines et dans le sang. Il s'agit donc d'une maladie infectieuse.

Est-ce de l'érythème bulleux, de l'érythème hydroïque? Est-ce de l'hydroa vrai ?

Pour moi c'est de l'hydroa. Les lésions bulleuses des mains en sont la démonstration. Du reste il n'y a nulle part trace de syphilis, pas plus aux organes génitaux qu'ailleurs.

Les déterminations bulleuses cutanées peuvent être assez légères pour passer inaperçues. L'embarras peut être alors des plus grands et le diagnostic différentiel de la stomatite et de l'angine hydroïque peut présenter les plus grandes difficultés.

M. Besnier. Les dermatologistes connaissent très bien les faits de ce genre : mais il est bon d'en montrer aux praticiens et aux futurs praticiens. On leur évite ainsi de grands embarras et de graves erreurs.

Pour ma part je dénomme ces éruptions érythème hydroa. Ce n'est pour moi qu'une variété d'érythème polymorphe et non une espèce distincte.

Il y a quelque temps, M. Villemin a proposé de traiter par l'iodure de potassium les érythèmes polymorphes. Je l'ai fait : mais je ne suis pas parvenu encore à me faire une opinion sur la valeur de ce traitement. Beaucoup de ces manifestations guérissent bien et vite sans intervention thérapeutique. Tout ce qu'on peut dire dès lors, dans les cas où l'iodure paraît bien faire, c'est qu'il ne les aggrave pas. Il n'en est pas toujours ainsi et dans certains cas l'iodure est certainement malfaisant. Qu'en pense M. Quinquaud ?

M. Quinquaud. Dans l'hydroa, l'iodure est bien supporté habituellement. Il n'en est pas de même dans toutes les éruptions bulleuses qui présentent parfois des poussées intenses même sous l'influence de médicaments moins agressifs que l'iodure de potassium : ainsi l'éther, les opiacés, etc.

M. Vidal. En cas semblable j'ai aussi donné l'iodure ; j'ai fait des constations analogues à celles de MM. Besnier et Quinquaud. Je crois pouvoir dire qu'en général l'aggravation produite par l'iodure est d'autant plus marquée que l'éruption était, par elle-même, plus intense, plus bulleuse.

M. Hallopeau. Le pronostic n'est pas toujours si bénin, et j'ai vu à Saint-Antoine un malade atteint d'érythème bulleux et de lésions diphtéroïdes présenter un état général des plus graves et succomber.

M. Fournier. Encore un cas de ces lésions syphiloïdes, de ces pseudosyphilis à l'affût desquelles nous sommes depuis quelque temps. Parfois l'analogie est extrême, et les lésions buccales ne se différencient nullement de lésions syphilitiques ainsi qu'en témoigne le moulage que je vous présente. (Musée. coll. Fournier, n° 136.)

Les erreurs commises en vertu de cette ressemblance peuvent avoir des conséquences très sérieuses. J'ai souvenir d'avoir été appelé il y a quelques années en consultation près d'une jeune fille de 18 ans, qui paraissait devoir être au-dessus de tout soupçon. Le médecin avait diagnostiqué des plaques muqueuses de la bouche, et si l'on me faisait venir c'était seulement pour savoir comment il fallait diriger le traitement spécifique. Je trouvai de l'hydroa bulleux des poignets. Les lésions buccales n'étaient donc pas syphilitiques, elles étaient également hydroïques. Tout cela guérit rapidement, sans traitement spécifique bien entendu. C'est un exemple à méditer.

V. — Double chancre de la joue.

M. Tenneson présente une jeune fille atteinte de deux chancres syphilitiques à la joue droite apparus trois semaines après un baiser suspect.

Ces deux chancres développés sur la joue constituent un fait d'une extrême rareté.

M. Fournier fait remarquer que, dans ce cas, la peau malgré un état très probable de parfaite intégrité au moment du baiser a cependant pu être contagionnée. C'est que le virus syphilitique ne s'introduit pas toujours par une éraillure ; il peut se développer sur la peau saine.

M. E. Besnier. Chez cette malade, les chancres fort peu indurés ressemblent beaucoup à des plaques syphilitiques de la peau. C'est là une forme non classique que prennent certains chancres en voie de régression et qu'il faut bien connaître. Ceci est un exemple de plus de leur multiformité extrême.

VI. — Lupus tuberculeux de l'avant-bras durant depuis 68 ans, sans trouble grave de la santé.

M. Feulard. La malade que je vous présente est âgée de 75 ans et, comme vous le voyez, atteinte d'un lupus de l'avant-bras droit. Les lésions siègent à la partie postérieure de l'avant-bras, remontant jusqu'au coude et offrent l'aspect d'un lupus tuberculeux vulgaire à croûtes très épaisses.

Le point intéressant qui m'a fait vous montrer cette malade est que le lupus dont elle est atteinte date de 68 ans. En effet, cette femme est entrée autrefois dans cet hôpital dans le service de Biett pour cette même lésion ; elle avait 10 ans mais déjà était malade depuis 3 années.

Quand elle quitta l'hôpital Saint-Louis, il y a 64 ans, la lésion traitée en partie avec succès par Biett était réduite à la dimension d'une pièce de 2 francs. Dans le long laps de temps qui nous sépare de l'époque actuelle cette femme n'est plus jamais rentrée à l'hôpital et n'a fait aucun traitement sérieux. Sa santé générale est restée excellente et actuellement encore elle est, comme vous le voyez, de bonne apparence. Les poumons sont sains ; la seule maladie dont elle se plaigne est ce lupus persistant, et qui lui cause de la gêne dans les mouvements.

L'intérêt de ce cas me semble résider dans cette curieuse et si longue pérennité de la lésion lupique, compatible cependant avec un état de santé satisfaisant.

M. E. Besnier. La longue durée des lésions est très intéressante. Cependant ce fait ne sort pas du type des maladies locales, qui peuvent progresser localement pendant un temps très long sans atteindre l'état général. J'ai vu une femme de 75 ans atteinte depuis son enfance d'un favus qui présentait encore des marques d'une végétation manifeste.

Au point de vue objectif, les lésions existant chez cette malade pourraient présenter quelque difficulté diagnostique, si la longue durée et la persistance de l'activité ne permettaient d'éliminer à coup sûr l'hypothèse de lésions syphilitiques.

M. Hallopeau. L'extrême persistance des lésions du lupus n'est pas un fait exceptionel : il y a, dans cet hôpital même, le chef d'un des services administratifs qui a été traité en 1838 par Biett et par Lugol pour un lupus dont il n'est pas encore guéri.

VII. — Alopécie complète du cuir chevelu déterminée par un eczéma séborrhéique aigu avec dermite très intense.

M. Vidal. Voici un jeune homme de 18 ans qui présente une forme assez curieuse d'alopécie du cuir chevelu consécutive à une poussée aiguë d'eczéma séborrhéique. Ce malade, d'aspect lymphatique, sans antécédents significatifs, non alcoolique, a présenté, il y a deux ans, une poussée d'eczéma impétigineux de la face avec séborrhée marquée au niveau des sourcils. Depuis il a eu des alternatives successives d'améliorations et de reprise de l'eczéma.

Il y a deux mois et demi est survenue une poussée suraiguë. Le cuir chevelu a été atteint seulement à cette époque. Il a été le siège d'un suintement intense à peu près généralisé. Il y avait une véritable dermite avec prurit, et sensation de tension douloureuse. Cette phase aiguë a duré environ 15 jours.

Actuellement le cuir chevelu est le siège d'une alopécie complète. Les cheveux que vous voyez ne sont plus retenus à la peau que par le magma croûteux qui les englobe. Ils sont ainsi fixés au crâne par cette carapace jaunâtre, à la façon d'une perruque. Quand on enlève et la croûte et les cheveux, on trouve la peau complètement glabre. L'alopécie s'étend à tout le cuir chevelu.

On voit poindre cependant des cheveux follets, destinés à remplacer les cheveux déracinés par la dermite. Il s'agit là d'une alopécie passagère, curable, comme celle qui succède à d'autres dermites, à l'érysipèle par exemple. On en voit rarement d'aussi complète.

21ᵉ SÉANCE. — LE JEUDI 6 JUIN 1889.

Président : M. LAILLER.

SOMMAIRE. — I. *Sclérodermie avec rétractions musculaires*, par M. G. Thibierge. — Discussion : MM. Fournier, Besnier, Lailler, Quinquaud. — II. *Lichen plan végétant et corné*, par M. Hallopeau. — Discussion : M. E. Besnier. — III. *Dermatite herpétiforme de Duhring*, par M. G. Thibierge. — Discussion : MM. Quinquaud, Hallopeau. — IV. *Dermatite bulleuse*, par M. Hallopeau. — Discussion : MM. Lailler, Fournier.— V. a) *Syphilis acquise chez une fille de 13 ans : syphilide papulo-granuleuse.* b) *Amputations congénitales. Syphilis secondaire acquise.* c) *Syphilis héréditaire ; déformations osseuses*, par Legroux. — VI. *Chancre syphilitique de la lèvre inférieure ; bubon sous-maxillaire suppuré*, par M. Fournier. — VII. *Lupus érythémateux de la lèvre supérieure. Tuberculose pulmonaire*, par M. Feulard. — Discussion : MM. Hallopeau, Fournier, Besnier, Lailler. — VIII. *Chancre infectant phagédénique de la verge*, par M. Bourges. — Discussion : M. Fournier.

I. — Un cas de sclérodermie avec rétractions musculaires.

M. G. Thibierge. J'ai l'honneur de présenter la malade dont voici l'observation :

Mˡˡᵉ F..., âgée de 17 ans, se présente le 24 mai 1889 à la consultation de mon maître, M. Ernest Besnier, qui a bien voulu me charger de l'examiner et de recueillir son observation.

Cette jeune fille, d'une bonne santé antérieure, mais à tendance nerveuse manifeste, est atteinte de sclérodermie en plaques multiples, dont le début remonte à quatre ans. Ces plaques occupent le visage, le cou, les membres supérieurs.

Les téguments de la face toute entière sont épaissis, indurés, immobiles et sont le siège d'une pigmentation brune occupant principalement le front et la lèvre supérieure ; le visage est, en outre, légèrement congestionné. Au devant du cou et de la partie supérieure du thorax, les téguments sont de coloration rosée, d'aspect cicatriciel et un peu décolorés par places, de consistance un peu ferme. Sur la partie externe des bras, il s'est développé de larges plaques sclérodermiques, épaisses, de coloration rosée, coïncidant avec l'état xérodermique si fréquent dans cette région. Les avant-bras présentent à leur partie inférieure des plaques sclérodermiques moins épaisses, de coloration rosée. Sur la face dorsale des mains et des doigts, nombreuses

13

petites plaques sclérodermiques blanches avec léger piqueté télangiectasique.

La malade se plaint de douleurs occupant les membres sans prédominance des articulations et de gêne des mouvements des membres supérieurs.

L'extension des avant-bras sur les bras ne peut se faire complètement. Cette impotence est due à une altération des biceps brachiaux qui forment sous la peau de longs cordons durs et scléreux; le grand supinateur est également induré; les mouvements de pronation et de supination de l'avant-bras sont rendus incomplets par la résistance fibreuse des muscles des régions externe et interne du coude. Les mouvements de latéralité du coude sont limités par la résistance des sterno-mastoïdiens. Un peu d'affaiblissement des muscles des membres inférieurs.

Pas de troubles de la sensibilité.

Les lésions musculaires de la sclérodermie, entrevues par quelques auteurs (Ball, etc.), décrites anatomiquement par Méry dans sa thèse récente (*Anatomie pathologique et nature de la sclérodermie*, Paris, 1889), sont encore peu connues et peu déterminées au point de vue clinique. Chez notre jeune malade, leur multiplicité, leur importance, leur indépendance vis-à-vis des lésions cutanées modifient singulièrement la physionomie générale de la maladie et apportent au pronostic un élément important. Aussi nous a-t-il paru utile de présenter cette malade, nous réservant de revenir avec plus de détails, dans un travail ultérieur, sur les caractères symptomatiques de ces lésions et de faire voir que, s'ajoutant aux altérations viscérales constatées chez les sujets atteints de sclérodermie, elles ne permettent pas d'enfermer cette affection dans le cadre étroit d'une simple maladie cutanée.

M. *Fournier*. Les plaques des membres présentent un état pityriasique et une apparence rugueuse qui sort du type usuel de la sclérodermie; en outre, la rougeur diffuse et étendue n'est pas non plus, tout au moins à ce degré, un fait habituel dans cette affection.

M. *E. Besnier*. Les plaques rouges que l'on observe chez cette malade ne sont que l'exagération d'un phénomène habituel dans la sclérodermie, et les troubles vaso-moteurs qu'elle présente au niveau de la face sont très prononcés chez elle, mais ils font partie du tableau ordinaire de cette curieuse trophonévrose. Ce qui, du reste, appelle de suite l'attention sur la sclérodermie, c'est l'existence du masque pigmentaire, de l'hyperpigmentation de la face qui est, elle aussi, le résultat de troubles trophonévrotiques. Il est évident, cependant, qu'on ne peut mettre sur le compte de la sclérodermie toutes les altérations que l'on constate sur les avant-bras; il y a bien certainement un certain degré d'ichthyose pilaire qui était antérieure aux altérations sclérodermiques.

M. *Lailler*. En présence de lésions portant simultanément sur la peau, sur le système musculaire, sur différents viscères, la dénomination de sclérodermie devient inexacte et insuffisante; on ne peut plus la considérer que comme une désignation d'attente, et on sera obligé de la remplacer par un nom mieux approprié à la multiplicité des organes et des tissus atteints.

M. *Quinquaud.* Il semble qu'il y ait, dans le groupe des sclérodermies, des variétés différentes. On voit assez souvent, dans le cours d'une sclérodermie qui avait débuté d'une manière classique, se produire des altérations très variées des extrémités : accidents de syncope locale, plaques érythémateuses, panaris nerveux, dont la variété même n'est pas sans étonner. On voit aussi quelquefois survenir des atrophies musculaires plus ou moins généralisées et j'ai observé un cas de sclérodermie avec atrophie des muscles de la main et du deltoïde qui, sous l'influence du traitement par les courants continus, présenta une telle amélioration qu'au bout d'un an et demi, la guérison pouvait être considérée comme presque complète. Ces symptômes multiples et variés sont sans doute sous la dépendance de lésions non encore étudiées du système nerveux.

II. — Lichen plan à forme végétante et cornée.

M. Hallopeau présente un malade atteint d'une forme *végétante* et *cornée* de la *maladie d'Erasmus Wilson.*

Elle a débuté il y a dix-huit mois sans cause appréciable et est restée limitée à la partie inférieure des jambes. Ses éléments sont notablement plus développés du côté gauche ; ce sont des saillies qui, par place, s'élèvent à près d'un centimètre au-dessus de la surface cutanée, et dont certaines forment des plaques mesurant plusieurs centimètres de diamètre. Leur surface est irrégulièrement arrondie et hérissée d'aspérités que séparent des orifices ponctiformes extrêmement nombreux ; aucune n'a la surface plane et luisante du lichen plan ; les papules les plus jeunes sont du volume d'un grain de millet et de forme conique. Ces éléments ont une consistance très ferme, presque dure par place ; leur coloration, d'un brun foncé, rappelle celle que laissent après eux les ulcères variqueux ; ils sont surmontés par places de squames très adhérentes. Les saillies présentent pour la plupart à leur centre une dépression ponctiforme. Le malade accuse une sensation légère de prurit. Il n'est pas douteux qu'il ne s'agisse là d'une variété anormale de la maladie qu'on appelle *lichen planus.* Il suffit pour s'en convaincre de comparer ses éléments à ceux qui sont représentés sur plusieurs pièces du musée. M. Hallopeau veut surtout faire remarquer que ces différences de forme n'ont qu'une importance secondaire, qu'elles ne modifient guère l'évolution de la maladie, que le lichen planus représente un type morbide bien défini, mais qu'on lui a imposé une dénomination inacceptable puisque ses éléments peuvent manquer de la particularité désignée par l'épithète *planus.* En attendant le jour où la connaissance de la cause prochaine de la maladie permettra de lui donner un nom scientifique, il propose de la qualifier à l'exemple de M. Besnier *maladie d'Erasmus Wilson* ou *lichen de Wilson* ou simplement *lichen*.

M. *E. Besnier*. On peut affirmer contrairement à l'assertion du malade, que les deux côtés sont atteints ; ici, en effet, la jambe gauche présente des lésions de lichen, répondant au lichen obtusus de Unna. De plus si chez ce sujet, le lichen a pris un si grand développement, cela est dû à sa localisation ici sur les membres inférieurs, très variqueux.

M. *Lailler*. Quel a été le traitement suivi dans ce cas ?

M. *Hallopeau*. J'ai employé le collodion bioduré à 1 0/0, appliqué tous les quatre ou cinq jours.

III. — Dermatite herpétiforme de Duhring.

M. G. Thibierge. Voici une malade atteinte de dermatite herpétiforme de Duhring.

Mme B.... âgée de 77 ans, ancienne laitière, d'une bonne santé antérieure, se présente le 30 mai 1889, à la consultation de mon excellent maître, M. le Dr Ernest Besnier, qui veut bien me charger de recueillir son observation et m'autoriser à la présenter à la Réunion du jeudi.

Il y a environ 50 ans, Mme B.... a eu pour la première fois une éruption qui, d'après sa description, était certainement de l'urticaire et qui s'est reproduite à plusieurs reprises les années suivantes ; mais jamais elle n'avait eu d'éruption semblable à celle dont elle est atteinte actuellement.

Depuis environ deux ans, prurit dans diverses régions ; cependant l'éruption actuelle semble avoir débuté il y a seulement cinq mois par une large plaque prurigineuse occupant la région lombaire, au point d'appui d'un bandage employé pour obvier à une éventration avec prolapsus graisseux de la paroi abdominale ; depuis lors, le prurit n'a pas cessé, accompagné d'une sensation douloureuse de cuisson dans les régions où l'éruption est sur le point de se développer. L'éruption serait restée localisée à la région lombaire jusqu'il y a deux mois, et ce serait seulement depuis cette époque qu'elle aurait atteint les membres.

Lors du premier examen de la malade (30 mai), l'éruption occupe le tronc et les membres, surtout les membres supérieurs, et respecte presque entièrement l'extrémité céphalique ; elle s'accompagne toujours de prurit et d'une sensation de cuisson. Malgré l'existence de ces sensations, l'état général de la malade est bien conservé, l'appétit est bon, le sommeil est respecté.

Sur le lobule de l'oreille gauche, on trouve une tache d'un rose pâle avec léger soulèvement de l'épiderme ; dans le fond du sillon rétro-auriculaire des deux côtés, excoriation légère entourée d'une légère zone rouge. Pas de lésion des téguments de la face, ni de la muqueuse buccale.

A la partie interne du coude gauche, large plaque rouge, d'environ 12 centimètres sur 6, un peu irrégulière, sur laquelle se voient de petites croûtes et des soulèvements épidermiques dont les dimensions varient de celles d'une lentille à celle d'une noisette, formant des bulles incomplètement remplies d'un liquide citrin ; un peu au-dessus de la partie externe du coude plaque rouge irrégulière sur laquelle sont disséminées quelques croûtes sèches. Sur le tiers inférieur de l'avant-bras, large plaque occupant la moitié antérieure de sa circonférence, rosée, dont la couleur s'efface par la pression, sur laquelle se voient trois larges soulèvements bulleux et quelques croûtes cette plaque se prolonge sur la partie externe du dos de la main et présente nettement un contour polycyclique ; sur le bord de cette large plaque, la rougeur est un peu plus vive que sur son centre, elle disparaît incomplètement par la pression et l'épiderme est légèrement soulevé en petites vésicules dont l'aspect rappelle certaines plaques de trichophytie circinée. Dans la paume de la main, une bulle légèrement hémorrhagique. Aucune lésion du dos de la main ni des doigts.

Au membre supérieur droit, les lésions sont analogues, comme apparence et comme topographie, à celles du membre supérieur gauche ; cependant, moins étendues sur le bras, elles se voient par contre sur le dos de la main, qui présente, ainsi que la première phalange du pouce, des plaques circinées analogues à celles qui constituent la grande plaque de l'avant-bras gauche.

Aucune lésion des ongles.

Sur le thorax, quelques plaques rouges circinées avec bulles disséminées.

Sur la paroi abdominale, quatre plaques rouges polycycliques, avec squames, répondant à l'application de la ceinture et sans développement bulleux à leur surface ou à leur périphérie.

Presque toute la moitié supérieure du dos est couverte d'une immense plaque à peu près symétrique, un peu plus développée cependant du côté droit, sur laquelle on voit quelques intervalles de peau saine et qui est nettement constituée par la réunion d'une série de taches érythémateuses arrondies, lesquelles donnent à ses bords une forme polycyclique ; sur ces bords et sur quelques îlots aberrants, la rougeur est plus marquée que dans les parties centrales de la plaque, et on remarque, immédiatement sur le pourtour, un léger soulèvement de l'épiderme ; sur la plaque, des croûtes jaunes, un peu purulentes, disposées irrégulièrement ; à la partie moyenne de la plaque, quelques croûtes plus larges et des lacs bulleux remplis de liquide citrin ; sur différents points, et particulièrement au niveau de l'omoplate gauche, traces manifestes d'excoriations de grattage ; en aucun point du dos, il n'y a de bulles nettement formées et saillantes.

Sur la région lombaire, au point d'appui de la ceinture, on voit une plaque rouge de 8 à 9 centimètres de long ; sur l'abdomen, dans des points qui correspondent également à la pression de la ceinture, plaques rouges, polycycliques, avec squames, sans développement de bulles.

Sur les fesses, à l'extrémité supérieure du sillon interfessier, large plaque rouge, un peu grenue, sur laquelle on voit des croûtes jaunes, d'autres brunes résultant d'excoriations produites par le grattage et quelques petites bulles disséminées.

Sur les cuisses, au-dessus de la rotule, larges plaques, allongées transversalement, présentant les mêmes caractères que celles des membres supérieurs, mais d'une rougeur plus intense et un peu livide ; quelques croûtes disséminées ; à la face interne de la cuisse droite, larges plaques rouges avec soulèvements bulleux arrondis et étendus, et quelques larges excoriations arrondies résultant de la rupture de bulles semblables ; à gauche, les bulles sont plus petites et ont une apparence se rapprochant davantage de celle de l'herpès.

Sur le tiers inférieur de la jambe droite, quelques petites taches rouges avec des croûtes. Sur les deux premiers orteils droits, larges plaques rouges avec phlyctènes déjà rompues.

Aujourd'hui 6 juin, les localisations de l'éruption sont toujours les mêmes et la face demeure respectée, mais les lésions sont dans chaque région plus étendues et plus nombreuses, des bulles nouvelles se sont développées dans toutes les régions envahies. La partie supérieure du dos est presque entièrement recouverte par une large plaque résultant de la confluence des croûtes.

Sur les bras et les avant-bras, les placards sont devenus plus larges et on y voit un certain nombre de larges bulles remplies de sérosité citrine, quelques-unes de sérosité lactescente, dont des dimensions varient de celles d'une petite lentille à celle d'une petite noix ; toutes ces bulles reposent sur des plaques érythémateuses à la surface desquelles elles sont irrégulièrement distribuées ; de larges soulèvements bulleux occupant près de la moitié de la circonférence de l'avant-bras y figurent des fragments de bracelets.

Le dos des deux mains est presque entièrement recouvert par une large plaque érythémateuse moins rouge et moins nettement délimitée que la semaine dernière, mais très notablement saillante et œdémateuse. Quelques bulles de dimensions inégales sur les doigts, principalement à leur base. Aux membres inférieurs et sur le tronc, les plaques rouges résultent pour la plupart de l'extension des plaques anciennes. Quelques bulles disséminées renferment un liquide sanguinolent.

Prurit intense et surtout sensation de cuisson au niveau de toutes les lésions ; insomnie.

Suite de l'observation. — Les jours suivants, les bulles deviennent encore plus nombreuses, mais restent toujours isolées les unes des autres, un petit nombre seulement sont confluentes ; leurs localisations restent toujours les mêmes. Elles semblent toutes reposer et se développer sur des plaques érythémateuses. Le contenu des larges bulles s'écoule difficilement après leur ouverture, il semble qu'elles soient cloisonnées. Le gonflement du dos des mains diminue. L'insomnie persiste.

Analyse des urines du 10 juin, par M. Sonnerat, pharmacien.

Quantitité	1,500 gr.
Densité	1,018
Urée par litre	19 gr.
Acide phosphorique par litre	2 gr. 05
Sucre	0
Globuline	0
Sérine	traces.
Indican	traces.

Vers le milieu de juin, les lésions cutanées commencèrent à s'amender, en même temps que les symtômes fonctionnels se calmèrent ; cependant on vit encore apparaître des éléments bulleux de dimensions variées et des plaques rouges étendues sur les membres ; il se produisit même des bulles suivies d'exulcérations sur la muqueuse buccale (voile du palais, gencives, sillons gingivo-labiaux).

L'amélioration continua pendant le mois de juillet, les bulles de nouvelle formation devinrent de moins en moins nombreuses, peu volumineuses, et s'accompagnèrent de plaques érythémateuses de moins en moins prononcées, le prurit disparut, le sommeil et l'appétit revinrent, l'état général redevint bon.

A la fin du mois d'août, lorsque la malade fut perdue de vue, il ne se produisait plus qu'un très petit nombre de bulles peu volumineuses tous les trois où quatre jours et on pouvait considérer la *poussée* éruptive comme à peu près terminée.

Les caractères morphologiques variés et variables de l'éruption, sa marche, caractérisée par une succession de courtes poussées éruptives subintrantes arrivant à constituer dans leur ensemble une attaque de longue durée, la conservation relative d'un bon état général, ne peuvent laisser de doutes sur le diagnostic : il s'agit certainement de l'affection, encore indéterminée dans ses causes et sa nature, mais bien différenciée par ses caractères cliniques, qui forme le type le plus net du *syndrome* clinique décrit par Duhring sous le nom de dermatite herpétiforme et qui constitue la *forme* désignée par M. Brocq sous le nom de dermatite polymorphe prurigineuse chronique à poussées successives. Sans aucun doute, ces faits étaient connus avant Duhring ; Bazin, qui en a rapporté des exemples incontestables, les rangeait au nombre des hydroas.

En présentant un nouveau cas, net et typique, de cette affection relativement peu fréquente, nous ne voulons ni entrer dans la discussion de la complexité des faits englobés par Duhring sous ce titre, ni encore moins chercher à trancher la question de la dénomination qui leur convient : si nous donnons à cette observation le titre de dermatite herpétiforme, nous ne prétendons nullement que ce terme soit satisfaisant et que la qualification d'herpétiforme corresponde à la réalité clinique, nous lui préférerions de beaucoup la dénomination proposée par M. Brocq si sa longueur même ne devait (son auteur est le premier à le reconnaître) être un obstacle à son adoption ; mais, *actuellement*, le nom de dermatite herpétiforme correspond, dans l'esprit des dermatologistes, à un type clinique particulier que, pour être compris de tous, nous avons cru devoir désigner sous ce nom en attendant le jour où on lui aura donné, d'un commun accord, une dénomination plus exacte ou, si l'on aime mieux, moins inexacte et plus acceptable.

M. *Quinquaud.* L'étude des maladies bulleuses est bien imparfaite ; il est indispensable de la faire à l'aide de nos moyens actuels d'investigations. Le nom de dermatite n'est pas exact, parce que cette expression s'applique seulement à des lésions qui ne rappellent en rien celles que présente la malade de M. Thibierge.

En tout cas, ces affections sont loin d'être inconnues : Bazin les a dénommées hydroa arthritique, pemphigus arthritique, elles correspondent à la description qu'il a donnée de certaines formes d'hydroa et ne doivent nullement être désignées sous le nom de pemphigus ; il vaut certes mieux donner à ces cas le nom d'hydroa que celui de dermatite herpétiforme, parce que les lésions ne ressemblent en rien à l'herpès.

Bazin a étudié également le pronostic de ces affections ; dans le pemphigus, il peut se produire des altérations viscérales dégénératives susceptibles d'entraîner la mort ; dans l'hydroa, le pronostic est toujours bénin et la guérison survient même après 3 ou 4 ans de durée. J'ai moi-même soigné deux sujets atteints de cette maladie et âgés de plus de 50 ans, chez lesquels la guérison est absolue depuis plus de deux ans. Dans les cas de ce genre, il n'est pas très rare de voir des sortes de crises transitoires d'insuffisance rénale dans le cours desquelles l'urée diminue, en même temps qu'il peut se produire de la glycosurie ; les malades rendent parfois jusqu'à 25 grammes de sucre par jour, puis la glycosurie cesse entièrement. A côté de ces cas parfaitement nets d'hydroa, il y a d'autres éruptions bulleuses qui doivent être classées dans les érythèmes. Ainsi l'on voit parfois des érythèmes polymorphes absolument typiques au début qui deviennent ensuite bulleux et qui aboutissent à la guérison, tandis que d'autres restent toujours érythémateux ; il s'agit dans le premier cas d'érythèmes polymorphes avec phase particulière bulleuse ; en outre il peut chez un même malade se produire, entre deux poussées simplement érythémateuses, une poussée uniquement bulleuse que l'on considère comme de l'hydroa, alors que — les antécédents du malade et les événements ultérieurs le prouvent — il ne faut y voir qu'une poussée d'érythème polymorphe à forme bulleuse. Parmi les nombreuses variétés de ce groupe, citons l'*érythème hydroïque* à poussées successives, chronique ; l'*érythème urticans* bulleux, l'*érythème bulleux* récidivant prolongé, etc.

M. *Hallopeau.* — Je ne vois pas pourquoi on ne donnerait pas le nom de dermatite à une affection qui présente tous les attributs de l'inflammation : la rougeur, la chaleur, la douleur et la tuméfaction avec exsudation aboutissant à la production de bulles.

M. *Quinquaud.* Mais alors il faudrait aussi donner le nom de dermatite à l'ecthyma, qui, lui aussi, offre tous les attributs des lésions inflammatoires à aussi juste titre que les lésions bulleuses dont il est question.

M. *Hallopeau.* Sans aucun doute.

IV. — Dermatite bulleuse.

M. Hallopeau présente un malade atteint depuis dix-huit jours d'une *dermatite bulleuse* qui offre un triple intérêt au point de vue de *la description clinique, du pronostic et du diagnostic.*

Ce malade est âgé de 65 ans ; il est grand, vigoureux, et n'a eu dans son existence qu'une pneumonie, il y a trois ans.

L'affection actuelle a débuté en pleine santé, sans cause appréciable. Contrairement à ce que l'on observe d'habitude, elle n'a pas intéressé en premier lieu les extrémités, mais bien la région dorsale. Elle s'est étendue ensuite à la partie antérieure du tronc, puis aux membres supérieurs et aux cuisses. Depuis cinq jours seulement elle a envahi presque toute la surface du corps.

Cette affection est constituée par des saillies érythémateuses dont un certain nombre sont surmontées soit de vésicules, soit de bulles plus ou moins volumineuses. Au début, ces saillies offrent, en certains points, particulièrement à l'abdomen, les caractères de l'érythème papuleux ; d'autres présentent le même aspect, mais avec une vésicule dans leur partie centrale ; on observe tous les intermédiaires entre ces papules et de larges plaques dont les dimensions dépassent celles de la paume de la main. Une d'elles occupe toute la région cervicale. On y remarque un grand nombre de bulles dont le volume varie entre celui d'un grain de chènevis et celui d'un gros œuf de poule. Leur contenu est tantôt séreux, tantôt louche, riche en albumine, on y trouve des globules blancs ; à la partie antérieure des jambes, il devient sanguinolent par places. On observe dans cette région une éruption de vésicules remplies de sang noir.

Au niveau des plaques, on note une infiltration dermique, et en plusieurs points un véritable œdème. Les bulles se vident assez promptement ; leur contenu peut se concréter en croûtes brunâtres, peu épaisses et peu adhérentes. D'autres fois le feuillet épidermique soulevé se trouve détaché et laisse à nu une surface rouge et suintante. Les muqueuses ne sont pas intéressées. Les ganglions inguinaux et axillaires sont un peu tuméfiés. Le thermomètre monte, le soir, dans l'aisselle, à 38° ; appliqué sur les parties malades, il marque un degré de plus que sur les zones non envahies par l'éruption. Les seules sensations pénibles qu'éprouve le malade sont celles que provoquent les contacts subis par les surfaces excoriées. Il n'y a pas de complications viscérales ; l'urine n'est pas albumineuse ; les jointures ne sont pas douloureuses.

Les particularités qui méritent d'être signalées dans le cas qui nous occupe sont surtout : le début anormal de l'éruption par la région dorsale, sa généralisation à presque toute la surface du corps, le contenu hémorrhagique de certaines bulles, le volume énorme que celles-ci peuvent acquérir, le peu d'intensité de la fièvre et, enfin, l'absence de toute complication viscérale.

Le pronostic doit être réservé ; comme nous l'avons indiqué dans notre précédente réunion, il existe, dans notre littérature médicale, un nombre relativement considérable d'*érythèmes bulleux* dans lesquels la terminaison a été fatale. On peut considérer comme d'un bon augure chez notre malade l'absence complète de manifestations viscérales, le peu d'intensité de la fièvre et l'intégrité des muqueuses. Il faudra néanmoins attendre afin de formuler un jugement définitif : la maladie va-t-elle s'éteindre, comme elle le fait le plus souvent, en quelques semaines ou évoluer pendant plusieurs mois ? Dans ce dernier cas le pronostic se trouverait singulièrement assombri.

Quel nom convient-il de donner à cette maladie ?

Il y a quinze ans, tous les dermatologues en eussent fait un pemphigus aigu ; actuellement, certains la rangeraient parmi les érythèmes polymorphes ; Duhring la classerait sans doute dans ses dermatites herpétiformes ; il résulte enfin du travail de M. Brocq, que notre cas pourrait rentrer dans la catégorie de ses dermatites polymorphes prurigineuses aiguës.

Cette affection se différencie des érythèmes polymorphes par la localisation initiale, l'absence d'arthropathie, etc.

Le défaut complet de sensations prurigineuses et douloureuses semble au premier abord devoir faire éliminer la dermatite de Duhring ; mais M. Brocq admet que ce symptôme peut faire défaut, et il ajoute qu'il a trouvé tous les intermédiaires entre les érythèmes bulleux avec et sans prurit, avec et sans douleur.

Il faut attendre pour être fixé sur la dénomination qui convient à cette maladie et voir quelle en sera l'évolution : si elle se termine spontanément en quelques semaines, l'on pourra la maintenir au voisinage des érythèmes dits polymorphes, dont elle représenterait une forme anormale, et, en tout cas, la différencier complètement des dermatites polymorphes prurigineuses chroniques, car l'évolution est un caractère qui prime de beaucoup les ressemblances symptomatiques.

Si elle tend à durer, s'il se fait une série de poussées, on pourra, au contraire, la considérer comme une dermatite de Duhring à début aigu.

M. Hallopeau considère comme défectueuses les dénominations données à ce dernier état morbide : la qualification *herpétiforme* ne saurait en effet convenir à une maladie qui se traduit par la formation de bulles grosses comme une petite orange. D'autre part, l'épithète de *prurigineuse* lui est inapplicable puisque le prurit peut faire défaut ; enfin, celle de polymorphe est tirée d'un caractère d'ordre secondaire, car il s'agit toujours du même processus ; le polymorphisme ne répond qu'aux diverses phases de son évolution et aux variétés que peuvent présenter la quantité et les qualités de l'exsudat : que celui-ci soit citrin, louche ou hémorrhagique, sa cause prochaine est toujours la même.

Ce polymorphisme n'a pas plus d'intérêt que celui des éruptions variolique et morbilleuse.

Nous préférons l'étiquette de *dermatite bulleuse*, car il s'agit d'une phlegmasie, et la production de bulles en constitue le caractère dominant.

C'est cette dénomination que nous adopterons jusqu'au jour où les progrès de la science permettront de reconnaître la nature de la maladie. Nous ne pouvons actuellement formuler à ce sujet que des hypothèses : la plus vraisemblable nous paraît être, en raison de l'analogie que présente l'éruption avec celle que provoquent parfois l'iodure et le bromure de potassium, celle d'une intoxication dont l'agent ne pourrait guère être qu'une leucomaïne engendrée par l'organisme, soit accidentellement, soit sous une influence diathésique, soit par le fait de microbes.

M. *Lailler*. N'y a-t-il rien dans l'état général de cet homme pour expliquer l'éruption : misère, alcoolisme, etc.

M. *Hallopeau*. Non, c'est un menuisier, toujours bien portant, ne présentant aucune tare.

M. *Fournier*. En présence d'états analogues, il faut toujours penser aux éruptions médicamenteuses. Il ne s'agit de rien de semblable chez ce malade, soigneusement examiné par M. Hallopeau. Mais certains médicaments peuvent amener des éruptions bulleuses, parfois extraordinairement intenses, l'iodure de potassium, par exemple, et d'autres substances également. Etant interne de Ricord, j'ai pu observer une éruption absolument semblable chez un malade atteint de blennorrhagie, qui avait pris du cubèbe.

Ricord pensa que le cubèbe n'était peut-être pas étranger à cette éruption, qui dura environ quinze jours. Après ce temps, le même médicament fut administré au malade, sous mes yeux, et le lendemain je constatais la même éruption.

M. *Hallopeau*. Le malade n'a pris aucun médicament quel qu'il soit (1).

(1) Le malade a quitté l'hôpital le 15 juillet, encore très gravement atteint; il a dû garder le lit pendant cinq semaines après sa sortie. Nous l'avons revu le 15 octobre, presque *complètement guéri;* il ne reste d'autres traces de son éruption que des macules pigmentées et décolorées; ces dernières simulent des cicatrices. On voit encore sur les membres inférieurs quelques plaques érythémateuses avec desquamation.

M. Legroux, médecin à l'hôpital Trousseau, présente plusieurs malades de son service :

V. — 1° Syphilis secondaire papulo-squameuse à forme granuleuse.

Rich... Pauline, âgée de 13 ans, entrée le 1er mai à l'hôpital Trousseau (salle Bouvier, n° 11).

Elle raconte que le 7 avril, entraînée par un garçon de 15 ans dans une promenade sur les fortifications, elle eut avec lui son premier et unique coït. Peu de temps après apparurent des ganglions dans les aines, puis une éruption qui décida son entrée à l'hôpital, où elle se présente dans l'état suivant.

Sur la petite lèvre droite on remarque un chancre dont l'induration est très manifeste. Dans les deux aines se trouvent des ganglions lymphatiques nombreux et volumineux. On observe en outre une éruption papulo-squameuse étendue au tronc, au cou, aux cuisses et aux bras; elle s'étend également aux avant-bras et aux jambes, mais elle y est plus discrète que sur les autres parties du corps. Sur les avant-bras il y a une tendance à la disposition en cercles. La peau est sèche, rugueuse, non prurigineuse ; on y remarque une desquamation furfuracée très abondante. Les éléments de l'éruption sont formés par de petites papules de la dimension d'une tête d'épingle, ils sont presque confluents, leur sommet est recouvert de petites squames grisâtres.

Sur le cou il existe quelques papules plus larges de couleur cuivrée.

Il s'agit donc d'une syphilide à petites papules, d'une syphilide granuleuse ; la coexistence d'un chancre induré et des quelques papules du cou devait faire éliminer le diagnostic de lichen pilaire ou de lichen scrofulosorum. L'apparition, d'ailleurs, de plaques muqueuses sur les amygdales et la disparition de l'éruption dans la suite, sous l'influence du traitement mercuriel, ont confirmé le diagnostic.

2° Amputations congénitales. — Syphilis secondaire acquise.

Il s'agit d'un jeune garçon de 11 ans entré à l'hôpital Trousseau pour des accidents syphilitiques : plaques muqueuses hypertrophiques au pourtour de l'anus. La syphilis est de date récente; on constate encore en effet sur le prépuce la cicatrice d'un chancre induré qui aurait débuté il y a trois mois. Elle fut contractée pendant une cohabitation de 3 mois avec une petite fille de 8 ans elle-même atteinte de syphilis.

Outre ces accidents, le malade présente en différentes régions des amputations ou des sillons d'amputation qui remontent à la vie intra-utérine.

Il est le cinquième enfant de la même mère, dont les grossesses ont été normales; la grossesse à laquelle a succédé la naissance du malade en question n'a présenté rien de particulier. Aucun cas semblable, aucune difformité n'existe dans la famille.

Depuis la naissance aucune modification ne s'est opérée dans l'état du malade, qui se présente comme il suit :

On observe des lésions à la main droite, à la cuisse droite et au pied gauche.

A la main droite une amputation complète des deux premiers doigts au niveau des articulations de la première avec la seconde phalange.

Sur l'extrémité des deux moignons la peau est lisse, blanche, à peine adhérente aux tissus sous-jacents.

A la cuisse droite, il existe, à environ 10 centimètres au-dessus de l'articulation du genou, un sillon étendu à toute la circonférence de la cuisse peu profond, au niveau duquel la peau est amincie sur une largeur d'un centimètre, sauf au milieu, où l'on sent par le toucher une bride dure donnant la sensation d'une ficelle qui serait placée dans l'épaisseur même de la peau. Le diamètre du membre est assez notablement diminué à ce niveau.

Le pied gauche surtout est intéressant à étudier; on observe en effet au quatrième orteil un sillon d'amputation qui divise cet orteil en deux parties; une extrémité rouge, arrondie, qui n'est réunie à la base que par un pédicule qui lui laisse une certaine mobilité. Le sillon est surtout profond à la partie inférieure. Cette disposition rappelle ce que l'on a décrit surtout chez les nègres, mais aussi chez d'autres races, sous le nom d'aïnhum.

Le premier orteil en outre est en syndactylie avec le second; ces deux orteils sont croisés l'un par rapport à l'autre; à leur base existe un petit pertuis qui laisse passer un fin stylet; leur extrémité est également amputée, il manque la troisième phalange; on ne remarque pas non plus d'ongle à leur extrémité.

Dans le cas présent on ne peut incriminer des circulaires du cordon d'avoir produit ces lésions; la grossesse a été complètement normale, la mère n'a reçu aucune contusion, elle n'a éprouvé aucune douleur anormale; on n'a pas constaté d'adhérences, ni de brides sur les membranes. M. Legroux pense qu'on peut admettre dans ces conditions une maladie particulière, un aïnhum congénital.

3° Syphilis osseuse héréditaire.

V... Valentine, âgée de 7 ans et demi, est soignée à l'hôpital Trousseau pour la teigne. Elle présente aux membres inférieurs des lésions caractéristiques de la syphilis osseuse héréditaire. Les tibias sont augmentés considérablement de volume, leur surface est bosselée, irrégulière; ils ont en outre la forme arquée en lame de sabre. Depuis que l'enfant est à l'hôpital on a observé à plusieurs reprises des ulcérations profondes au niveau des parties saillante, et formations de cicatrices adhérentes à l'os. Ces poussées successives correspondaient à des poussées d'ostéo-périostite.

On ne remarque pas d'autres lésions dans les autres parties du squelette.

Les renseignements au sujet de la syphilis des ascendants sont incomplets, surtout du côté du père; la mère dit que son enfant était bien portante dans sa première jeunesse.

VI. — Chancre syphilitique de la lèvre inférieure.
— Bubon sous-maxillaire suppuré.

M. Fournier. Voici une malade (Marie F.., 29 ans) atteinte d'un chancre syphilitique de la lèvre inférieure. La lésion se présente sous la forme d'une ulcération de la dimension d'une pièce de 2 francs environ, siégeant sur le bord libre de la lèvre. Elle est assez profondément creusée, à bords anfractueux, et présente une induration périphérique très nette. De plus, la malade présente une éruption de syphilides papuleuses à son début et des syphilides vulvaires.

L'intérêt de ce cas est que le bubon accompagnant le chancre et situé en arrière et au-dessous du maxillaire inférieur presque sur la ligne médiane, d'abord dur et indolent (le chancre daterait de 2 mois), s'est depuis deux jours ramolli et est devenu purulent. On l'a incisé et il est sorti environ deux cuillerées de pus verdâtre. La suppuration est exceptionnelle dans les adénopathies qui accompagnent les chancres syphilitiques. Ne pourrait-on pas se demander si dans le cas actuel il ne s'est pas fait par l'intermédiaire de cette plaie béante de la lèvre inférieure, en contact aussi bien avec les contages de l'extérieur qu'avec les microbes divers de la cavité buccale, une sorte d'infection secondaire, banale, qui a déterminé l'inflammation aiguë du ganglion et sa suppuration.

VII. — Lupus érythémateux de la lèvre inférieure. — Tuberculose pulmonaire.

M. Feulard. J'ai l'honneur de vous présenter une malade atteinte d'une lésion rare de la lèvre inférieure.

Cette femme, âgée de 41 ans, ne présente rien de particulier à noter dans ses antécédents héréditaires. Son père, âgé de 64 ans, est bien portant et habite hors Paris; la mère est morte, il y a fort longtemps, à l'âge de 42 ans, d'un abcès du cou, paraît-il. Une sœur est morte à l'âge de 11 ans, la malade ignore la cause de cette mort; un frère est mort accidentellement au service militaire; un autre frère, âgé actuellement de 44 ans, est bien portant et habite la province.

La malade habite Paris depuis 22 ans, et a exercé le métier de cuisinière, sauf depuis 5 années où elle vivait dans son ménage. — Réglée à 14 ans, elle n'a jamais été malade jusqu'à l'année dernière. Il y a huit mois environ, un jour, en buvant un liquide chaud, elle ressent une légère douleur à la lèvre inférieure, et c'est à partir de ce moment qu'elle constate une petite lésion qui, depuis, a progressé jusqu'à l'état qu'elle présente actuellement. Aucun traitement effectif local n'a été fait.

Le 5 février, la malade, atteinte de bronchite, entre à l'hôpital Tenon, où l'on diagnostique chez elle une bronchite tuberculeuse. La lésion de la lèvre ne passa pas inaperçue, mais fut considérée comme une plaque muqueuse. La malade resta un mois dans cet hôpital et en sortit toussant toujours beaucoup; en même temps l'amaigrissement qui avait commencé peu de temps avant l'entrée de la malade à Tenon continuait; il y a sept mois, elle pesait, dit-elle, 184 livres; elle en pèse maintenant 126; la voix restait enrouée, et la malade toussait continuellement. Bref, elle présente tous les signes extérieurs d'une femme atteinte de tuberculose.

J'ajoute que l'examen de la poitrine révèle seulement de la rudesse de la respiration aux sommets et quelques râles; mais la malade crache, et dans ses crachats a été trouvé, par M. Darier, le bacille de la tuberculose. De ce côté-là, il n'y a donc aucune espèce de doute.

La malade est atteinte de tuberculose, et cette constatation vient aider à faire le diagnostic de la lésion qu'elle présente à la lèvre, diagnostic qui peut, je dois le dire, être fait rien que par les caractères de la lésion et qui a été fait objectivement par plusieurs médecins à qui nous avons présenté la malade et par nous-même.

En quoi donc consiste cette lésion. Elle siège à la face interne ou muqueuse de la lèvre sous forme de deux taches ayant la dimension d'environ une pièce de 20 centimes; la bouche étant fermée, rien ne paraît, qu'un état plucheux du bord libre de la lèvre, ainsi que cela se rencontre chez les personnes qui ont l'habitude de mâcher leur lèvre. Le bord cutanéo-muqueux, la surface cutanée de la lèvre, n'ont rien : mais si l'on abaisse la lèvre de façon à la faire saillir en avant, on est frappé tout d'abord par la teinte opaline que cette lèvre présente en deux ou trois places, à ce point qu'on croirait tout d'abord avoir affaire à une lésion syphilitique secondaire, erreur qui a été commise d'ailleurs; mais il n'y a pas d'ulcération à ce niveau, ni d'exulcération.

On constate seulement une teinte opalescente dépolie de la muqueuse, et en tendant la lèvre, un épaississement assez sensible au niveau des places malades, un très léger relief de ces plaques, qui tranchent ainsi sur les parties voisines, mais surtout par leur couleur ; au pourtour des plaques opalines existent de petits lisérés rouges très vasculaires qui se perdent insensiblement sur le reste de la muqueuse.

En somme, très peu de choses, l'aspect opalescent dépoli avec pourtour rouge vasculaire des plaques, leur légère saillie sur le reste de la muqueuse, l'épaississement que l'on constate à leur niveau, voilà ce qui constitue presque exclusivement cette lésion.

Nous n'hésitons pas cependant à faire de ces lésions d'apparence minime du *lupus érythémateux* de la muqueuse, analogue à ceux qui ont été déjà présentés à la réunion, mais se différenciant par ce fait que le lupus reste ici localisé à la seule muqueuse labiale. Nulle part ailleurs la malade ne présente de lésion semblable, ni sur la peau du visage, ni sur le cuir chevelu, ni en aucun autre point du corps. C'est là à notre avis ce qui constitue le point particulièrement intéressant de cette observation que je résumerai en deux mots. « Lupus érythémateux développé primitivement et isolément sur la surface muqueuse de la lèvre inférieure, la peau restant indemne ; tuberculose pulmonaire paraissant s'être développée postérieurement à ce lupus. »

M. *Hallopeau.* Je ne puis admettre pour cette lésion la qualification de lupus érythémateux, attendu qu'il n'y a aucune lésion semblable sur la peau. Il s'agit pour moi simplement d'une tuberculose buccale.

M. *Fournier.* Je ne vois pas pourquoi on ne désignerait pas une pareille lésion du nom de lupus érythémateux, attendu qu'elle présente exactement les caractères objectifs du lupus érythémateux de la peau : tuméfaction, rougeur, desquamation opaline. Mais il ne s'agit là que d'une question de dénomination, et ce qui me paraît plus important, c'est la ressemblance de la lésion avec une lésion syphilitique ; cette femme nous avait été envoyée par un médecin de la ville avec le diagnostic de syphilis, et c'est seulement par un interrogatoire minutieux que j'ai pu me convaincre qu'il n'y avait pas à invoquer cette cause. Il s'agit donc d'un de ces cas, de plus en plus nombreux, auxquels convient parfaitement le nom de pseudo-syphilis.

M. *E. Besnier.* Objectivement et sans aucune espèce de renseignements, j'ai fait le diagnostic du lupus érythémateux, parce que la lésion présente absolument les mêmes caractères que les altérations de la muqueuse des lèvres que l'on voit coïncider avec le lupus érythémateux de la peau ; elle s'en rapproche non seulement par sa marche, mais par ses caractères objectifs, et si l'on exposait à l'air pendant un certain temps une semblable lésion, elle offrirait certainement une desquamation semblable à celle du lupus érythémateux du tégument externe.

M. *Hallopeau.* Je ne doute pas qu'il s'agisse d'une lésion tuberculeuse, et c'est précisément pour cette raison que je me refuse à lui donner le nom de lupus érythémateux ; en effet, la nature tuberculeuse de cette forme de lupus est très contestée, on n'y a que très rarement pu découvrir des bacilles, les inoculations positives sont encore plus rares.

M. *E. Besnier.* Sur ce point une discussion nous entraînerait trop loin ; je me contenterai de dire qu'il est impossible de séparer, au point de vue de sa nature, le lupus tuberculeux des autres formes de lupus.

M. *Lailler.* Les dents incisives de cette malade sont irrégulières, acérées, et il se pourrait que leur forme soit pour quelque chose dans la production des lésions des lèvres.

VIII. — Chancre infectant phagédénique de la verge.

M. Bourges, interne du service de la Clinique. — Voici un malade, âgé de 29 ans, homme de peine, de constitution assez vigoureuse, qui s'est présenté, le 25 mai dernier, à la consultation externe de M. le professeur Fournier.

Il était porteur d'une lésion, siégeant au dos de la verge, à la face interne du prépuce, s'arrêtant au niveau du repli balano-préputial, sans empiéter sur le gland. Cette lésion était régulièrement ovalaire, à grand axe transversal, mesurant 5 centimètres dans son plus grand diamètre, 3 seulement dans le plus petit. Toute la surface en était lisse, unie, noirâtre, dure, insensible, présentant en un mot les caractères d'une plaque de gangrène cutanée. Déjà au niveau des bords il s'était fait un sillon entre la surface sphacélée et les parties saines ; l'escharre était en voie d'élimination. Les bords étaient légèrement exhaussés ; la lésion, sur toute son étendue, paraissait au même niveau que les bords, faisant saillie sur les parties saines. Il s'écoulait du sillon d'élimination un liquide séro-purulent assez abondant.

À la palpation, qui était très douloureuse, on reconnaissait que la lésion reposait sur un véritable plateau de consistance cartilagineuse.

Pas de cordon de lymphangite sur le dos de la verge.

Mais, dans les aines, on trouvait de chaque côté, surtout à droite, des pléiades de petits ganglions durs, indolents, roulant sous le doigt, mais pas de ganglions notablement plus volumineux que les autres, pas de ganglion anatomique de Ricord.

Le malade ne présentait aucune autre lésion, ni sur la surface cutanée, ni sur les muqueuses.

L'interrogatoire fournissait les renseignements suivants : pas de maladie antérieure, sauf la rougeole dans l'enfance, quelques rhumes pendant la saison froide. Le malade n'a jamais eu d'accident syphilitique ; rien chez lui ne permet de penser à de la syphilis héréditaire tardive. Il fait un métier très pénible et de plus est alcoolique.

Le dernier coït remontait à 6 semaines ; il avait d'ailleurs été précédé de plusieurs rapports sexuels à dates rapprochées, de telle sorte qu'on ne peut préciser l'époque de l'infection.

Quinze jours après le dernier coït, se montra sur le prépuce une petite érosion rouge, douloureuse, qui suppura au bout de 3 ou 4 jours. Le malade constata alors une grosseur dans l'aine. Il pansa cette lésion avec du vin aromatique ; mais la plaie continua à suppurer et à s'agrandir au point de doubler d'étendue en 8 jours. Aussi, attribuant cette aggravation à l'emploi du vin aromatique, il cessa tout traitement.

Son état général était assez bon pour lui permettre de continuer son travail. Il se sentait cependant affaibli. M. le professeur Fournier porta le diagnostic de chancre infectant phagédénique.

Le lendemain, le malade fut admis dans le service ; il n'avait pas

14

dormi de la nuit et avait de la fièvre. Il se sentait trop fatigué pour travailler.

La plaque de gangrène s'était complètement détachée, laissant à nu une surface peu profondément ulcérée, à fond grisâtre, diphtéroïde, légèrement végétant, présentant en plusieurs points de petits exsudats sanguins, comme apoplectiques, qui devenaient nettement visibles lorsqu'on enlevait le pus, qui baignait la surface de l'ulcération. Le fond de la lésion se continuait insensiblement en pente douce avec les bords, qui présentaient les caractères déjà constatés au premier examen.

L'induration, les adénopathies, ne s'étaient pas modifiées. Mais déjà sur le tronc se montraient quelques syphilides papuleuses isolées, qui confirmaient le diagnostic porté le premier jour.

Une inoculation faite au bras avec le pus du chancre resta négative, montrant qu'il ne s'agissait pas d'un chancre mixte.

Le traitement institué fut le suivant :

Bains généraux de 2 heures ; 2 bains locaux prolongés. Pansesement iodoformé, 1 pilule de protoiodure, etc. Extrait de quinquina et café. Pendant toute une semaine, la lésion s'agrandit encore ; le diamètre transversal s'était accru d'environ un centimètre. Le fond conservait son aspect. L'éruption papuleuse du tronc s'étendit à la face et au cuir chevelu. Cependant l'état général du malade était redevenu bon ; il mangeait avec appétit.

A partir du 4 juin l'envahissement s'est arrêté ; le fond complètement détergé est couvert de bourgeons rougeâtres ; la plaie est en voie de réparation.

M. *Fournier*. J'insiste sur les deux points suivants, très importants :

1° Le chancre induré, phagédénique, vrai, est très rare ; nous en voyons ici un très beau cas ;

2° Chose plus minutieuse, j'ai remarqué qu'avec les lésions phagédéniques, l'adénopathie était pauvre. Est-ce le fait d'un hasard ? Y a-t-il une relation constante entre ces deux faits ; je l'ignore, mais c'est un phénomène que j'ai déjà constaté plusieurs fois et sur lequel j'appelle l'attention.

22ᵉ SÉANCE. — LE JEUDI 13 JUIN 1889.

Président : M. LAILLER.

I. — Syphilis héréditaire tardive.

M. d'Heilly, médecin de l'hôpital Trousseau. J'ai l'honneur de présenter à mes collègues de l'hôpital Saint-Louis, une fillette de quatorze ans, offrant une série de lésions syphilitiques tertiaires, dont quelques-unes sont considérées comme presque pathognomoniques de la *syphilis héréditaire tardive*.

Les renseignements qui ont trait aux antécédents de famille sont insuffisants : la mère, bien portante et n'offrant pas de traces de syphilis, affirme n'avoir jamais eu d'éruption locale ou générale, de céphalée ni de maux de gorge ; elle n'a jamais fait de fausse couche. Quant au père, et c'est là le côté faible de l'enquête, il n'habitait pas avec la mère, et celle-ci ne sait rien de ses antécédents au point de vue de la syphilis. L'enfant a un frère de dix-sept ans et une sœur de neuf ans, tous deux sains.

Notre petite malade serait arrivée à l'âge de neuf ans sans présenter d'autre affection qu'un peu de gourme avec les glandes qui en sont l'effet. C'est vers la neuvième année qu'ont débuté les accidents dont on trouve aujourd'hui les stigmates disséminés dans l'organisme. Ces lésions ont mis quatre années à se développer et ont cessé d'augmenter vers treize ans. Il n'est pas possible d'obtenir de l'enfant, pourtant assez intelligente, de renseignements précis sur l'ordre d'apparition des diverses manifestations.

Il paraît certain que le premier phénomène a été un mal de gorge avec troubles fonctionnels du voile du palais et expulsion des boissons par le nez. Il s'agissait probablement alors du processus ulcératif qui a entraîné la disparition de la luette.

Peu après ont apparu, nous ne savons dans quel ordre, des lésions du nez, des arcades dentaires et des troubles de la vue ; la charpente osseuse du nez s'est effondrée ; les arcades dentaires, normalement conformées et portant des dents rangées régulièrement, se sont hérissées de saillies osseuses qui ont changé la position et la direction des dents ; l'enfant a été, en outre, atteinte d'une amaurose qui a duré deux mois sans laisser de traces.

Vers dix ans, l'enfant a éprouvé de violentes douleurs dans les membres ; dans les jambes et les cuisses d'abord, aux membres supérieurs ensuite. Ces douleurs revenaient surtout la nuit, et l'enfant, à peine au lit, se mettait à pousser des cris aigus ; les souffrances redoublaient à l'automne, elles s'accompagnèrent de déformations se montrant successivement dans toutes les parties qui en étaient le siège. Ces troubles ont cessé depuis un an environ.

Le traitement suivi par l'enfant a été d'une rare insignifiance : il a été purement topique et a consisté dans l'application de pommades ou de teinture d'iode sur les parties douloureuses. Malgré la nature si manifeste des accidents, la malade n'a jamais pris d'iodure de potassium.

La malade est venue à l'hôpital pour des douleurs siégeant à la région précordiale, et qui pourraient bien être dues à de nouvelles poussées d'hyperostose sur le squelette du thorax.

Au point de vue du développement, l'enfant paraît être au-dessous de son âge ; elle est de petite taille, et, malgré ses quatorze ans, les signes de la puberté font complètement défaut ; il y a chez elle un certain degré d'*infantilisme*. Le teint est pâle, la peau terne et grisâtre.

Ce qui frappe au premier coup d'œil, c'est l'aspect des jambes, qui offrent un beau spécimen de la déformation décrite par MM. Lannelongue et Alf. Fournier, sous le nom de *tibia en lame de sabre*. Le tibia gauche est très épaissi, sa crête est convexe en avant ; le péroné est également très volumineux, ce qui donne à la jambe la forme d'un cylindre énorme eu égard à la taille exiguë de l'enfant, et aussi épais en bas qu'en haut. A droite, l'hyperostose est moins étendue, elle siège au niveau du corps de l'os, et la courbure antéro-postérieure est plus complète. Les malléoles des deux côtés sont énormes, et les pieds, absolument petits, contrastent avec le volume exagéré des jambes.

Les fémurs sont aussi hypertrophiés, mais bien moins que les os de la jambe, et le volume des cuisses est inférieur à celui des jambes. Les grands trochanters et les os iliaques sont volumineux.

Aux membres supérieurs, hyperostose des cubitus et des humérus, surtout au voisinage du coude.

A la face, le maxillaire inférieur, l'os malaire et l'apophyse zygomatique sont sensiblement épaissis. Les dents, très irrégulièrement plantées, affectent les directions les plus variées et semblent avoir poussé sans ordre. Aucune n'est le siège d'érosions ou n'offre la conformation très spéciale et si rarement observée qu'a décrite Hutchinson.

La voûte palatine est ogivale, à sillon médian très accusé ; la luette a disparu. Le nez affecte une disposition caractéristique : il présente une encoche, une concavité à sa partie moyenne, et sa base est large et épatée. Les yeux n'offrent aucune trace de kératite interstitielle ; ils sont normaux, et rien n'explique la perte momentanée de la vue, signalée plus haut.

La seule lésion viscérale, mais elle est considérable, c'est une hypertrophie du foie, dont le bord inférieur arrive au niveau de l'ombilic, et qui s'est développée sans troubles fonctionnels appréciables. Il n'existe pas d'œdème, et rien n'appelle l'attention sur l'existence d'une affection des reins.

Cette malade est une syphilitique, cela paraît indéniable, et, suivant toute apparence, une syphilitique héréditaire. Ces lésions osseuses si multipliées chez un enfant, et surtout la conformation des tibias, sont presque caractéristiques de l'hérédosyphilis. Aucune de ces lésions toute-

fois n'est pathognomonique, et, en raison de l'insuffisance de renseignements sur la santé des parents, il convient de faire quelques réserves.
Bien que nous ne trouvions pas trace d'accidents secondaires dans l'enfance de notre petite malade, il se pourrait, à la rigueur, que les mani
festations actuelles ne fussent que la phase tertiaire d'une syphilis contractée dans l'enfance et à laquelle l'hérédité n'aurait rien à voir.

M. *Fournier*. Le diagnostic est indiscutable : ces lésions des os
sont le type, le prototype de celles que produit la syphilis héréditaire tardive. Il n'est même pas besoin d'enquête pour affirmer qu'il
s'agit de syphilis, car sous cette forme, aucune maladie ne peut la simuler. Ce qui, ici, caractérise indubitablement la syphilis, c'est d'abord
la forme tout à fait particulière des jambes, l'incurvation latérale des
tibias, qui constitue une des variétés du tibia désignée sous le nom de
tibia en lame de sabre, c'est ensuite l'hyperostose de ces mêmes tibias,
puis les hyperostoses multiples des os et enfin la déformation du nez
qui est écrasé, la lésion gommeuse du voile du palais et les altérations
du foie. Aucune autre maladie que la syphilis ne peut engendrer un
pareil ensemble symptomatique; mais une hésitation peut se produire
sur la question de l'origine de cette syphilis? Est-elle héréditaire ou
bien a-t-elle été acquise dans le bas-âge? J'ai, pour ma part, vu plusieurs
fois ces lésions chez des enfants qui avaient pris la syphilis de leur
nourrice.

Un fait doit être relevé dans la très intéressante communication de
M. d'Heilly, c'est l'existence de douleurs atroces chez sa petite malade :
c'est là un point qui n'est pas suffisamment connu, et cependant ces
douleurs sont extrêmement fréquentes, et elles peuvent être l'occasion
de graves erreurs de diagnostic. J'ai vu, en pareil cas, inculper le rhumatisme et la croissance, le terme de douleurs de croissance englobant
toutes les douleurs qu'on n'a aucune raison plausible de rattacher à une
cause déterminée : plusieurs enfants que j'ai observés avaient été traités
pendant de longues années, par tous les moyens appropriés, pour des
douleurs persistantes et récidivantes, qui ont guéri rapidement par l'administration d'iodure de potassium.

M. *Lailler*. Je demanderai à M. Fournier ce que fait l'iodure de potassium contre des lésions aussi profondes, aussi épaisses, aussi com-
pactes.

M. *Fournier*. L'iodure de potassium agit sur l'élément douleur, mais
dans la plupart des cas il n'a aucun effet sur l'élément tumeur.

M. *Barthélemy*. Les lésions du foie présentées par cette jeune malade sont très intéressantes : elles n'occupent, il est vrai, dans le tableau
morbide, qu'une place très restreinte, mais elles sont importantes parce
qu'elles sont absolument semblables à celles que l'on rencontre parfois

isolées chez de jeunes syphilitiques, et qui, résistant à tous les autres traitements, sont susceptibles d'une guérison relative par l'emploi de l'iodure de potassium.

M. *Lailler*. Il sera très important de suivre cette petite malade et de voir si l'élongation des membres, sous l'influence de la croissance, ne modifiera pas la forme de ses lésions osseuses.

II. — Pityriasis rubra pilaire.

M. **Hallopeau.** Voici un jeune enfant, âgé de sept ans, atteint de pityriasis pilaire.

L'éruption a débuté par le cou, il y a cinq mois ; de là, elle s'est étendue sur le tronc et elle occupe actuellement le cou, le tronc et la partie supérieure des cuisses. On l'observe également sur les membres supérieurs, et ses localisations principales sont :

Le cou, dans toute son étendue, la région des omoplates, toute la ligne dorsale, les fesses, la région axillaire, tout l'abdomen et la face antéro-externe des cuisses.

Au niveau des bras, les lésions siègent principalement à la face postérieure des coudes, mais on les retrouve aussi à la face postérieure des poignets et à la face dorsale des mains.

Partout la lésion est constituée par une agglomération de petites saillies grosses comme des têtes d'épingle, très nombreuses au niveau du cou où on peut en constater une dizaine par centimètre carré, plus discrètes sur le tronc et les membres.

On en trouve de tout à fait isolées sur la face antérieure des bras et des avant-bras. Parmi ces saillies, les unes ne présentent aucune différence de coloration avec la peau avoisinante ; d'autres, surtout au cou, sont surmontées de petites élevûres coniques blanchâtres de 1 millimètre environ de hauteur ; au microscope, elles paraissent constituées par des débris épidermiques difficiles à dissocier ; elles englobent des poils follets dont on constate la présence à la sortie et dans l'épaisseur de ces masses épidermiques. D'autres encore, surtout au niveau des omoplates, sont surmontées d'un point noir, et la pression peut en faire sortir un comédon. En certains points, surtout au niveau de la région abdominale, on remarque que certaines de ces saillies ont une étendue plus considérable et reposent sur une base légèrement érythémateuse. Elles sont surmontées, les unes de comédons, les autres des mêmes éléments coniques qui ont déjà été signalés.

Les lésions paraissent s'arrêter à la limite du cuir chevelu. On en retrouve d'analogues sur les tempes, auprès de la ligne d'implantation des cheveux.

On note une esquamation légère au niveau des extrémités des doigts. La main éprouve une sensation de rudesse très marquée en parcourant les points qui sont le siège de la lésion. Le malade se gratte peu, mais il paraît qu'au début la lésion était prurigineuse.

M. *Vidal*. Je pense qu'il s'agit ici d'un cas de pityriasis pilaire de Devergie. La localisation aux coudes, aux aisselles, aux jarrets, est carac-

téristique ; mais l'affection est ici au début, on voit des saillies épidermiques, n'ayant pas plus de un à deux millimètres de saillie ; à la main
droite, l'épiderme commence déjà à s'épaissir. C'est donc bien le pityriasis rubra pilaire de MM. Besnier et Richaud.

On a prononcé, à propos de ce malade, le nom de *lichen scrofulosorum :*
nous ne connaissons guère à Paris cette maladie ; alors que les médecins
viennois disent l'observer fréquemment. Il y a là un contraste frappant,
on ne peut guère l'expliquer que par une différence de langage. D'après
la description d'Hébra, la maladie à laquelle il a donné ce nom défec-
tueux me paraît être la même que nous appelons eczéma flauellaire ;
c'est l'eczéma séborrhoïque d'Unna observé chez des enfants scrofuleux.

Je rappelle à propos du lichen scrofulosorum, un moulage présenté par moi. En réalité, ce n'est pas un lichen ; c'est une forme de
folliculite à divers degrés, dont certains points deviennent parfois purulents. L'anatomie pathologique, faite par Kaposi, Neumann, le prouve
surabondamment. Je fais observer que l'éruption atteint rarement les
membres.

Chez le petit malade de M. Hallopeau, la localisation devait exclure
l'idée de lichen scrofulosorum. Je suis d'accord avec MM. Besnier, Hallopeau : ce n'est pas un lichen.

III. — Epithélioma aigu, à marche rapide, développé à la face.

M. Vidal. J'ai l'honneur de présenter une malade de mon service,
couchée au lit n° 8 de la salle Alibert.

Elle n'offre rien à signaler dans ses antécédents. Elle présente à la face
une lésion qui la défigure atrocement, et lui donne une apparence toute
particulière. Le diagnostic ne peut être affirmé qu'après un examen
minutieux. La lèvre supérieure, la joue droite, la base des fosses nasales,
sont rouges, infiltrées et rappellent par leur proéminence exagérée l'aspect
d'un museau de porc. La lèvre supérieure est particulièrement épaissie
et élargie, quadruple de son volume normal, et de couleur rouge
livide. Elle offre à la pression une consistance pâteuse, assez résistante
d'ailleurs, mais *non pas ligneuse.* Le derme est complètement infiltré
et l'épiderme participe à la lésion. Dans son ensemble, la peau ne peut être
plissée et offre un aspect chagriné de peau d'orange. Cette infiltration des
tissus se retrouve dans les fosses nasales qui sont rouges, en partie oblitérées
et ulcérées par places. La joue droite, et le bord droit du nez, au-dessous et
en avant de l'os malaire présentent ce même état de gonflement, d'induration, de lividité. La lèvre inférieure, la surface externe du nez, la joue gauche
paraissent normales.

Mais là ne s'arrêtent pas les limites du mal : l'examen buccal montre des
lésions d'une intensité peu commune. Toutes les muqueuses, celle de la
lèvre, de la voûte palatine, du voile du palais, du tiers supérieur de la joue

droite présentent des surfaces végétantes, grisâtres, sero-purulentes irrégulières, mais à contours assez nets et faisant saillie au-dessus des tissus sains.
Les alvéoles dentaires du maxillaire supérieur sont totalement détruites ; on
ne trouve plus trace des dents et des gencives ; il en est de même pour la
moitié postérieure des gencives inférieures. *On ne constate aucune communication entre la voûte palatine et les fosses nasales, mais on pénètre directement dans le sinus maxillaire droit par un large orifice.* Le voile du palais,
la luette, repoussés en bas par l'infiltration considérable des tissus voisins, sont difficiles à examiner, mais paraissent indemnes Le larynx est complètement caché par le voile du palais. Le reste du corps ne présente aucune
altération. Ajoutons que la santé ne paraît pas altérée et que l'affection
remonte au plus à six mois.

A première vue, en face de semblables lésions, il était possible de
penser au rhinosclérome ; on sait, en effet, que cette maladie comprend
dans sa symptomatologie : un épaississement et une induration de la
muqueuse des fosses nasales. Elle se présente sous la forme de plaques
saillantes, lisses ou granuleuses, nettement limitées, luisantes, rouges,
faisant corps avec le derme qui est infiltré profondément. Les parties
voisines sont tuméfiées, les *narines obstruées*, la lèvre supérieure est
envahie dans la suite par la néoformation qui peut gagner les gencives
et la muqueuse buccale. — Ces divers signes se retrouvent bien dans
notre cas ; mais il en est d'autres caractéristiques du rhinosclérome qui
n'existent pas. C'est ainsi que, chez notre malade, la cloison nasale
n'est pas particulièrement épaissie, ni indurée, l'extrémité nasale n'est
ni aplatie, ni élargie, ni rougé, la néoplasie est loin d'avoir la *dureté
ligneuse* du rhinosclérome, les douleurs à la pression sont minimes, les
ulcérations ont une grande valeur, car elles sont rares dans le rhinosclérome ; enfin l'évolution permettrait à elle seule d'établir le diagnostic.
Tandis que la marche du rhinosclérome est très lente (la plaque primitive mettant quatre ou cinq ans pour atteindre un diamètre de 4 à
5 centimètres), ici c'est en *six mois* que la néoplasie a atteint ces
énormes proportions. De plus, les premières manifestations au lieu de
s'établir dès le début au nez, à la cloison et aux narines, et d'y rester
fort longtemps avant de se propager au delà, se sont localisées pendant
quatre mois à la voûte palatine pour s'étendre ensuite rapidement vers
le sinus maxillaire, l'os malaire, la joue droite, la lèvre supérieure
et enfin, en dernier lieu, et cela depuis *six semaines seulement vers
les fosses nasales.*

Ce n'est donc pas le rhinosclérome.

On aurait pu penser à une manifestation particulière de l'actinomycose — mais l'examen histologique n'a pas relevé de parasite. —
Quant à la *syphilis*, on ne peut guère y songer ; l'intégrité complète
du revêtement cutané des différentes régions, le manque absolu de

renseignements étiologiques et les caractères morbides eux-mêmes sont autant de signes négatifs. La rapidité de l'évolution éloigne toute idée de *tuberculose* et nous nous rangeons à l'idée *d'une infiltration épithéliomateuse*. Les ulcérations bourgeonnantes et séro-purulentes de la cavité buccale, nous permettent de penser à cette néoplasie d'autant mieux que l'on en trouve un certain nombre.

M. *Fournier*. Je ne partage pas l'avis de M. Vidal : je crois qu'il s'agirait plutôt ici de syphilis. En tout cas, le traitement intensif prolongé est d'urgence indiqué.

M. *Lailler*. L'iodure de potassium à hautes doses a une action défavorable sur les épithéliomas, surtout sur ceux de la bouche.

M. *Vidal*. C'est aussi mon avis ; et si cette même raison d'urgence pratique invoquée par M. Fournier m'a conduit à ordonner l'iodure de potassium, malgré ma conviction de non syphilis, ce n'est, croyez-le bien, qu'après avoir reçu de M. Lucas-Championnière l'assurance que toute intervention chirurgicale était absolument impossible.

Nombre d'autres signes ont une grande valeur. C'est ainsi que les bords de ces mêmes végétations buccales sont surélevés, durs, et, par place, transparents ; on trouve des ganglions très nets *sous-maxillaires* et *carotidiens*, enfin on voit, au-dessous de la narine gauche une petite *perle épithéliomateuse* des plus caractéristiques. Il semble aussi qu'un nouveau foyer d'infiltration soit en voie de se produire au-dessous du menton. On constate en ce point, en effet, un petit noyau d'aspect ganglionnaire, dur, ne roulant pas sous le doigt et faisant corps avec le derme.

La rapidité de l'évolution ne saurait nous ébranler dans notre diagnostic. Nous avons déjà rencontré plusieurs exemples de ces épithéliomas à marche rapide et même chez des sujets jeunes.

Appendice. La malade est représentée le jeudi suivant. Le diagnostic porté était exact. L'examen histologique, pratiqué par M. L. Wickham a, en effet, indiqué un épithélioma pavimenteux lobulé typique, avec tous ses caractères. C'était bien aussi un épithélioma à marche très rapide. En 7 jours, depuis jeudi dernier, les lésions ont fait des progrès énormes. Les *bourgeonnements des ulcérations* buccales *ont doublé*, et l'alimentation même par les liquides, commence à se faire difficilement. La *perle épithéliomateuse* située au-dessous de la narine gauche qui, *jeudi dernier, aurait pu passer inaperçue offre, aujourd'hui les dimensions d'une noisette*. Le noyau ganglionnaire épithéliomateux sous-mentonnier a doublé de volume.

Malgré cette rapidité d'extension peu croyable, la malade conserve encore relativement ses forces ; mais on conçoit que cet état ne puisse longtemps durer. La mort ne tardera pas à survenir.

IV. — **Lupus érythémateux ou tuberculose**
de la lèvre inférieure.

M. Feulard. Voici la malade que je vous avais présentée jeudi dernier. Sur l'observation de M. Lailler que l'irritation causée par l'action des dents pouvait avoir une part importante dans la production de la lésion, nous avons, au moyen de petits tampons de ouate maintenus par de la baudruche, protégé le mieux possible la lèvre contre les dents.

La lésion ne s'est pas sensiblement modifiée et elle présente encore aujourd'hui les caractères sur lesquelles nous avons insisté jeudi dernier.

M. *Vidal.* J'étais absent quand cette malade a été présentée la première fois et je suis heureux qu'elle nous soit présentée à nouveau, car j'aurais quelques remarques à ajouter à ce qui a été dit à son sujet dans la dernière séance. Je ne contesterai pas qu'il s'agisse là d'une tuberculose au début, mais je ne pense pas que ce soit un lupus érythémateux : je n'y trouve, en effet, ni le bord blanchâtre, ni l'infiltration blanchâtre arborisée qui sont caractéristiques du lupus érythémateux ; en outre, le lupus érythémateux de la lèvre ne débute pas ordinairement dans cette région, mais aux confins de la peau. Ce que l'on constate ici, c'est un petit tubercule, qui semble être un tuberculome au début.

D'ailleurs, — à mon avis et je tiens à m'expliquer encore une fois clairement sur ce point, — le lupus érythémateux n'est pas de nature tuberculeuse. Voici ce qui a pu induire en erreur et me faire prêter une opinion qui n'est pas la mienne. J'ai dit bien souvent et je répète que les scarifications ne déterminent pas d'inoculation du lupus, et cela n'est pas une simple vue théorique, mais cela résulte de mon expérience clinique. Dans ma clientèle de la ville, sur trente lupiques, au moins, que je puis suivre pour la plupart depuis plus de dix ans, pas un n'est atteint de tuberculose pulmonaire ; il est vrai que ces malades, appartenant à la classe aisée, sont dans les meilleurs conditions hygiéniques, et qu'ils ne sont pas hospitalisés, ce qui dans l'espèce a une importance capitale. J'ai, par un hasard assez singulier, observé dans ma clientèle urbaine deux cas de tuberculose pulmonaire chez des sujets atteints de lupus érythémateux, mais je n'en ai jamais conclu que le lupus érythémateux fût de nature tuberculeuse. J'ai cru à une coïncidence.

A une certaine époque, lorsque Friedlander, Koster, Schuppel eurent constaté la présence de cellules géantes dans les tissus lupiques et vinrent dire que la cellule géante était la caractéristique du tuberculome, je n'ai pas trouvé la démonstration suffisamment convaincante. J'ai protesté dans la discussion qui a eu lieu, à ce sujet, à la Société médicale des hôpitaux et, m'appuyant sur ce fait que les cellules géantes, loin d'être exclusives au tuberculome, se rencontrent dans des tissus non tuberculeux, dans les syphilomes, dans les inflammations chroniques, dans les tissus de nouvelle formation, j'ai demandé d'autres preuves pour admettre la nature tuberculeuse du lupus.

Plus tard, est venue la constatation du bacille de Koch dans les tissus lupiques, mais à ce moment j'admettais déjà que certaines formes du lupus appartenaient à la tuberculose. Le premier lupus dans lequel M. Leloir a trouvé le bacille de Koch était un de ces lupus myxomateux dont j'admettais déjà les rapports avec la tuberculose. En voyant le malade, j'avais dit que très probablement on constaterait le bacille dans son lupus et l'auscultation révéla une tuberculose pulmonaire.

Depuis lors, les inoculations sont venues fournir la preuve scientifique que la plupart des formes du lupus vulgaire appartiennent à la tuberculose. Mais il n'en est pas de même de cette affection, dont la nature nous est encore inconnue, que nous désignons sous le nom de lupus érythémateux.

J'ai dit, et bien d'autres ont dit avec moi, que le lupus érythémateux peut être le prélude du lupus tuberculeux et j'ai cru en voir la transformation graduelle. Une expérience plus longue et une étude plus attentive des faits m'ont fait voir que j'avais été trompé par les apparences. Je suis forcé de rectifier ce que j'ai dit et je ne puis plus dire qu'une chose, c'est que des lésions, ayant quelques-uns des caractères du lupus érythémateux, peuvent être le prélude du lupus vulgaire. Dans un cas de ce genre que j'ai pu étudier attentivement, l'aspect était celui du lupus érythémateux ; une large plaque, d'une rougeur uniforme, couvrait presque tout un côté du nez et ma première impression de diagnostic me fit penser à un lupus érythémateux ; en y regardant de plus près, je vis une nappe rouge superficielle ayant une certaine transparence et, en cherchant à dilacérer ce tissu avec une aiguille, je constatai qu'il était mou comme celui du lupus tuberculeux au lieu d'être friable comme celui du lupus érythémateux ; je me trouvais certainement en présence d'une forme rare et non décrite de *lupus vulgaire en nappe superficielle*. Bien certainement la malade chez laquelle j'ai cru voir, il y a quelques années et à propos de laquelle j'ai signalé la transformation du lupus érythémateux en lupus vulgaire, devait être dans ce cas et devait présenter une forme de lupus vulgaire ayant, au début, une ressemblance trompeuse avec le lupus érythémateux.

M. *Hallopeau*. Je me permettrai de constater que M. Vidal confirme entièrement les réserves que j'exprimais au sujet de la qualification de lupus érythémateux appliquée aux lésions présentées par cette malade.

M. *E. Besnier*. Objectivement, la lésion de la lèvre présente les caractères du lupus érythémateux et non ceux d'une syphilide : appelé à examiner cette malade et à formuler un diagnostic d'après les caractères extérieurs de son affection, j'ai rejeté la syphilis et émis l'idée qu'il s'agissait d'un lupus érythémateux ; cette impression a été confirmée lorsque j'ai appris que la malade présentait des lésions tuberculeuses des poumons. M. Lailler a émis une objection très sérieuse, à savoir que ce pouvait être une lésion produite par le contact avec des dents trop acérées et cette objection avait d'autant plus de valeur que la malade a l'habitude de se mordiller la lèvre : une observation prolongée a montré qu'il ne fallait pas se rattacher à cette opinion de lésion traumatique. Nous admettons tous aujourd'hui qu'il s'agit bien d'une lésion tuberculeuse, c'est là le point important au point de vue du pronostic, et nous ne sommes plus séparés que par des nuances, plus théoriques que pratiques.

V. — Dermatite herpétiforme de Duhring. — Dermatite polymorphe prurigineuse chronique à poussées successives de Brocq.

M. Vidal. Voici une malade. âgée de 59 ans, que je soigne dans mon service depuis plus d'une année. Sans avoir jamais rien présenté de particulier dans ses antécédents, elle a été brusquement atteinte, en janvier 1887, il y a près de 2 ans 1/2, d'une éruption, évoluant par *poussées successives très prurigineuses*, à caractère essentiellement *polymorphe*, formée surtout de vésicules, de bulles et de plaques érythémateuses. Entre les diverses poussées, de durées très variables, il n'y a jamais eu, à vrai dire, de rémission complète, le malade souffrant toujours à quelque degré du prurit et présentant des éléments éruptifs isolés.

Au début, les lésions ont paru symétriquement aux membres supérieurs en coïncidence très nette *avec toute une série d'ennuis et de chagrins.*

Dans la suite, à chaque nouvelle poussée, l'éruption s'est étendue progresssivement, finissant par occuper toutes les diverses régions du corps, excepté la face. Même, à l'époque d'une poussée violente, la muqueuse palatine a présenté quelques bulles.

L'éruption a toujours consisté en papules et en bulles plus ou moins confluentes, en plaques érythémateuses à surface unie ou surmontée elle-même de vésicules et de bulles.

Actuellement, vous le voyez, la malade est atteinte d'une nouvelle poussée. Celle-ci date d'un mois et revêt surtout le type érythémateux aux membres supérieurs. On est frappé de voir des plaques rouges, érythémateuses, à contours irréguliers, plus ou moins confluentes et recouvrant de larges surfaces ; quelques-unes présentent à leur périphérie de petites vésicules herpétiformes. Aux membres inférieurs, en dehors des plaques érythémateuses, il est apparu un grand nombre de bulles de dimensions variables. Quelques-unes sont très petites se rapprochant des vésicules d'herpès. Il y en a peu qui dépassent les dimensions d'une noisette. A leur base, on voit rarement une légère zone erythémateuse ; celle-ci, le plus souvent, a plusieurs millimètres de largeur. Ces éléments vésiculo-bulbeux se retrouvent ailleurs et donnent à l'éruption actuelle son caractère de polymorphie.

En dehors des lésions primitives, on voit toute une série de lésions secondaires, des traces de grattage, des vésicules et des bulles, rompues, déchirées, laissant à découvert des surfaces ulcérées, suintantes ; quelquefois, même, véritablement ulcérées.

Ailleurs ce sont des papules recouvertes de croûtes hémorrhagiques consécutives au grattage.

Enfin de nombreuses petites cicatrices superficielles, des surfaces de peau pigmentées et épaissies, témoignent des éruptions antérieures.

Dans cette poussée nouvelle, les muqueuses buccales sont indemnes.

Il est bon de remarquer que, contrairement à ce qui est souvent noté, le cœur est ici tout à fait normal.

Il n'en est pas de même du système nerveux. La malade est impressionnable, hypochondriaque, constamment énervée, agacée par le prurit intense, malheureuse de ne pouvoir quitter l'hôpital, et, c'est précisément après une période de désespoir que la nouvelle poussée est apparue.

Nous avons vu que cette influence nerveuse s'était d'ailleurs parfaitement manifestée au début même de la maladie.

L'état général est faible.

Depuis un mois, les forces ont diminué, et l'éruption ayant une certaine tendance à s'établir d'une façon chronique, le pronostic ne nous semble pas favorable.

Les principaux caractères de cette éruption, tels que la *polymorphie*, le *prurit*, les sensations de chaleur, de brûlure, et l'*évolution spéciale*, permettent de la ranger dans ces dermatoses groupées par DUHRING sous le nom de : *Dermatites herpétiformes.*

Elle rentre aussi dans les *Dermatites polymorphes prurigineuses chroniques à poussées successives* de M. BROCQ.

M. *E. Besnier.* Bazin, considérant les bulles nombreuses qu'offre cette malade, surtout les bulles simples, sans érythème périphérique, aurait certainement rangé ce cas dans son hydroa bulleux. Or, ici, avant toute autre considération, ce qui frappe le plus, ce sont les nombreuses et larges plaques d'érythème. On conçoit donc que les cas de ce genre n'aient pu conserver longtemps la dénomination insuffisante d'hydroa bulleux et aient parfaitement légitimé les travaux de Duhring.

M. *Quinquaud*. C'est bien là un type de l'hydroa bulleux de Bazin. Je tiens à rappeler que, sauf quelques imperfections, Bazin, le premier, a décrit, d'une façon magistrale, dans son hydroa bulleux, tous les divers éléments éruptifs qu'on retrouve chez ses malades.

Duhring a certainement le mérite d'avoir ajouté à la maladie de Bazin de nouvelles formes ; mais il n'a rien fait de plus, et c'est vraiment commettre une injustice que de rayer la signature de Bazin.

Pour *M. Brocq*, la malade présentée offre un type parfait de sa Dermatite polymorphe prurigineuse chronique à poussées successives.

VI — Syphilis mutilante de la face avec bifidité du lobule nasal.

M. Hallopeau présente un malade atteint d'une *syphilide mutilante de la face*, remarquable par la déformation considérable et singulière qu'a subie le nez.

Agé de 23 ans, il nie tout accident antérieur. Son affection actuelle a débuté au Tonkin, il y a environ deux ans, par un écoulement nasal assez abondant pour tacher ses draps et par de la fétidité de l'haleine. Au bout de trois mois, il se produisait une perforation de la voûte palatine et des fragments d'os étaient éliminés ; les incisives supérieures tombaient ; les fosses nasales devenaient le siège d'une obstruction qui gênait la respiration. Le traitement spécifique a été conseillé, mais très irrégulièrement suivi.

Il y a trois mois seulement que les téguments du nez se sont altérés. Actuellement, cet organe est complétement *divisé en deux* dans ses deux tiers inférieurs par une perte de substance qui intéresse les téguments dans toute leur épaisseur ainsi que le cartilage de la cloison. Elle est plus large au niveau de la partie moyenne qu'au niveau du lobule dont les deux moitiés restent contiguës. Les ailes du nez sont intactes dans leur partie externe, mais *leurs parties internes sont détachées l'une de l'autre ainsi que de la lèvre : elles se meuvent librement en se contournant un peu en dehors et cette déviation s'accentue légèrement à chaque mouvement inspiratoire ; cette bifidité du lobule rappelle singulièrement celle que l'on observe chez certaines races de chiens et donne à la physionomie un aspect étrange.*

Les lésions sont encore en pleine activité. L'ulcération est circonscrite par un rebord saillant que constituent des tubercules confluents, d'une consistance assez molle. La surface, bourgeonnante et végétante, sécrète un liquide qui se concrète en croûtes noirâtres ; celles-ci obstruent les narines.

Les perforations de la voûte palatine sont au nombre de quatre ; elles siègent à gauche, à distance égale du rebord alvéolaire et du voile. Deux d'entre elles mesurent plus d'un demi-centimètre de diamètre ; elles sont nettement arrondies et comme taillées à l'emporte-pièce. On note, en outre, une ulcération de la voûte palatine immédiatement en avant des rebords alvéolaires.

L'examen rhinoscopique, pratiqué par M. Potiquet et singulièrement facilité par la division des lobules, montre que les altérations du squelette nasal ont surtout porté sur les parties cartilagineuses; le vomer et la cloison de l'ethmoïde paraissent intacts; la muqueuse qui recouvre les cornets a un aspect cicatriciel; le cartilage de la cloison est presque entièrement détruit.

L'histoire du malade montre que, conformément à la règle, les graves mutilations de la face ont été consécutives à une lésion initiale du squelette osseux et cartilagineux.

Bien que le malade nie tout antécédent spécifique et qu'il dise avoir eu pendant longtemps des glandes tuméfiées au cou, le diagnostic de syphilis ne nous parait guère douteux; la perforation de la voûte palatine éloigne l'idée d'un lupus et l'aspect des lésions n'est pas celui de l'épithéliome. (L'amélioration rapide qu'amène le traitement spécifique vient confirmer le diagnostic porté. Le moulage de ce malade, fait par M. Baretta, figure dans notre musée.)

M. *Fournier*. Je demande que l'observation soit complétée par une enquête sur les antécédents du malade. Rien n'empêche que ce soit un cas de lésions hérédo-syphilitiques.

En tout cas, la destruction du nez sur la ligne exactement médiane, est un fait des plus rares. Je crois n'avoir jamais rien rencontré de semblable à cette division, cette bifidité du nez en deux segments, un droit et un gauche.

———

23ᵉ SÉANCE. — LE JEUDI 20 JUIN 1889.

Président : M. LAILLER.

I. — Pityriasis rosé de Gibert.

M. **Fournier.** Le malade que je vous présente est atteint de pityriasis rosé. Cette maladie se montre chez lui avec des particularités qui méritent d'attirer l'attention. Tout d'abord, dans un hôpital où il est allé consulter avant de venir à Saint-Louis, on a diagnostiqué une éruption syphilitique. En second lieu, le pityriasis rosé offre chez lui une localisation de début qui n'est pas habituelle. L'éruption occupe non pas le tronc, comme c'est la règle, mais seulement l'avant-bras gauche. On y trouve un grand médaillon entouré de petits cercles plus récents. Ce grand médaillon, c'est la plaque primitive signalée par M. Brocq dans le pityriasis rosé. A la région lombaire, on constate une poussée récente, tout à fait au début, mal dessinée encore. On ne retrouve pas trace de pityriasis sur les autres régions.

Nous avons donc à signaler à propos de ce malade : 1° la localisation anormale et la limitation à l'avant-bras au début; 2° l'existence de la plaque primitive de M. Brocq; 3° la confusion faite entre le pityriasis rosé et la vérole, confusion expliquée sans doute en partie par la topographie anormale de l'éruption.

M. *Vidal.* Cette confusion entre le pityriasis rosé et la syphilis, je l'ai moi-même faite une fois sur un malade qui m'était montré par un confrère. J'ai diagnostiqué, comme lui, une syphilide papulo-squameuse au début. L'évolution montra au bout de quelque temps qu'il s'agissait du pityriasis rosé. La confusion est donc possible.

M. *Fournier.* Je l'ai faite tout récemment, et dans des circonstances qui méritent d'être rapportées. Une jeune femme de 30 ans vient me trouver, envoyée par un médecin de la ville, avec le diagnostic de syphilis.

Cette jeune femme protestait vivement contre cette idée. Elle déclarait qu'elle ne pouvait pas avoir contracté une mauvaise maladie.

Sur les cuisses existait une éruption de tel aspect qu'il était impossible de ne pas diagnostiquer une roséole syphilitique. Où était la porte d'entrée? Il n'y en avait trace nulle part, rien à la vulve, rien à la bouche, rien à l'isthme du pharynx. Nulle part on ne trouvait de pléiade ganglionnaire.

Au cours de ces recherches, je découvre, au niveau de la clavicule, un de ces médaillons si caractéristiques. Le doute n'était plus possible, il s'agissait de la maladie décrite par Gibert. Il s'agissait d'un pityriasis rosé et non de la syphilis.

D'après l'aspect de l'éruption, située sur les cuisses, la seule idée possible était celle d'une roséole syphilitique : le diagnostic différentiel ne pouvait être fait par le seul élément objectif constatable dans cette région.

II. — Pityriasis pilaire de Devergie (pityriasis rubra pilaire de Besnier) simulant au début un pityriasis rosé de Gibert. — Dermite hydrargyrique consécutive à des frictions et à des bains au sublimé.

M. L. Wickham. J'ai l'honneur de présenter de la part de mon cher maître, M. Vidal, un malade du pavillon Gabrielle. Cet homme, âgé de 49 ans, s'est présenté, il y a un mois et demi, atteint d'une érythrodermie exfoliante des plus intenses. Les membres et la face présentaient une rougeur très vive, uniforme, ne laissant aucun îlot de peau saine. La peau était recouverte d'une desquamation abondante et offrait une sécheresse absolue. La paume des mains et la plante des pieds étaient particulièrement squameuses et crevassées au niveau des plis articulaires. Au tronc, il n'y avait pas de lésions aussi intenses, mais seulement des taches roses à surfaces desquamant très finement, pityriasiformes, plus une *altération toute particulière du système pileux.* A la *base des poils,* se voyait une *saillie péripilaire, plus ou moins rouge,* et *présentant au sommet,* tantôt une *petite squame traversée par le poil,* tantôt de *petits éléments cornés légèrement saillants engaînant la base des poils, analogues aux éléments circumpilaires du pityriasis rubra pilaris.*

Cette kératose pilaire offrait à la main une sensation de rugosité particulière. A première vue, le diagnostic parut embarrassant; mais le malade interrogé nous apprit que ces lésions qui remontaient *à 15 jours,* avaient débuté par de simples taches roses sur la poitrine et *s'étaient rapidement généralisées à la suite de 3 frictions avec une solution de sublimé à 7 pour 1,000 et de 3 bains au sublimé (à 15 ou 20 grammes* de sublimé) ordonnés en ville comme traitement.

Il devenait évident que l'érythrodermie dépendait en grande partie d'une dermite artificielle hydrargyrique. Mais la maladie première, pour laquelle le malade avait subi un pareil traitement, restait encore à trouver.

Etait-ce un pityriasis pilaire ? La kératose autorisait à y penser. Mais M. Vidal, ne voulant pas se prononcer, réserva son diagnostic, pensant qu'une fois la dermite passée il surgirait quelque signe révélateur. C'est ce qui est arrivé. Sous l'influence d'un traitement approprié, la dermite est à présent très diminuée, et *on ne voit plus que des traces de la kératose pilaire.* Mais les taches rosées du tronc ont, au contraire, persisté. Elles sont nettement pityriasiformes et conduisent très certainement au *diagnostic de pityriasis rosé de Gibert.* Aussi, M. Vidal, confirmant le diagnostic proposé au début par M. Brocq, considère l'ensemble de ce cas comme une *dermite artificielle hydrargyrique consécutive à des frictions au sublimé ordonnées comme traitement d'un pityriasis rose de Gibert.*

15

Il ressort de cette observation que l'agent irritant portant son action en grande partie sur le système pileux, a produit une kératose pilaire inflammatoire telle que jointe aux autres signes, elle eût pu induire en erreur et faire croire à une forme de pityriasis rubra pilaris.

APPENDICE. 20 *novembre*. L'évolution ultérieure de l'éruption a présenté graduellement les caractères typiques du pityriasis pilaire.

III. — Sarcomatose cutanée.

M. Hallopeau présente une malade qu'il considère comme très probablement atteint d'une *sarcomatose cutanée consécutive à une sarcomatose ganglionnaire*. La maladie a débuté, il y a environ cinq ans, par des tumeurs ganglionnaires siégeant dans les aines, les aisselles et au cou ; dès cette époque, il se produisit au bras gauche une tuméfaction œdémateuse. Soit spontanément, soit sous l'influence d'un traitement par l'iodure de potassium, les tumeurs diminuèrent de volume ; bientôt cependant il survient de violentes douleurs de tête, et il y a trois ans, au niveau de la région mastoïdienne et de la joue droite, une tumeur volumineuse qui, au bout de deux mois de traitement ioduré, semble disparaître entièrement. A ce moment, une tumeur semblable se développe dans la région mastoïdienne gauche pour disparaître également au bout de quelques mois ; en février 1888, une nouvelle tumeur se produit en arrière de l'oreille droite ; elle résiste cette fois au traitement ioduré et est combattue par des applications de pointes de feu ; elles sont le point de départ, en janvier 1889, d'un érysipèle qui récidive en février ; depuis lors, la face est restée le siège d'une tuméfaction qui a été en s'accroissant, et simultanément il s'est développé dans les téguments de la joue, sans plaie ni excoriation d'aucune sorte, un certain nombre de petites tumeurs. L'œdème a envahi depuis trois semaines le côté gauche et la face et déterminé l'occlusion complète de l'œil droit.

Actuellement, cette malade, âgée de 49 ans, d'aspect anémique, présente une tuméfaction partielle de la face, des tumeurs cutanées et sous-cutanées dans la même région, un double xanthélasma palpébral et des tumeurs ganglionnaires multiples. Le xanthélasma remonte à la jeunesse et paraît complètement indépendant des autres manifestations morbides. La tuméfaction de la face, énorme et singulièrement localisée, donne à la physionomie un aspect étrange ; elle commence à droite, dans la région temporale, va en augmentant jusqu'à la partie moyenne de la joue, occupe les paupières qui forment des saillies considérables et ne peuvent s'entr'ouvrir; elle cesse en bas au niveau du bord supérieur du maxillaire inférieur ; en avant elle se propage jusqu'au nez et à la commissure labiale ; elle occupe aussi le sourcil et s'étend au delà de l'oreille pour cesser brusquement à environ 3 centimètres en arrière du pavillon. A gauche, la joue est de même tuméfiée, mais à un degré moindre; les parties médianes de la face et surtout le nez et la bouche contrastent par leurs petites dimensions avec le volume énorme qu'ont pris les parties cervicales.

Au niveau de la joue droite, la tuméfaction n'est pas exclusivement œdémateuse : la peau y est le siège de nodosités dures, rouges, peu douleureuses, mais prurigineuses; leur volume varie de celui d'un pois à celui d'une fève; les unes sont isolées, les autres se confondent en une masse qui occupe toutes les parties moyennes de la face et se continuent avec la tuméfaction œdémateuse qui les englobe de tous côtés; il est difficile d'en distinguer les limites; il semble que toute la joue soit infiltrée par une masse néoplasique. La palpation fait sentir au cou de petites tumeurs adhérentes à la partie profonde de la peau. Les ganglions du cou, des aisselles et des aines sont considérablement tuméfiés; le plus volumineux se trouve dans la région sus-claviculaire droite; il atteint le volume d'un œuf de poule. Il n'y a pas d'augmentation du volume de la rate ni du foie; le chiffre des globules blancs n'est pas sensiblement accru.

En examinant cette malade et en apprenant qu'elle a eu, au commencement de l'année, deux érysipèles, on peut se demander si elle n'est pas atteinte d'un pseudo-éléphantiasis consécutif à la phlegmasie cutanée. Un examen attentif ne permet pas de s'arrêter à cette hypothèse. En dehors des altérations ganglionnaires qui paraissent ainsi être primitives et avoir constitué au début toute la maladie, on constate l'existence de tumeurs. Si l'on compare cette observation avec les faits connus dans la science, on arrive à cette conclusion qu'il s'agit très probablablement d'une sarcomatose cutanée secondaire à une sarcomatose ganglionnaire. Weber a publié une observation analogue. Selon toute vraisemblance, c'est surtout à la compression des veines de la face par les néoplasmes qu'il faut rapporter l'œdème dont nous avons indiqué les si singulières localisations.

IV. — Nodosités des jambes persistant chez une fille ayant présenté, il y a quelques mois, de l'érythème induré des jambes.

M. Feulard. J'ai eu l'honneur de présenter déjà cette malade à la séance du 17 janvier 1889; je vous l'ai montrée à ce moment atteinte de cette curieuse affection dénommée par Bazin *érythème induré* et dont, à divers égards, si l'on veut bien se reporter à l'observation que j'ai donnée, cette jeune fille offrait un type remarquable. Elle est rentrée dernièrement (11 mai 1889) dans le service de la clinique avec de grosses tuméfactions, de grosses bosses sur les jambes dont vous pouvez encore

constater la présence. Il y a quatre mois le diagnostic porté avait été
« *Erythème induré massif de la jambe gauche, érythème induré nodulaire de la jambe droite.* »

Maintenant, l'élément érythémateux a presque complètement disparu.
La peau, au niveau des bosselures véritablement très développées,
dures, ligneuses, présente son caractère normal. Il ne s'agit plus
que de nodosités, de nouures très volumineuses, je le repète. La malade
améliorée quand elle sortit de l'hôpital le 3 mars dernier, n'a jamais été
guérie, et les nodosités à peine marquées quand elle est sortie, sont devenues ce que vous les voyez aujourd'hui.

Je crois intéressant d'insister d'une part sur la disparition de l'érythème, de sorte que nous n'aurions plus le droit de dire aujourd'hui
érythème induré; d'autre part sur la persistance tenace et la longue durée de ces nodosités vraiment extraordinaires.

Appendice. La malade étant restée quelques semaines dans le service,
nous avons pu observer le ramollissement d'une de ces tumeurs et son
ouverture à la peau à la façon de ce qui se passe dans les gommes
scrofulo-tuberculeuses.

V. — Interprétation physiologique d'une éruption trichophy-
tique disposée en cercles concentriques.

M. Hallopeau présente un malade atteint de *trichophytie cutanée caractérisée par trois cercles concentriques* de vésicules que séparent des
zones de peau saine ; déjà, dans une précédente séance, il a montré les
difficultés qu'offre l'*interprétation physiologique* de cette disposition :
pourquoi ces zones de peau saine comprises entre trois cercles de peau
malade ? On a dit qu'il s'agissait d'une simple progression excentrique
et que les cercles du centre étaient en réalité guéris quand se produisait le cercle excentrique. Mais M. Hallopeau s'est assuré au contraire
qu'on trouve en pareil cas les spores et le mycélium dans le cercle
central aussi bien que dans le périphérique. Il faut chercher une autre
explication. On peut utilement, à ce point de vue, comparer à ce qui se
passe en pareil cas dans la production des érythèmes artificiels autour des
plaques de psoriasis. Dans un travail antérieur, M. Hallopeau a établi
que ces érythèmes restaient séparés des plaques par un intervalle de
peau saine et a admis, pour expliquer ce phénomène, que *la plaque
psoriasique exerce une action sur la vascularisation des parties qui
l'avoisinent en amenant par voie réflexe l'excitation de leurs vaso-con-
stricteurs* Il est vraisemblable que les cercles trichophytiques exercent
une action analogue à leur périphérie et transforment ainsi cette partie du

tégument en un terrain défavorable, soit à la culture du champignon, soit plutôt au développement de l'inflammation exsudative qu'il provoque dans les parties saines.

VI. — Dermatite bulleuse chez un malade atteint de paralysie agitante.

M. Fournier. Ce malade, âgé de 45 ans, est atteint d'une maladie de Parkinson qui a débuté il y a huit ans, et que l'on reconnaît d'un simple coup d'œil. L'aspect général, la démarche, le tremblement particulier des mains, la physionomie figée, tout cela est caractéristique.

Il vient à Saint-Louis pour un prétendu eczéma généralisé qui a débuté en janvier. Mais, comme vous le voyez, il ne s'agit nullement d'un eczéma, mais bien d'une dermatite bulleuse généralisée. Cette éruption procède par bulles successives, qui se développent isolément. Chaque jour il en apparaît 5 ou 6, et vous pouvez en trouver facilement qui ne sont pas encore rompues.

Il s'agit vraisemblablement de cette maladie encore mal déterminée, encore mal étiquetée : maladie de Durhing, dermatite polymorphe prurigineuse de M. Brocq.

D'après ce dernier auteur qui lui a consacré une importante étude, l'origine de la maladie est encore inconnue. Une seule chose certaine émerge : l'influence incontestable du tempérament nerveux, d'une tare ou d'une influence névropathique.

Ici l'éruption est survenue chez un paralytique agitant : on peut très bien se demander s'il n'y a pas une connexion entre les deux affections. Remarquez que je n'affirme rien, c'est un fait que je rapporte, et rien de plus. Je pose le problème sans le résoudre ; je n'ai pas eu le temps encore de rechercher l'existence d'observations analogues.

M. *Hallopeau*. On peut se demander s'il n'y aurait pas là une simple coïncidence. Il y a tant de malades atteints de paralysie agitante qui ne présentent pas d'éruptions bulleuses ! D'autre part, cette maladie pemphigoïde paraît reconnaître une existence propre, une individualité qui suppose une origine particulière, une cause propre.

M. *E. Besnier*. Je partage absolument la façon de voir de M. Hallopeau : Lorsqu'on invoque en dermatologie l'influence des causes névropathiques, il est nécessaire de distinguer les *maladies constituées*, les névropathies qui portent nom comme la maladie de Parkinson, et les états *vagues* représentés en particulier par les commotions nerveuses, morales ou physiques.

Les maladies nerveuses constituées, systématisées n'ont pas de rapport direct ni déterminé avec les dermopathies ; on peut parcourir les hôpitaux qui leur sont consacrés, comme la Salpêtrière, sans les rencontrer attachées à ces dermopathies. Je suis donc amené à penser qu'il n'y a ici qu'une coïncidence sans connexion étiologique directe ni spéciale entre la maladie de Parkinson et l'éruption bulleuse.

Lorsqu'on fait une enquête sur les circonstances qui ont pu provoquer les affections de ce genre, ce qu'on rencontre le plus souvent ce sont des influences morales et des commotions nerveuses, en un mot quelque chose de vague et de non systématisé.

M. *Fournier*. Chez mon malade, il y a eu des émotions vives, commotion nerveuse. Il s'agit du reste d'un malade qui vient seulement d'entrer dans le service et dont l'histoire demande à être reprise en détail.

APPENDICE. L'éruption a continué à évoluer par poussées successives sans qu'il y ait eu jamais cessation complète dans la production des bulles. L'état est encore le même à présent (novembre 1889). Ce malade vu par M. le professeur Duhring, lors de son passage à Paris, a été reconnu par lui comme un type de dermatite herpétiforme.

Les Secrétaires : H. FEULARD, A. MATHIEU,
A. MOREL-LAVALLÉE, G. THIBIERGE.

TABLE PAR MATIÈRES

DERMATOLOGIE

A

D

Pages.

E

F

S

T

Pages.

TABLE PAR NOMS D'AUTEURS

COMMUNICATIONS

B

Barthélemy, 37.
Besnier, 6, 7, 8, 10, 14, 19, 21, 22, 27,
28, 29, 30, 36, 43, 46, 61, 66, 69, 71,
82, 87, 92, 96, 98, 99, 104, 112, 119,
132, 137, 138, 160, 166, 180, 187.
Bourges, 208.
Brocq, 88.
Bruchet, 169.

C

Comby, 25, 125, 176.

D

Darier, 44.
D'Heilly, 211.

F

Feulard, 52, 114, 118, 128, 184, 191, 206,
218, 227.
Fournier, 7, 8, 12, 13, 20. 41, 50, 65, 79,
80, 97, 131, 156, 158, 205, 223, 229.

H

Hallopeau, 2, 9, 33, 40, 48, 55, 62, 67,
68, 74, 75, 76, 78, 85, 91, 93, 100, 103,
108, 109, 111, 116, 154, 177, 186, 195,
201, 214, 222, 226, 228.

L

Legroux, 204, 205.

M

Morel-Lavallée, 126.

P

Portalier, 179.

Q

Quinquaud, 17, 28, 33, 43, 51, 56, 102,
189.

T

Tenneson, 4, 5, 35, 60, 94, 95, 110, 191,
Thibierge, 193, 196.
Trousseau, 174.

V

Vidal, 59, 75, 77, 81, 85, 86, 104, 121,
122, 123, 127, 129, 134, 136, 145, 165,
168, 185, 192, 215, 220.

W

Wickham, 224.

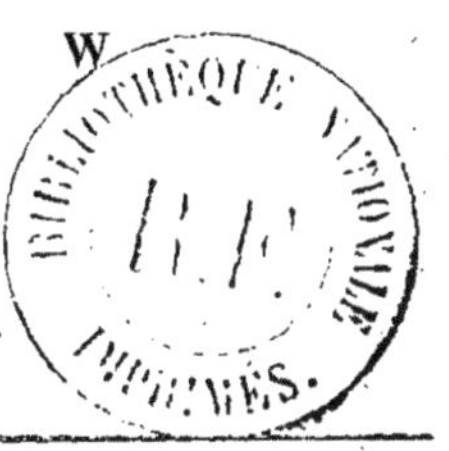

A LA MÊME LIBRAIRIE

Syphilis et Mariage, par M. Alfred FOURNIER, professeur à la Faculté de médecine de Paris, membre de l'Académie de médecine, médecin de l'hôpital Saint-Louis. 2e édition, revue et augmentée. 1 vol. in-8°..................... 7 fr.

Traité descriptif des maladies de la peau, symptomatologie et anatomie pathologique, par MM. Henri LELOIR, professeur à la Faculté de médecine de Lille, membre correspondant de l'Académie de médecine, et Emile VIDAL, membre de l'Académie de médecine, médecin de l'hôpital Saint-Louis.

Cet ouvrage est accompagné d'un atlas de 54 planches. Il paraîtra en 9 livraisons, dont chacune comprendra 6 planches avec 5 feuilles de texte et les explications des planches. La première livraison contient les articles suivants :

Achromie. — Acné. — Acrodynie. — Actinomycose. — Ainhum. — Alopécie. — Anémie cutanée. — Atrophie cutanée. — Bouton des pays chauds.

La seconde livraison, qui paraîtra prochainement, contiendra les articles : *Bouton des pays chauds à eczéma.*

Le prix de vente pour les souscripteurs est de 90 francs, payables à raison de 10 francs par livraison. Quand l'ouvrage sera complet, le prix sera porté à.. 100 fr.

Leçons sur la pathologie et la thérapeutique des maladies de la peau, par M. KAPOSI, professeur à l'Université de Vienne, traduites et annotées par MM. les Drs Ernest BESNIER et DOYON, et précédées d'une introduction. 2 vol. grand in-8° avec 64 figures dans le texte... 25 fr.

Atlas international des maladies rares de la peau, publié par MM. Malcolm MORRIS (Londres), P. G. UNNA (Hambourg), L. A. DUHRING (Philadelphie), H. LELOIR (Lille).

L'atlas paraîtra d'une façon périodique et ininterrompue. Son texte sera publié en trois langues : français, allemand, anglais.

Le prix de l'abonnement annuel est de 25 francs. — Il sera publié chaque année deux ou trois livraisons.

La première livraison qui vient d'être publiée contient 3 planches :

Lymphangiome circonscrit. — Ulérythème acnéiforme. — Lupus demi-scléreux de la langue.

Étude d'hygiène publique. Prostitution et syphilis. Action du dispensaire de salubrité de la ville de Paris pendant les trente dernières années, par le Dr L. BUTTE, médecin adjoint du dispensaire de salubrité, chef du laboratoire à l'hôpital Saint-Louis. 1 brochure avec tableaux et graphiques........ 1 fr. 25

Annales de Dermatologie et de Syphiligraphie, fondées par A. DOYON. 3e série publiée par MM. Ernest BESNIER, médecin de l'hôpital Saint-Louis, membre de l'Académie de médecine ; BROCQ, médecin des hôpitaux ; A. DOYON, médecin inspecteur des eaux d'Uriage, correspondant de l'Académie de médecine ; A. FOURNIER, professeur à la Faculté de médecine, médecin de l'hôpital Saint-Louis ; P. HORTELOUP, chirurgien des hôpitaux ; E. VIDAL, médecin de l'hôpital Saint-Louis, membre de l'Académie de médecine. Secrétaire de la rédaction: Dr Henri FEULARD, chef de clinique de la Faculté à l'hôpital Saint-Louis. — Les *Annales de Dermatologie et de Syphiligraphie* paraissent le 25 de chaque mois. — Prix de l'abonnement annuel : Paris, 30 francs ; départements et union postale, 32 francs.

Paris. — Société d'imprimerie PAUL DUPONT, 4, rue du Bouloi. (Cl.) 159.3.90.

www.ingramcontent.com/pod-product-compliance
Ingram Content Group UK Ltd.
Pitfield, Milton Keynes, MK11 3LW, UK
UKHW020148130726
13696UKWH00002B/423